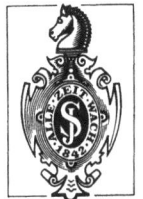

Pädiatrie: Weiter- und Fortbildung
Herausgegeben von H. Ewerbeck

Herz und Kreislauf

Redaktion: J. Stoermer

Unter Mitarbeit von
J. Apitz H. J. Bachmann N. Doetsch
C. Franz F. Hentrich H.-H. Hirsch
J. Keutel K. Menner U. Mennicken
E. Passarge K. Pistor
J. C. Reidemeister N. Rohm

Mit 30 Abbildungen und 9 Tabellen

Springer-Verlag
Berlin Heidelberg New York 1982

Herausgeber

Prof. Dr. Hans Ewerbeck
Kinderkrankenhaus der Stadt Köln, Amsterdamer Straße 59
5000 Köln 60 (Riehl)

Redakteur

Prof. Dr. Joachim Stoermer
Kinderkardiologische Abteilung, Kinderklinik und
Poliklinik, Universitätsklinikum Essen
Hufelandstraße 55, 4300 Essen 1

ISBN-13:978-3-540-11015-6   e-ISBN-13:978-3-642-68245-2
DOI: 10.1007/978-3-642-68245-2

CIP-Kurztitelaufnahme der Deutschen Bibliothek
Herz und Kreislauf/Red.: J. Stoermer. Unter Mitarb. von J. Apitz ... – Berlin;
Heidelberg; New York: Springer, 1982.
(Pädiatrie)
ISBN-13:978-3-540-11015-6

NE: Apitz, Jürgen [Mitverf.]; Stoermer, Joachim [Red.]

Das Werk ist urheberrechtlich geschützt. Die dadurch begründeten Rechte, insbesondere die der Übersetzung, des Nachdruckes, der Entnahme von Abbildungen, der Funksendung, der Wiedergabe auf photomechanischem oder ähnlichem Wege und der Speicherung in Datenverarbeitungsanlagen bleiben, auch bei nur auszugsweiser Verwertung, vorbehalten.
Die Vergütungsansprüche des § 54, Abs. 2 UrhG werden durch die ‚Verwertungsgesellschaft Wort', München, wahrgenommen.
© by Springer-Verlag Berlin Heidelberg 1982

Die Wiedergabe von Gebrauchsnamen, Handelsnamen, Warenbezeichnungen usw. in diesem Werk berechtigt auch ohne besondere Kennzeichnung nicht zu der Annahme, daß solche Namen im Sinne der Warenzeichen- und Markenschutz-Gesetzgebung als frei zu betrachten wären und daher von jedermann benutzt werden dürften.

Geleitwort

Da die enorme Zunahme medizinischer Information jetzt auch in der Kinderheilkunde dazu geführt hat, daß das fachärztliche Wissen etwa alle acht Jahre zur Hälfte erneuerungsbedürftig ist, neigen viele Kollegen zur Resignation. Die offensichtliche Unmöglichkeit alle neuen Erkenntnisse schnell zu verarbeiten, führt zu einer Art Informationsabwehr. Man zieht sich auf die „eigenen Erfahrungen" zurück und beruhigt sein Gewissen durch die Annahme einer simplifizierten, oft durch bestimmte Interessenkreise manipulierten Fortbildung.
Das Bedürfnis nach laufender Fortbildung und nach Übersicht über das eigene Fachgebiet sollte aber nicht erlahmen. Unsere Fortbildung sollte nicht nur dem Zufall überlassen bleiben. Allerdings ist es auch dem Fortbildungswilligen heute neben seiner Tätigkeit in Klinik und Praxis kaum mehr möglich, aus dem Meer der Informationen das Wichtigste alleine herauszusuchen.
In dieser Lage bietet diese Reihe eine Hilfe an. Zahlreiche in der Kinderheilkunde auf Spezialgebiete konzentrierte Kollegen haben sich bereit erklärt, aus ihrem Fachgebiet für die Fortbildungswilligen die wichtigsten Fortschritte für Klinik und Praxis zu selektionieren, so daß sich der Leser auf ihr Fachwissen stützen kann.
Verlag und Herausgeber bemühen sich zusätzlich, diese Informationen so darzubieten, daß man sie ohne Zeitverlust und ohne die Lektüre unwesentlicher Einzelheiten aufnehmen und sich einprägen kann. Diese Fortschrittsberichte sollen in unregelmäßigen Abständen erscheinen und aus allen Spezialgebieten der Kinderheilkunde in gedrängter und systematischer Form das Wichtigste zur Darstellung bringen.

Heidelberg, Juni 1980   H. Ewerbeck

Vorwort

Die Kinderkardiologie ist eng mit dem Mutterfach Pädiatrie und andererseits mit der Herzchirurgie verbunden. So muß auch der Pädiater stets auf dem laufenden sein in der Beurteilung von Kindern mit angeborenen Herzfehlern und Herzerkrankungen des Säuglings- und Kindesalters. Die Kinderkardiologie hat viele Fortschritte in den letzten Jahren gemacht, vieles hat sich auch in der Indikationsstellung zur Herzkatheterisierung und zur OP geändert. Andere und neue OP-Verfahren sind eingeführt. Neue Untersuchungsmethoden, wie z. B. die Echokardiographie, haben unsere diagnostischen Möglichkeiten erweitert. Erhebliche Fortschritte haben sich in der Forschung bei anderen mit der Kardiologie zusammenarbeitenden Spezialfächern ergeben, so in der Humangenetik. Ein Teil dieser neuen Entwicklung hier dem Pädiater nahezubringen, ist der Sinn dieses Bandes, der sich aber auch an den jungen Kinderkardiologen wendet. Nicht alle Gebiete konnten angesprochen werden, andere werden bei Fortsetzung der Reihe abgehandelt werden müssen, so daß eine fortlaufende Information über den gegenwärtigen Stand der Kinderkardiologie erzielt werden soll. Wenn diese Zielsetzung erreicht wird, ist der Zweck des Buches erfüllt. Mein Dank gilt allen Mitarbeitern, die aufgrund ihrer Erfahrung beigetragen haben, den aktuellen Stand aufzuzeigen.

Essen, Januar 1982   J. Stoermer

Inhaltsverzeichnis

1	**Genetische Beratung und angeborene Fehlbildungen des Herzens** (E. Passarge) . . .	1
1.1	Einführung	1
1.2	Ziele und allgemeine Methodik der genetischen Beratung	1
1.3	Ätiologische Klassifizierung von Herzfehlbildungen	3
1.4	Herzfehlbildungen und genetische Marker . . .	6
1.4.1	Hypertrophe Kardiomyopathie und HLA-System	6
1.5	Zusammenfassung	8
2	**Beschreibung und Definition angeborener Herzfehler – terminologische und nomenklatorische Schwierigkeiten, Gegensätze und Gemeinsamkeiten** (F. Hentrich)	11
2.1	Deduktive Methode	12
2.1.1	Lage der Vorhöfe und Eingeweide (viszeroatrialer Situs)	12
2.1.2	Lage der Ventrikel	13
2.1.3	Lage der großen Arterien (Entwicklung des Konotrunkus)	13
2.2	Deduktiv – deskriptive Methode	14
2.2.1	Lage der Vorhöfe und Eingeweide (viszeroatrialer Situs)	14
2.2.2	Lage der großen Arterien	14
2.2.3	Lage der Ventrikel	15
2.3	Deskriptive Methode	15
2.3.1	Lage der Vorhöfe („atrial situs")	15
2.3.2	Lage der Ventrikel	15
2.3.3	Lage der Arterien	16

3 Neue Gesichtspunkte bei der speziellen Herzdiagnostik im Säuglings- und Kindesalter (J. Apitz) ... 20

3.1 Nicht-invasive Untersuchungsmethoden ... 20
3.1.1 Transkutane PO_2-Messung und der Hyperoxietest ... 20
3.1.2 Impedanzkardiographie ... 24
3.1.3 Szintigraphische Untersuchungen ... 25
3.2 Invasive Diagnostik ... 28
3.2.1 Herzkatheterisierung ... 28
3.3 Komplikationen-Risiko ... 35
3.4 Indikationen ... 36

4 Pädiatrische Echokardiographie (J. Keutel) ... 40

4.1 Einzelelement-(M-mode) Echokardiographie ... 40
4.1.1 Dimensionen und Relationen der Dimensionen ... 43
4.1.2 Fehlender Nachweis abnormer Strukturen ... 45
4.1.3 Nachweis abnormer Strukturen ... 46
4.1.4 Erfassung normaler und abnormer anatomischer Zusammenhänge ... 47
4.1.5 Bewegungsmuster ... 48
4.1.6 Zeitintervalle ... 53
4.2 Zweidimensionale „Real-time"-Schnittbilduntersuchung ... 53
4.3 Echokontrastverfahren ... 57
4.4 Gepulster Doppler-Ultraschall ... 58
4.5 Schlußbetrachtung ... 58

5 His-Bündel-Elektrographie und intrakardiale Elektrostimulation im Kindesalter (C. Franz, H.-H. Hirsch und U. Mennicken) ... 71

5.1 Methodik ... 71
5.2 Normalbefunde ... 72
5.3 Indikationen und Komplikationen ... 73
5.3.1 Atrioventrikuläre Erregungsleitungsstörungen ... 74
5.3.2 Intraventrikuläre Erregungsleitungsstörungen ... 77
5.3.3 Tachykarde Rhythmusstörungen ... 79

5.3.4	Präexzitationssyndrome	80
5.3.5	Sinusknotensyndrom	85
5.4	Schlußbemerkung	87

6	**Hypertonie im Kindesalter – primär oder sekundär?** (H. J. Bachmann und K. Pistor)	93
6.1	Vorbemerkungen	93
6.2	Bedeutung der sekundären Hypertonie bei Kindern und Jugendlichen	94
6.3	Bedeutung der primären Hypertonie bei Kindern und Jugendlichen	95
6.3.1	Blutdrucknormwerte	96
6.3.2	Definition der Hypertonie	97
6.3.3	Häufigkeit der Hypertonie	98
6.3.4	Häufigkeit primärer und sekundärer Hypertonieformen	99
6.3.5	Ursachen der essentiellen Hypertonie	99

7	**Karditis: Endokarditits – Myokarditits – Perikarditis** (K. Menner)	108
7.1	Endokarditis	108
7.1.1	Akute Endokarditis	108
7.1.2	Subakute Endokarditis	109
7.2	Myokarditis	111
7.3	Rheumatische Karditis	114
7.4	Perikarditis	115

8	**Prophylaxe der bakteriellen Endokarditis bei Kindern mit kongenitalen Herzfehlern. Indikation, Durchführung und Wirkung** (F. Hentrich)	120
8.1	Indikation	121
8.2	Durchführung	124
8.2.1	Hämodynamik	125

8.2.2	Bakteriämie	125
8.3	Wirkung	128

9 Neue Aspekte zur palliativen bzw. initial korrigierenden Therapie der Ventrikelseptumdefekte
(N. Rohm, N. Doetsch und J. C. Reidemeister) 131

9.1	Isolierte Defekte	131
9.1.1	Indikation zur chirurgischen Therapie	131
9.1.2	Wahl des Operationszeitpunktes	132
9.1.3	Wahl des Operationsverfahrens	135
9.1.4	Narkose, Herz-Lungen-Maschinentechnik und Kardioprotektion	140
9.1.5	Modifikation der Zugangswege	142
9.1.6	Herzrhythmusstörungen nach VSD-Korrektur	144
9.2	Kombinierte Defekte	145
9.3	Zusammenfassung	146

10 Neue Entwicklungen bei der chirurgischen Behandlung der Transposition der großen Arterien
(J. C. Reidemeister, N. Rohm und N. Doetsch) 153

10.1	Palliativmaßnahmen	155
10.2	Funktionelle Korrektur auf Vorhofebene	157
10.3	Anatomische Korrektur	161
10.3.1	Die anatomische Korrektur auf Ventrikelebene	161
10.3.2	Problematik des Jatene-Verfahrens	163

11 Neue Entwicklungen bei der chirurgischen Behandlung der Trikuspidalatresie
(N. Doetsch, N. Rohm und J. C. Reidemeister) 169

11.1	Einleitung	169
11.2	Einteilung	169
11.2.1	Pathologisch-anatomische Klassifikation	169
11.2.2	Radiologische Klassifikation	172

11.3	Operative Palliativmaßnahmen	173
11.3.1	Operative Maßnahmen zur Behebung eines Blutübertritthindernisses auf Vorhofebene	173
11.3.2	Operative Maßnahmen zur Steigerung der Lungendurchblutung	174
11.3.3	Operative Maßnahmen zur Verminderung der Lungendurchblutung	179
11.4	Korrigierende Operationsverfahren	180
11.4.1	Operation nach Fontan	181
11.4.2	Operation nach Kreutzer	181
11.4.3	Operation nach Henry	182
11.4.4	Operation nach Björk	182
11.4.5	Operation nach Gago	183
11.5	Diskussion zu den korrigierenden Verfahren	183
11.6	Gesamtkonzeption in Kurzfassung	185

Mitarbeiterverzeichnis

Prof. Dr. J. Apitz
Abteilung für pädiatrische Kardiologie, Universitäts-Kinderklinik, Rümelinstraße 19–23, 7400 Tübingen

Priv.-Doz. Dr. H. J. Bachmann
Abteilung für Nephrologie, Kinderklinik und Poliklinik, Universitätsklinikum Essen, Hufelandstraße 55, 4300 Essen 1

Dr. N. Doetsch
Abteilung für Thorax-Herz- und Gefäß-Chirurgie, Chirurgische Universitätsklinik, Universitätsklinikum Essen, Hufelandstraße 55, 4300 Essen 1

Priv.-Doz. Dr. C. Franz
Kinderkrankenhaus e. V., Hausdorffstraße 352, 5300 Bonn-Dottendorf

Dr. F. Hentrich
Abteilung für Kinderkardiologie, Kinderklinik und Poliklinik, Universitätsklinikum Essen, Hufelandstraße 55, 4300 Essen 1

Dr. H.-H. Hirsch
Kinderkrankenhaus e. V., Hausdorffstraße 352, 5300 Bonn-Dottendorf

Prof. Dr. J. Keutel
Kinderklinik, Zentralkrankenhaus „Links der Weser", Senator-Wessling-Straße 1, 2800 Bremen 61

Prof. Dr. K. Menner
Kinderklinik, Städtisches Krankenhaus, 6430 Bad Hersfeld

Prof. Dr. U. Mennicken
Universitäts-Kinderklinik Köln, Joseph-Stelzmann-Straße 9,
5000 Köln 41

Prof. Dr. E. Passarge
Institut für Humangenetik, Universitätsklinikum Essen,
Hufelandstraße 55, 4300 Essen 1

Dr. K. Pistor
Abteilung für Nephrologie, Kinderklinik und Poliklinik,
Universitätsklinikum Essen, Hufelandstraße 55, 4300 Essen 1

Prof. Dr. J. C. Reidemeister
Abteilung für Thorax-Herz- und Gefäß-Chirurgie, Chirurgische Universitätsklinik, Universitätsklinikum Essen, Hufelandstraße 55, 4300 Essen 1

Dr. N. Rohm
Abteilung für Thorax-Herz- und Gefäß-Chirurgie, Chirurgische Universitätsklinik, Universitätsklinikum Essen, Hufelandstraße 55, 4300 Essen 1

1 Genetische Beratung und angeborene Fehlbildungen des Herzens

E. Passarge*

1.1 Einführung

Anteil der Fragen nach Herzfehlern in der genetischen Beratung

Nach der Geburt eines Kindes mit einer angeborenen Fehlbildung des Herzens oder der großen Gefäße stellen die Eltern oft die Frage, ob bei der nächsten Schwangerschaft wiederum mit einer Herzfehlbildung gerechnet werden muß. Berücksichtigt man die Häufigkeit von angeborenen Herzfehlbildungen, so ist nicht verwunderlich, daß im Rahmen einer genetischen Beratung diese Frage von etwa 2,5% der Konsultanten gestellt wird [21]. Die Antwort hängt von einigen kardiologischen und genetischen Gesichtspunkten ab, die im folgenden anhand neuer Erkenntnisse kurz geschildert werden sollen. Übersichten zum Thema finden sich u. a. bei Fuhrmann [8], Jörgensen [13], Keutel [15], Theile u. Lange [28], Nora u. Nora [20], Passarge [22, 23].

1.2 Ziele und allgemeine Methodik der genetischen Beratung

Genetische Beratung ist ein Kommunikationsprozeß, der sich mit klinischen und menschlichen Problemen im Zusammenhang mit dem Auftreten oder dem Risiko des Auftretens einer genetisch bedingten Erkrankung in einer Familie beschäftigt. Dieser Prozeß besteht in dem Versuch einer oder mehrerer entsprechend ausgebildeter Personen, Ratsuchende über folgende Fragen zu informieren:
1. Verständnis der relevanten medizinischen Situation, einschließlich Diagnose, wahrscheinlichem Verlauf der Erkrankung und Möglichkeiten der Behandlung und Betreuung;
2. Klärung der Frage, in welcher Weise genetische Faktoren zur Ätiologie der Erkrankung beitragen und welches Risiko des Auftretens bei jeweils spezifizierten Verwandten besteht;
3. Erklärung der bestehenden Alternativen eigener Entscheidungen bei Bestehen eines Risikos;

---

* Eigene Arbeiten des Autors werden durch die Deutsche Forschungsgemeinschaft unterstützt

4. Hilfestellung bei Entscheidungen, die in bezug auf das bestehende Risiko, die jeweilige Erkrankung und die individuellen Umstände der Familie angemessen erscheinen, sowie bei ihrer Durchführung;
5. Sicherung einer optimalen Einstellung der betroffenen Familie auf die Erkrankung und ihr Risiko und die Ausschöpfungsmöglichkeiten und amtlichen Hilfen.

Diese Definition (in Anlehnung an einen Vorschlag eines Komitees für genetische Beratung der Amerikanischen Gesellschaft für Humangenetik; Committee on Genetic Counseling of the American Society of Human Genetics, Am J Hum Genet 26: 637, 1974) enthält die wesentlichen Bestandteile der genetischen Familienberatung. Insbesondere geht aus ihr deutlich hervor, daß es vor allem auf eine akkurate Diagnostik und eine klare, unverzerrte Informierung des Ratsuchenden unter Abwägung aller Optionen ankommt.

Dies ist eine ärztliche Aufgabe, die nicht durch Erklärung der Mendelschen Gesetzmäßigkeiten oder durch Nennung von statistischen Risikozahlen ersetzt werden kann. Es ist eine Besonderheit der klinischen Genetik, daß häufig der Ratsuchende nicht selbst erkrankt ist. Einem Vorschlag von Murphy [18a] folgend, bezeichnen wir diese Personen als Konsultanten, um sie von den erkrankten Personen (Patienten) zu unterscheiden. Für die Beurteilung von genetischen Faktoren bei Herzdefekten ist es wichtig, den Begriff „kongenitaler Herzfehler" nicht als ätiologische Einheit zu werten, sondern die verschiedenen Herzdefekte individuell zu betrachten.

Durchschnittliches Geschwisterrisiko 2%

Verschiedene Ergebnisse der letzten Jahre lassen sich hinsichtlich der *Ätiologie angeborener Herzfehlbildungen* wie folgt zusammenfassen:

1. *Für Geschwister aller Patienten mit einem angeborenen Herzfehler* jeglicher Art, der nicht Teil einer anderweitigen Erkrankung ist, besteht statistisch ein *Risiko für das erneute Auftreten* einer Herzfehlbildung von etwa *2%* (gegenüber 0,6–0,8% in der Bevölkerung).
2. Die genaue Häufigkeit des Auftretens bei Geschwistern hängt vom Typ des Defekts beim Probanden ab.
3. *Wenn ein Herzdefekt beim nächsten Kind* wieder auftritt, ist er mit 50% *Wahrscheinlichkeit gleich,* mit 15% ähnlich, sonst verschieden.

Kein einfacher Vererbungsmodus

4. *Eineiige Zwillinge* verhalten sich *in etwa einem Drittel,* und *zweieiige Zwillinge in* etwa *10% konkordant für einen Herzdefekt.* Mit wenigen Ausnahmen besteht für einen Herzdefekt kein einfacher Vererbungsmodus nach den Mendelschen Gesetzmäßigkeiten. Ihre Genetik ist daher komplex, und das erbliche Risiko muß individuell für jeden Defekt empirisch erarbeitet werden.

Für die Ätiologie der Mehrzahl der angeborenen Angiokardiopathien nimmt man das Vorliegen eines sog. *multifaktoriellen*

Erbsystems an. Es handelt sich dabei um ein weitgehend statistisches Konzept, dem die Annahme einer genetischen Prädisposition in Form einer Normalverteilungskurve zugrunde liegt. Diese individuell nicht meßbare genetische Prädisposition äußert sich bei einigen Individuen mit Auftreten der Erkrankung; sie liegen jenseits eines für die Manifestation relevanten Schwellenwertes.

Praktisch wichtig ist, daß *jede multifaktoriell vererbte Erkrankung* ihr *spezifisches hereditäres Risiko* besitzt, *das empirisch bestimmt werden muß.* Im Gegensatz zum unilokalen (Mendelschen) Erbgang mit unverändertem genetischen Risiko zeigt beim multilokalen Erbsystem jede weitere erkrankte Person innerhalb einer Familie ein höheres Risiko an, als nach nur einem Erkrankten anzunehmen ist. *Empirische genetische Risikoangaben sind deshalb stets etwas ungenau,* weil sie sich auf Durchschnittswerte von Populationen beziehen, aber nicht auf Individuen.

1.3 Ätiologische Klassifizierung von Herzfehlbildungen

Genetischer Herzfehler

Herzfehlbildungen lassen sich ätiologisch nur selten eindeutig zuordnen. Bei etwa 90% müssen mehrere, teilweise genetische sowie äußere Faktoren für die Ursache angenommen werden, die einzeln nicht erkennbar sind (multifaktorielle Ätiologie mit empirisch ermitteltem Wiederholungsrisiko). Etwa *8%$ sind primär genetisch* (4,5% als Begleitbefund einer Chromosomenkrankheit, ca. 3–4% als Folge eines mutanten Gens, entweder als Begleitbefund oder auf das Herz beschränkt) und ca. *1–2% eine Folge erkennbarer teratogener Ursachen* (z. B. Röteln- oder Alkoholembryopathie).

Einzeldefekte. In diese Gruppe gehören die meisten angeborenen Anomalien des Herzes. Je nach Typ liegt das Wiederholungsrisiko für Verwandte ersten Grades in der Größenordnung von 0,8% (entsprechend dem statistischen Bevölkerungsrisiko) bis 5%.

Multiple Herzdefekte. Wenn es sich nicht um bestimmte Fehlbildungskomplexe handelt, kann das Wiederholungsrisiko wie bei den Einzeldefekten eingeschätzt werden.

Zusätzliche Fehlbildungen

Assoziierte Fehlbildungen. Extrakardiale Fehlbildungen neben einem oder mehreren angeborenen Herzdefekten sind häufig. Die *Häufigkeitsangaben schwanken zwischen 20 und 45%,* je nachdem, ob sich die Zahlen auf Lebendgeborene mit normalem Gewicht oder Untergewicht, auf Autopsien, oder auf einen bestimmten Herzdefekt beziehen (vgl. Noonan, 1978). So fanden Greenwood et al. [10] extrakardiale Fehlbildungen bei mehr als einem Drittel von Patienten mit Atrioventrikulardefekten, offenem Ductus Botalli oder Vorhofseptumdefekten, bei ca. 20% von Patienten mit Ventrikelseptumdefekt, Fallot-Tetralogie, Aortenisthmusstenose oder singulärem Ventrikel, während extrakardiale Fehlbildungen bei Transposition der großen Arterien selten waren. Umgekehrt ist bei Neugeborenen mit einer oder mehreren angeborenen Fehlbildungen eine Herzbeteiligung ca. 2–20mal häufiger als sonst. Auch hier lassen sich bestimmte Assoziationstypen erkennen. Besonders *wichtig sind assoziierte Urogenitalfehlbildungen bei ca. 4–15%* [10, 19].

Chromosomal bedingte Herzfehlbildungen. Angeborene Herzfehlbildungen bei Trisomie 21 (Down-Syndrom), Turner-Syndrom, Trisomie 18, Trisomie 13, Trisomie 22, Cri-du-chat-Syndrom und 4p$^-$-Syndrom sind wohlbekannt. Wir können uns hier deshalb auf einige neuere chromosomale Erkrankungen beschränken, bei denen ein angeborener Herzfehler häufig vorzukommen scheint. Endgültige Daten existieren jedoch noch nicht, weil es sich verschiedentlich erst um Einzelbeobachtungen handelt. Zu den neuen chromosomalen Syndromen mit angeborenen Anomalien des Herzens gehören das ***Duplikation-3p-Syndrom*** (Duplikation des kurzen Armes eines Chromosoms 3, entsprechend einer partiellen Trisomie für diesen Abschnitt) [1977], ***Duplikation-4p-Syndrom*** [26], ***Duplikation-5q-Syndrom*** [1], ***Defizienz-9p-Syndrom*** (Defizienz des kurzen Armes an einem Chromosom 9) [26], ***Duplikation-10p-Syndrom*** [30], sog. ***„Cat-eye-Syndrom"*** (partielle Trisomie 22).

Chromosomale Herzfehler

Gen-bedingte Herzfehlbildungen. Genbedingte angeborene Herzdefekte treten in der Regel als Teil einer übergeordneten hereditären Krankheit auf. Isoliert sind sie ungewöhnlich, abgesehen von hereditären Herzrhythmusstörungen. Aus diesem Grunde ist die Erkennung der zugrunde liegenden Erkrankungen wichtig, weil sie die individuelle Prognose, die

Art des Herzfehlers und das genetische Wiederholungsrisiko bestimmt.

Teratogene Herzfehler

Teratogenbedingte Herzfehlbildungen. Seit langem ist bekannt, daß die **Thalidomidembryopathie** von angeborenen Herzdefekten begleitet sein kann. Auch **mütterliche Hydantoin- und Trimethadioneinnahme** während der Schwangerschaft kann zu angeborenen Schäden führen, die Herzdefekte einschließen [19, 22].
Besondere Aufmerksamkeit widmete 1978 vor allem die Tagespresse der Frage nach dem Zusammenhang zwischen angeborenen Herzanomalien und einigen anderen Fehlbildungen und der Einnahme von Kontrazeptiva nach begonnener Schwangerschaft (vgl. Mills u. Bongiovanni [17]). Die Anschuldigungen bezogen sich auf einige Berichte, die eine höhere Fehlbildungsrate bei Kindern angaben, deren Mütter in der Frühschwangerschaft bestimmte Hormonpräparate als Schwangerschaftstest eingenommen hatten. So fand sich in zwei Untersuchungsserien eine ca. 5mal höhere Frequenz an Herzfehlbildungen, als es dem Bevölkerungsdurchschnitt entspricht. Andere Serien haben das nicht bestätigt. Obwohl also Anhaltspunkte für einen möglichen Zusammenhang im Sinne eines statistisch erfaßbaren Risikofaktors angenommen werden können, kann von einem kausalen Zusammenhang im Einzelfall nicht gesprochen werden. Aber auch ohne von ihrer Teratogenität überzeugt zu sein, sollten Östrogenpräparate als Schwangerschaftstest vermieden werden. Die in einigen Blättern veröffentlichten Fälle können klar einer anderen Ursache zugeordnet werden.
Nicht zu bestreiten ist dagegen, daß chronischer **mütterlicher Alkoholismus** zu einem unter Umständen sehr charakteristischen Fehlbildungssyndrom führt. Dabei treten auch angeborene Herzdefekte auf [16].

Herzfehler mit unbekannter Ätiologie

Multiple Fehlbildungssyndrome unbekannter Ätiologie mit Herzbeteiligung. Erkennbare Muster von Fehlbildungen sind diagnostisch und prognostisch wichtig. Hier kann auf diese kaum übersehbare Gruppe nicht eingegangen werden [2, 9, 22, 27, 29]. Es soll lediglich auf zwei neuere Beobachtungen hingewiesen werden, weil Herzdefekte dabei auch diagnostisch eine wesentliche Rolle zu spielen scheinen. Es handelt sich um das **DiGeorge-Syndrom** [3] und ein **Choanalatresie-**

Herzdefekt-Fehlbildungssyndrom noch ungeklärter Nosologie [11].

DiGeorge-Syndrom. Dies ist ein angeborener, nicht erblich bedingter Entwicklungsdefekt des 3. und 4. Kiemenbogens. Daraus resultieren Hypoparathyreoidismus und zelluläre Immundefizienz infolge Fehlen der Nebenschilddrüsen und des Thymus. Conley et al. [3] machen darauf aufmerksam, daß angeborene Herzdefekte das führende Zeichen bei Neugeborenen sein können. Zyanose, Herzgeräusche und Tachykardie infolge Unterbrechungen im Aortenbogen fanden sich bei 9 von 25 Patienten. Im Bereich großer Arterien fanden sich Truncus arteriosus und andere Fehlbildungen. Weitere Fehlbildungen anderer Organsysteme waren Lippen-Kiefer-Gaumen-Spalte, Zwerchfellhernie, Hydronephrose, Malrotation des Darmes und Analstenose.

Choanalatresie-Herzdefekt-Fehlbildungssyndrom. Hall [11] weist auf eine mögliche Beziehung verschiedener angeborener Defekte anhand von 17 nicht verwandten Patienten hin: Choanalatresie (11 von 16 bilateral, 5 linksseitig), angeborene Herzdefekte bei 12 von 17 (PDA 2mal, PDA und intraventrikulärer VSD 2mal, Endokardkissendefekt 2mal, sowie je einmal ASD, hypoplastisches Linksherz, Fallot-Tetralogie). Geistige Retardierung, Mikrozephalie, okuläre Kolobome und hypoplastische Gesichtsentwicklung waren weitere Zeichen. Es ist noch nicht klar, ob es sich hier um ein eigenständiges Krankheitsbild handelt.

1.4 Herzfehlbildungen und genetische Marker

1.4.1 Hypertrophe Kardiomyopathie und HLA-System

Ein genetischer Marker ist ein erblich bedingtes Merkmalsystem, das die Vererbung eines anderen Merkmalsystems besser erkennen läßt, beispielsweise einer Erkrankung und (noch) nicht erkrankte Träger eines defekten Gens.
Einer der wichtigsten genetischen Marker ist das *Histokompatibilitätsantigensystem HLA.* Dieses genetische System besteht aus Zelloberflächenantigenen. Es wird an 4 Genloci (A, B, C, D) genetisch determiniert. An jedem dieser 4 Genloci

kann sich eines von zahlreichen Allelen befinden. Für das HLA-A-Gen gibt es derzeit etwa 20 verschiedene Allele, für HLA-B etwa 30 Allele, für HLA-C etwa 6 und HLA-D etwa 12. Aus diesem Grunde kann *das HLA-System beim Menschen größenordnungsmäßig für 300 Mill. individueller Genotypen kodieren.* Ferner gibt es HLA-DR-Antigene (D-Related), deren präzise serologische und genetische Beziehung zu HLA-D nicht genau geklärt ist [24].

Die Antigene an den Loci A, B und C sind serologisch definiert und werden durch antigengerichtete Zytotoxizität gegen Lymphozyten bestimmt. Die Antigene des HLA-D-Locus werden lymphozytär definiert und mittels des gemischten Lymphozytentests erfaßt.
HLA-Typisierung von menschlichen Populationen hat gezeigt, daß bestimmte Allele mit der Häufigkeit bestimmter Erkrankungen korrelieren (Assoziation). Aus der Korrelationshäufigkeit läßt sich bei Kenntnis des vorhandenen Allels ein relatives Risiko für das Auftreten einer bestimmten Erkrankung ermitteln. Überwiegend handelt es sich um Erkrankungen mit veränderter Immunitätslage, maligne Erkrankungen und virale Erkrankungen. Beispielsweise ist insulinabhängiger juveniler Diabetes oft mit den D-Allelen Dw3 oder Dw4 assoziiert, während insulinnichtabhängiger Diabetes (vom Erwachsenentyp) keine HLA-Assoziation zeigt.
Neben der Assoziation mit bestimmten Allelen, die letzten Endes für die Pathogenese bedeutsam sein können, gibt es eine echte genetische Kopplung mit dem HLA-Komplex. Die oben genannten vier HLA-Gene umfassen einen Komplex enggekoppelter Loci, die nur selten (weniger als 1%) durch genetische Rekombination getrennt werden. In der Nachbarschaft dieser Loci auf dem kurzen Arm von Chromosom 6 liegen Genloci für 21-Hydroxylase [6, 25] oder für eine spinozerebellare Ataxie [12].

Kürzlich fanden Darsee et al. [4] bei der HLA-Typisierung von 70 Patienten mit *hypertropher Kardiomyopathie* und 86 ihrer asymptomatischen Verwandten von 9 verschiedenen Stammbäumen mit autosomal dominantem Erbgang, daß 45% der Patienten europäischer Herkunft das *HLA-Antigen B-12* hatten gegenüber 23% Kontrollen. Bei nigroiden Patienten hatten 69% das Allel B-5 gegenüber 33% Kontrollen. Es erwies sich ferner, daß Patienten mit dem B-12 bzw. B-5-Antigen nicht hypertensiv waren und andere Familienmitglieder die Erkrankung aufwiesen. Demgegenüber waren *Patienten ohne diese Antigene schwer hypertensiv,* hatten aber keine erkrankten Familienmitglieder. Die genetische Kopplungsanalyse zeigte eine enge Kopplung zwischen dem Locus für eine hereditäre, aber nicht hypertensive Form der hypertrophen Kardiomyopathie zu den HLA-Loci auf Chromosom 6. Durch diese Untersuchungen wird ferner der Verdacht begründet, daß es eine schwere hypertensive, aber nicht genetische Form der hypertrophen Kardiomyopathie gibt. Dies ist das erste Beispiel für eine erfolgreiche Anwendung des HLA-Marker-Systems auf eine familiäre Herzerkrankung, die in geradezu paradigmatischer Weise eine Aussage über die Nosologie der Erkrankung erlaubt.

1.5 Zusammenfassung

Bei der relativen Häufigkeit von angeborenen Herzdefekten gewinnt die genetische Beratung zur Klärung eines etwaigen Wiederholungsrisikos zunehmend an Gewicht. Eine Klärung ist nur individuell möglich und erfordert detaillierte kardiologische, u. U. pathologisch-anatomische Daten und Kenntnis des Familienstammbaums. Etwa *90%* *aller Herzdefekte beruhen auf einer multifaktoriellen Ätiologie mit relativ geringem genetischem Risiko,* ca. *8% sind primär genetisch* und treten oft im Rahmen einer übergeordneten Störung auf, und ca. *2%* sind erkennbar *exogenen Ursprungs.*

Erstmals ist durch Assoziation des HLA-Antigens B-12 mit hypertropher Kardiomyopathie eine hereditäre (autosomal dominant erbliche) und eine nicht-hereditäre Form unterschieden worden.

Literatur

1. Bartsch-Sandhoff M, Liersch R (1977) Partial duplication 5q syndrome: phenotypic similarity in two sisters with identical karyotype (partial duplication 5q33→5qter und partial deficiency 8p23→pter). Ann Genet (Paris) 20: 281
2. Bergsma D (ed) (1979) Birth defects. Atlas and compendium, 2nd edn. Liss, New York
3. Conley ME, Beckwith JB, Mancer JFK, Tenckhoff L (1979) The spectrum of the DiGeorge syndrome. J Pediatr 94: 883–890
4. Darsee R, Heymsfield SB, Nutter DO (1979) Hypertrophic cardiomyopathy and HLA-linkage. New Engl J Med 300: 877
5. Dausset J, Svejgaard A (eds) (1977) HLA and disease. Munksgaard, Copenhagen
6. Dupont B, Oberfield SE, Smithwick EM (1977) Close genetic linkage between HLA and congenital adrenal hyperplasia (21-hydroxylase deficiency). Lancet 2: 1309–1312
7. Francke U (1977) Abnormalities of chromosomes 11 and 20. In: Yunis JJ (ed) New chromosomal syndromes, Academic Press, New York pp 245–272

8. Fuhrmann W (1972) Fehlbildungen des Herzens und der großen Gefäße. In: Becker PE (Hrsg) Handbuch der Humangenetik, Bd. III/II. Thieme, Stuttgart, S 254–344
9. Gorlin RJ, Pindborg JJ, Cohen MM jr (1976) Syndromes of the head and neck, 2nd edn, McGraw Hill, New York
10. Greenwood RD, Rosenthal A, Nadas AS (1976) Cardiovascular malformations associated with congenital anomalies of urinary system. Clin Pediatr (Phila) 15: 1101
11. Hall BD (1979) Choanal atresia and associated multiple anomalies. J Pediatr 95: 395–398
12. Jackson JF, Currier RD, Teraski PI, Morton NE (1977) Spinocerebellar ataxia and HLA linkage: risk prediction by HLA typing. New Engl J Med 296: 1138–1141
13. Jörgensen G (1972) Befunde bei speziellen angeborenen Angiocardiopathien, II. In: Becker PE (Hrsg) Handbuch der Humangenetik, Band III/II. Thieme, Stuttgart, S 345–475
14. Jörgensen G (1978) Genetische Beratung bei angeborenen Herzfehlern. Internist 19: 482
15. Keutel J (1975) Humangenetische Probleme in der Kinderkardiologie. Klin Paediatr 187: 1
16. Löser H, Majewski F, Apitz J, Bierich JR (1976) Kardiovaskuläre Fehlbildungen bei embryofetalem Alkohol-Syndrom. Klin Paediatr 188: 233
17. Mills JL, Bongiovanni AM (1978) Effects of prenatal estrogen exposure on male genitalia. Pediatrics 62: 1160–1165
18. Morgan BC (1978) Incidence, etiology, and classification of congenital heart disease. Pediatr Clin North Am 25: 712
18a. Murphy EA, Chase GA (1975) Principles of genetic couseling (Year Book). Medical Publishers, Chicago
19. Noonan JA (1978) Association of congenital heart disease with syndromes or other defects. Pediatr Clin North Am 25: 797
20. Nora JJ & Nora, AH (1978): Genetics and Counseling in Cardiovascular Disease. Charles C. Thomas, Publishers, Springfield
21. Passarge E (1974) Die genetische Sprechstunde. Aufgaben und Funktion. Dtsch Med Wochenschr 99: 2537
22. Passarge E (1979) Elemente der Klinischen Genetik. Grundlagen und Anwendung der Humangenetik in Studium und Praxis. Fischer Stuttgart
23. Passarge E (1980) Genetische Faktoren in der Ätiologie angeborener Fehlbildungen des Herzens. In: Keck EW (Hrsg) Pädiatrische Kardiologie, 3. Aufl. Urban und Schwarzenberg, München, S 254–289
24. Passarge E, Valentine-Thon E (1980) Everything the pediatrician ever wanted to know about HLA but was afraid to ask. Eur J Pediatr 133: 93–100
25. Pollack MS, Levine LS, Pang S, Owens RP, Nitowsky HM, Maurer D, New MI, Duchon M, Merkatz IR, Sachs G, Dupont B (1979) Prenatal diagnosis of congenital adrenal hyperplasia (21-hydroxylase deficiency) by HLA-typing. Lancet 1: 1107
26. Rethoré MO (1977) Syndromes involving chromosomes 4, 9, and 12. In: Yunis JJ (ed) New chromosomal syndromes. Academic Press, New York, pp 119–183
27. Smith DW (1976) Recognizable patterns of human malformation.

Genetic, embryologic, and clinical aspects 2nd eds, Saunders, Philadelphia London Toronto
28. Theile U, Lange K (1976) Zur Genetik angeborener Angiokardiopathien. Inn Med 3: 213
29. Wiedemann HR, Grosse FR, Dibbern H (1976) Das charakteristische Syndrom. Blickdiagnose von Syndromen. Schattauer, Stuttgart New York
30. Yunis JJ, Lewandowski RCjr (1977) Partial duplication 10q and duplication 10p syndromes In: Yunis JJ (ed) New chromosomal syndromes. Academic Press, New York, pp 219–244

(Dieses Manuskript wurde 1979 geschrieben.)

2 Beschreibung und Definition angeborener Herzfehler – terminologische und nomenklatorische Schwierigkeiten, Gegensätze und Gemeinsamkeiten

F. Hentrich

Die immer größer werdende Vielfalt und Komplexität angeborener Herzfehler, die in den letzten Jahren beschrieben worden sind, erfordern in zunehmendem Maße eine *einheitliche Fachsprache* zur unmißverständlichen Kommunikation über die Art der vorliegenden Mißbildung.

In der Vergangenheit wurde zur Definition solcher komplizierter Herzfehler vorwiegend die Nomenklatur, die sich nach der historischen Erstbeschreibung eingebürgert hatte, übernommen, während jetzt zunehmend – nach genauerer Kenntnis durch Analyse der einst einheitlich erscheinenden Krankheitsbilder – neue Bezeichnungen eingeführt und verwendet werden. Dies führte zu einer verwirrenden, teils wirklich, teils nur scheinbar widersprüchlichen Einteilung. Zu dieser Entwicklung haben vor allem ausgedehnte embryologische Untersuchungen auf der einen Seite und pathologisch-anatomische Studien auf der anderen Seite beigetragen, die dann ihren Niederschlag in einer entsprechend orientierten Nomenklatur gefunden und die Verständigung von Embryologen, Anatomen, Klinikern und Chirurgen untereinander zumindest erheblich erschwert haben.
Notwendig ist äußerste Genauigkeit in der Beschreibung, die eine Vorstellung der anatomischen Situation ermöglicht und zur Unzweideutigkeit in der Terminologie führt und somit bei gegebener Beschreibung eine unmißverständlich eindeutige Verwertbarkeit für alle Fachrichtungen, die mit dem Problem der komplizierten kongenitalen Herzfehler betaßt sind, erlaubt. Daß bei den heutigen Gegebenheiten in der Nomenklatur vorwiegend angloamerikanische Wortprägungen verwendet werden, ist in diesem Zusammenhang sicher von nebensächlicher Bedeutung und im Interesse der besseren Verständigung sogar eher wünschenswert.

Methodik der Einteilung

Das heute allgemein akzeptierte Vorgehen zur Analyse und Beschreibung komplizierter Herzfehlbildungen ist die sog. Methode der *abschnittsweisen Analyse* (segmental approach oder sequential chamber localisation), d. h. die in 3 Schritten aufeinander folgende Bestimmung der *drei entwicklungsgeschichtlich, morphologisch und hämodynamisch verschiedenen Hauptabschnitte des Herzens,* die sich unabhängig voneinander ausbilden und somit zu einer Vielzahl von (Fehl-) Kombinationen führen können [1–6, 9, 10, 12–18, 21–26]. Die drei zu bestimmenden Hauptabschnitte sind:

1. die Lage der Vorhöfe,
2. die Lage der Ventrikel,
3. die Lage der großen Arterien.

Innerhalb dieser so eindeutig erscheinenden Klassifikation haben sich nun Vertreter unterschiedlicher Interpretationen bei dem Versuch einer Neuordnung der Nomenklatur in z. T. erheblich gegensätzliche Positionen gebracht, die im wesentlichen durch unterschiedliche Schwerpunkte in der Wertung von primären (entwicklungsgeschichtlich kausalen) und sekundären (morphologisch deskriptiven) Zuständen begründet sind.

Im ersten Fall wird für die Nomenklatur die Beschreibung dessen, *was* sich *durch welchen Vorgang* embryologisch vollzogen und gebildet hat, angegeben und es werden damit die daraus folgenden, endgültigen morphologischen Gegebenheiten zwar erklärt, aber nur indirekt beschrieben (*deduktive Methode:* [16–26]). Demgegenüber steht die direkte Aufzählung der Zuordnung der einzelnen Herzabschnitte zueinander (*deskritive Methode:* [1, 10, 12–15]), während eine dritte Gruppe versucht hat, durch eine Vermischung beider Methoden ein neues Konzept zur Einteilung von angeborenen Herzfehlern zu entwickeln (*deduktiv-deskriptive Methode:* [4–6]). Im einzelnen erfolgt die Beschreibung des Grundtypus eines fehlgebildeten Herzens mit folgenden Gemeinsamkeiten bzw. Unterschieden nach dem System der abschnittweisen Analyse.

2.1 Deduktive Methode

2.1.1 Lage der Vorhöfe und Eingeweide (viszeroatrialer Situs)

Diese ist in der Regel immer konkordant zueinander, d. h. eine normale Lage der Vorhöfe ist begleitet von einer Normallage der Eingeweide, während umgekehrt eine Fehllage der Vorhöfe mit einer Fehllage der Eingeweide einhergeht [8, 11, 17].

Lage meint hier die Solitus-, Inversus- oder Ambiguus*seitigkeit der Eingeweide,* des suprahepatischen Abschnitts der *unteren Hohlvene,* sowie der aufgrund morphologischer, deskriptiv anatomischer Kriterien definierten Vorhöfe (Solitus: rechter Vorhof rechts vom linken Vorhof, Leber rechts, Magen links. Inversus: rechter Vorhof links vom linken Vorhof, Leber links, Magen rechts. Ambiguus: unentschiedener Situs rechts und links nicht zu differenzieren).

2.1.2 Lage der Ventrikel

Lage meint hier die entwicklungsgeschichtlich anzunehmende Ausrichtung der *Schleife* des primitiven Herzrohres, aus dem sich die Ventrikel formen, nach rechts oder links („ventricular loop"; D: dextro: Ausrichtung der Schleife nach rechts, L: laevo: Ausrichtung der Schleife nach links). Durch diesen entwicklungsgeschichtlichen Vorgang bzw. seine Beschreibung wird zur Definition der Ventrikellage die aus der Schleifenbildung folgende räumliche Stellung der Ventrikel zueinander abgeleitet (D-„loop": rechter Ventrikel vorne und rechts; L-„loop": rechter Ventrikel hinten und links; linker Ventrikel vice versa).

2.1.3 Lage der großen Arterien (Entwicklung des Konotrunkus)

Lage meint hier:
a) die Ausbildung und die Zuordnung des Infundibulum (gleich Conus) zu den großen Arterien. Die Beschreibung gibt an, ob eine Arterie aus dem Ventrikel über einem Infundibulum entspringt, das somit in seiner Lokalisation zu den Arterien subpulmonal, subaortal, bilateral (biateriell) sein oder fast vollständig fehlen kann. Bei der weiteren Bestimmung der Lage der großen Arterien erhält diese fehlende oder vorhandene Verbindung der großen Arterien zu einem Infundibulum seine Bedeutung dadurch, daß das subarterielle Vorhandensein oder Fehlen eines Infundibulum einen der wesentlichen entwicklungsgeschichtlichen Faktoren zur Beeinflussung einer normalen oder anomalen Septierung des Truncus arteriosus communis darstellt. Subpulmonaler Conus kommt u. a. typischerweise bei normaler Gefäßstellung vor; subaortaler Conus u. a. typischerweise bei Transposition der großen Arterien; bilateraler Conus u. a. typischerweise bei „double outlet right ventricle"; fast fehlender Conus u. a. typischerweise bei „double outlet left ventricle" [18, 19, 23, 25, 26].
Hierdurch beeinflußt die Entwicklung des Infundibulum als ganz wesentlicher Faktor
b) die räumliche Stellung der großen Arterien zueinander, die durch unterschiedliche Septierung des Truncus arteriosus communis entstanden ist. Angegeben wird die Stellung der Aorta in Relation zur A. pulmonalis (D: Aorta im Bereich der Klappenebene rechts von der A. pulmonalis; L: Aorta im Bereich der Klappenebene links von der A. pulmonalis).

In einer formelhaften Vereinfachung hat van Praagh [24] zu dieser Einteilung ein der Mengenlehre entlehntes Schema angegeben das die jeweilig vorliegende Kombination der drei Hauptabschnitte des Herzens alternativ durch eine einfache Buchstabenkombination ausdrückt:

1. S: Situs solitus der Vorhöfe und Eingeweide; I: Situs inversus der Vorhöfe und Eingeweide; A: Situs ambiguus der Vorhöfe und Eingeweide.
2. D: D-„loop" der Ventrikelschleife = rechter Ventrikel rechts und vorne; L: L-„loop" der Ventrikelschleife = rechter Ventrikel hinten und links.
3. D: Rechtsstellung der Aorta in Relation zur A. pulmonalis; L: Linksstellung der Aorta in Relation zur A. pulmonalis.

Zur vollständigen Identifizierung wird allerdings auch über diese formelhafte Beschreibung hinaus die Art der Verbindung der einzelnen Herzsegmente miteinander angegeben (z. B. Transposition: Aorta aus dem rechten Ventrikel, A. pulmonalis aus dem linken Ventrikel; „double outlet": Ursprung beider großen Arterien aus einem Ventrikel usw.).

2.2 Deduktiv – deskriptive Methode

2.2.1 Lage der Vorhöfe und Eingeweide (viszeroatrialer Situs)

Lage meint hier die Solitus-, Inversus- oder Ambiguus*seitigkeit der Eingeweide,* des suprahepatischen Abschnittes der **unteren Hohlvene** und der morphologisch definierten Vorhöfe.
Die Lage der Ventrikel wird abgeleitet aus der

2.2.2 Lage der großen Arterien

Lage bedeutet hier:
a) die räumliche Lage des Stammes der A. pulmonalis und der aszendierenden Aorta zueinander. Diese wird in der anterior-posterior Relation dadurch bestimmt, welche Arterie über dem Infundibulum entspringt, wobei vorausgesetzt wird, daß das Infundibulum des rechten Ventrikels immer das anteriore Infundibulum ist („truncoconal morphology": A. pulmonalis ventral von der Aorta über dem anterioren Infundibulum aus dem rechten Ventrikel entspringend: gekreuzte Arterien, „crossed arteries". A. pulmonalis dorsal von der Aorta, die über dem anterioren Infundibulum aus dem rechten Ventrikel entspringt: „Transposition" der großen Arterien);
b) den räumlichen Verlauf der großen Arterien in ihrer Stellung rechts und links zueinander und zum Infundibulum:
- bei „gekreuzten Arterien": Infundibulum und Pulmonalarterie in gleicher räumlicher Ausrichtung – von links unten nach rechts oben oder umgekehrt – verlaufend: „arterioventricular concordance". Infundibulum und Pulmonalarterie nicht in gleicher räumlicher Ausrichtung verlaufend, z. B. Achse des Infundibulum von rechts unten nach links oben ausgerichtet verlaufend, während der Pulmonalisstamm von links unten nach rechts oben ausgerichtet verläuft: „arterioventricular discordance";
- bei Transposition der großen Arterien: aszendierende Aorta auf der gleichen Seite (rechts oder links) vom Pulmonalisstamm verlaufend wie das vordere Infundibulum, über dem die Aorta aus dem rechten Ventrikel entspringt: „arterioventricular concordance". Aszendierende Aorta in ihrer Stellung zum Pulmonalisstamm kontralateral zum *Infundibulum,* über dem sie entspringt, aszendierend (bei rechtsgelegenem rechtem Ventrikel über rechtsgelegenem Infundibulum entspringend und links von der A. pulmonalis aufsteigend bzw. umgekehrt): „arterioventricular discordance".

2.2.3 Lage der Ventrikel

Lage meint hier die räumliche Stellung der Ventrikel, die aus der Morphologie des Konotrunkus abgeleitet wird: die vorne stehende Arterie entspringt über dem vorne gelegenen Infundibulum, das immer dem rechten Ventrikel zugeordnet ist, so daß aus der Rechts- oder Linkslage des Infundibulum unter der vorne stehenden Arterie die Rechts- oder Linksstellung des rechten Ventrikels geschlossen wird. In Kombination der Bestimmung des atrialen Situs und der räumlichen Lage der Ventrikel wird dann die räumliche Stellung von Vorhöfen und Ventrikeln zueinander definiert: morphologisch rechter Vorhof auf der gleichen Seite wie der rechte Ventrikel: „atrioventricular concordance". Morphologisch rechter Vorhof und morphologisch linker Ventrikel auf der gleichen Seite: „atrioventricular discordance".

2.3 Deskriptive Methode

2.3.1 Lage der Vorhöfe („atrial situs")

Lage meint hier ebenfalls die Solitus-, Inversus- oder Ambiguusseitigkeit der morphologisch definierten Vorhöfe (zur Problematik der Definition s. [11]).

2.3.2 Lage der Ventrikel

Lage meint hier die Verbindung zwischen Vorhöfen und Ventrikeln. Es wird beschrieben, welcher (morphologisch definiert) Vorhof mit welchem (morphologisch definiert) Ventrikel verbunden ist („atrioventricular connexion": [3, 14]).
In Abhängigkeit von der Vorhof- und Kammeranatomie (morphologisch rechter oder linker Vorhof oder bilateral symmetrische Vorhöfe und morphologisch rechter oder linker Ventrikel oder einkammeriges Herz) sind zur Beschreibung der atrioventrikulären Verbindungen 5 prinzipielle Möglichkeiten gegeben:
a) Morphologisch rechter Vorhof mündet in den morphologisch rechten Ventrikel und morphologisch linker Vorhof mündet in den morphologisch linken Ventrikel („atrioventricular concordance": [9]). Dies gilt auch bei atretischer AV-Klappe (Mitral- oder Trikuspidalatresie) oder bei überreitender („straddling" oder „overriding") AV-Klappe, wobei dann die AV-Klappe dem Ventrikel zugerechnet wird, über dem sich mehr als 50% des Klappenumfanges befinden;
b) morphologisch linker Vorhof mündet in den morphologisch rechten Ventrikel und morphologischer rechter Vorhof mündet in den morphologisch linken Ventrikel („atrioventricular discordance" [9]);
c) beidseitig symmetrische Vorhöfe münden in zwei Ventrikel („ambiguus atrioventricular connexion");
d) rechter und linker Vorhof münden in denselben (entweder rechten oder linken) Ventrikel („double inlet right or left ventricle");

e) rechter oder linker Vorhof ist *nicht* (auch nicht z. B. durch eine atretische Klappe, s. oben) direkt mit einem Ventrikel verbunden („absent right or left atrioventricular connexion" [2]).

2.3.3 Lage der Arterien

Lage meint hier:
a) die Verbindung der Ventrikel mit den großen Arterien. Es wird beschrieben, welcher (morphologisch definiert) Ventrikel mit welcher großen Arterie verbunden ist („ventriculoarterial connexion": [15]). Hierbei ergeben sich 4 Möglichkeiten der Ventrikel-Arterien-Verbindung:
- Ursprung der A. pulmonalis aus dem rechten Ventrikel oder dessen Rudiment und der Aorta aus dem linken Ventrikel oder dessen Rudiment („ventriculoarterial concordance").
- Ursprung der A. pulmonalis aus dem linken Ventrikel oder dessen Rudiment und der Aorta aus dem rechten Ventrikel oder dessen Rudiment („ventriculoarterial discordance");
- Ursprung beider Gefäße aus einem und demselben Ventrikel oder dessen Rudiment, wobei definitionsgemäß mehr als 50% der beiden großen Arterien aus dem entsprechenden Ventrikel entspringen müssen, um diesem zugeordnet zu werden („double outlet ventricle" oder „double outlet rudimentary chamber"): „double outlet right ventricle, double outlet left ventricle, double outlet chamber of right ventricular type, double outlet chamber of left ventricular type, double outlet primitive ventricle;
- Ursprung nur einer großen Arterie aus dem Herzen, wobei definitionsgemäß entweder überhaupt nur eine große Arterie aus dem Herzen entspringt, z. B. Truncus arteriosus communis, oder die Verbindung einer möglicherweise vorhandenen zweiten, in der Regel atretischen (Pulmonalatresie, Aortenatresie) großen Arterie **nicht bestimmt** werden kann („single outlet from the heart": prinzipielle Möglichkeiten wie vorgenannt. Kann allerdings die Verbindung der atretischen Arterie (z. B. nach angiokardiographischen Kriterien) zu einem Ventrikel identifiziert werden, so wird der Ursprung der entsprechenden Arterie aus dem Ventrikel nach den normalen Regeln der ventrikuloarteriellen Verbindung angegeben (s. Abschn. 2.3.3).

Darüberhinaus wird dann als zweiter Schritt auch
b) die räumliche Stellung der Arterien zu einander angegeben. Hier gelten gleiche Kriterien wie sie bei der deduktiven Methode angewandt werden (s. Abschn. 2.1.3). Vervollständigt wird die Beschreibung nach der deskriptiven Methode durch die Definition der
c) Morphologie der Muskulatur im Bereich des Ausflußtraktes der Ventrikel. Hierzu müssen drei einzelne Abschnitte der Muskulatur des Ausflußtraktes der Ventrikel unterschieden werden, für die die Bezeichnung a) „infundibular" oder „outlet septum" (Muskulatur, die zwischen Ausflußtrakt und Semilunarklappen gelegen ist), b) „ventriculo-infundibular fold" (Umschlagfalte der Muskulatur zwischen AV- und Semilunarklappen) und c) Trabecula septomarginalis (grobe Struktur der prominenten Trabekelmuskulatur im Bereich des rechten Ventrikelseptums) vorgeschlagen worden sind [3, 15]. Andere Autoren haben für die entsprechenden Strukturen differente Bezeichnungen verwandt [7].

Heute deskriptive Methode üblich Nachdem zunächst das erste schlüssige Konzept nach der vorwiegend embryologisch orientierten Methode von Van Praagh und Mitarbeitern [16–26] entwickelt und akzeptiert worden war, das wesentliche Beiträge u. a. zum Verständnis der komplizierten angeborenen Herzfehler geliefert hat, ist im Laufe der letzten Jahre zunehmend die ***Methode der Londoner Arbeitsgruppe*** in den Vordergrund getreten [1, 3, 10–15], *die sich* rein *nach den vorliegenden anatomischen Gegebenheiten richtet* und diese *so exakt wie möglich beschreibt* (deskriptive Methode). Die Betonung der jeweiligen ***Verbindung*** der verschiedenen Herzabschnitte miteinander ist sicherlich Verdienst dieser Arbeitsgruppe, die sich in der Sache allerdings von dem Van Praaghschen Konzept wenig unterscheidet. Lediglich in der ***Nomenklatur*** zur Beschreibung von Herzfehlbildungen werden differierende, von verschiedenen Blickwinkeln ausgehende Schwerpunkte gesetzt. Die von De la Cruz [4–6] angegebene Terminologie hat sich wegen der verwirrenden Vielfalt der teils embryologischen, teils deskriptiven Parameter in der Literatur nicht durchsetzen können und ist z. T. heftig angegriffen worden [10].

Übereinstimmend werden im weiteren Vorgehen zur Beschreibung von kongenital fehlgebildeten Herzen zusätzlich zu den unterschiedlichen Definitionen bzw. Fixpunkten der schrittweisen Identifizierung der drei Hauptabschnitte des Herzens zusätzliche Fehlbildungen beschrieben, die ***unabhängig*** von den obigen Angaben komplizierend hinzukommen können: Anomalien der System oder Pulmonalvenen, Anomalien an oder zwischen den Vorhöfen, Anomalien an den AV Klappen, Anomalien an oder zwischen den Ventrikeln, Anomalien an den Semilunarklappen, Anomalien an oder zwischen den großen Arterien, Lage der Herzspitze.

Literatur

1. Anderson RH, Shinebourne EA, Gerlis LM (1974) Criss-cross atrioventricular relationships producing paradoxical atrioventricular concordance or discordance. Circulation 50: 176–180
2. Anderson RH, Wilkinson JL, Gerlis LM, Smith A, Becker AE (1977) Atresia of the right atrioventricular orifice. Br Heart J 39: 414–428
3. Anderson RH, Macartney FJ, Shinebourne EA, Tynan MJ (1978) Definitions of cardiac chambers. In: Anderson RH, Shinebourne EA (eds) Pediatric cardiology 1977. Churchill Livingstone, Edinburgh London New York, pp 5–15

4. de la Cruz MV, Nadal-Ginard B (1972) Rules for the diagnosis of visceral situs, truncoconal morphologies, and ventricular inversions. Am Heart J 84: 19–32
5. de la Cruz MV, Amoedo M, Rivera F, Attie F (1974) Arterioventricular relations and their classification. Two specimens of arterioventricular discordance and review of published reports. Br Heart J 36: 539–553
6. de la Cruz MV, Berrazueta JR, Arteaga M, Attie E, Soni J (1976) Rules for the diagnosis of arterioventricular discordances and spatial identification of ventricles, crossed great arteries and transposition of the great arteries. Br Heart J 38: 341–354
7. Goor DA, Lillehei CW (1975) Congenital malformations of the heart. Grune and Stratton, New York San Francisco London pp 1–37
8. Hastreiter AR, Rodriguez-Coronel A (1968) Discordant situs of thoracic and abdominal viscera. Am J Cardiol 22: 111–118
9. Kirklin JW, Pacifico AD, Bargeron CM, Soto B (1973) Cardiac repair in anatomically corrected malposition of the great arteries. Circulation 48: 153–159
10. Macartney FJ, Shinebourne EA, Anderson RH (1976) Connexions, relations, discordance and distortions. Br Heart J 38: 323–326
11. Macartney FJ, Partridge JB, Shinebourne EA, Tynan MJ, Anderson RH (1978) Identification of atrial situs. In: Anderson RH, Shinebourne EA (eds). Pediatric cardiology 1977, Churchill Livingstone, Edinburgh London New York, pp 16–26
12. Shinebourne EA, Macartney FJ, Anderson RH (1976) Sequential chamber localization – logical approach to diagnosis in congenital heart disease. Br Heart J 38: 327–340
13. Shinebourne EA (1978) Introduction – terminology and nomenclature. In: Anderson RH, Shinebourne EA (eds) Pediatric cardiology 1977. Churchill Livingstone, Edinburgh London New York pp 3–4
14. Shinebourne EA, Tynan MJ, Anderson RH, Macartney FJ (1978) Atrioventricular connexions. In: Anderson RH, Shinebourne EA (eds) Pediatric cardiology 1977. Churchill Livingstone, Edinburgh London New York, pp 27–35
15. Tynan MJ, Anderson RH, Macartney, FJ, Shinebourne EA (1978) The ventricular origin of the great arteries. In: Anderson RH, Shinebourne EA (eds) Pediatric cardiology 1977. Churchill Livingstone, Edinburgh London New York, pp 36–42
16. van Praagh R, Ongley PA, Swan HJC (1964a) Anatomic types of Single or common ventricle in man. Morphologic and geometric aspects of 60 necropsied cases. Am J Cardiol 13: 367–386
17. van Praagh R, van Praagh S, Vlad P, Keith JD (1964b) Anatomical types of congenital dextrocardia. Diagnostic and embryologic implications. Am J Cardiol 13: 510–531
18. van Praagh R, van Praagh S (1966) Isolated ventricular inversion. A consideration of the morphogenesis, definition, and diagnosis of non-transposed and transposed great arteries. Am J Cardiol 17: 395–406
19. van Praagh R, Perez-Treviño C, López-Cuellar M, Baker FW, Zuberbuhler JR, Quero M, Pérez VM, Moreno F, van Praagh S (1971) Transposition of the great arteries with posterior Aorta, anterior pulmonary artery, subpulmonary conus and fibrous continuity between aortic and atrioventricular valves. Am J Cardiol 28: 621–631

20. van Praagh R (1971) Transposition of the great arteries. II. Transposition clarified. Am J Cardiol 28: 739–741
21. van Praagh R (1972) The segmental approach to diagnosis in congenital heart disease. Birth defects: original article series 8, Williams and Wilkins, Baltimore, p 8
22. van Praagh R (1975) Do side by side great arteries merit a special name? Am J Cardiol 32: 874–876
23. van Praagh R (1973) Les malformations conotroncales. Coeur (Numéro spécial) 15
24. van Praagh R, Dürnin RE, Jockin H, Wagner HR, Korns M, Garabedian H, Ando M, Calder AL (1975) Anatomically corrected malposition of the great arteries (S, D, L). Circulation 51: 20–31
25. van Praagh R, Weinberg PM, van Praagh S (1977) Malposition of the heart. In: Moss AJ, Adams FH, Emmanouilides GC (eds): Heart diseases in infants, children and adolescents, 2nd edn. Williams & Wilkins, Baltimore
26. van Praagh R, Vlad P (1978) Dextrocardia, mesocardia, and levocardia: the segmental approach to diagnosis in congenital heart disease. In: Keith JD, Rowe RD, Vlad P (eds): Heart disease in infancy and childhood. 3rd edn. Macmillan, New York

3 Neue Gesichtspunkte bei der speziellen Herzdiagnostik im Säuglings- und Kindesalter

J. Apitz

Die spezielle Herzdiagnostik ist in den letzten Jahren erheblich verbessert und insbesondere für die Anwendung beim Säugling und Neugeborenen fortentwickelt worden. Besondere Sorgfalt wurde hierbei den nicht-invasiven Untersuchungsmethoden gewidmet, die bereits eine gewisse Orientierung über Art und Schweregrad eines Herzfehlers und die voraussichtliche Prognose gestatten, bevor invasive Verfahren eingesetzt werden. Mitunter kann auch aufgrund der Aussagen einer nicht-invasiven Untersuchung auf einen invasiven Eingriff verzichtet werden.

3.1 Nicht-invasive Untersuchungsmethoden

Nicht-invasive Methoden Zu den nicht-invasiven Untersuchungsmethoden der speziellen Herzdiagnostik gehören u. a. der Hyperoxietest, die Ultraschallkardiographie, die Impedanzkardiographie und szintigraphische Untersuchungen. Hiervon wird die Ultraschallkardiographie in Kapitel 4 abgehandelt.

3.1.1 Transkutane PO_2-Messung und der Hyperoxietest

Hyperoxietest Der Hyperoxietest beruht auf der kontinuierlichen transkutanen Messung des Sauerstoffpartialdruckes ($tcPO_2$), der bei Atmung von Zimmerluft normalerweise bei 80–95 mmHg liegt [4, 6]. Bei Atmung von reinem (100%igem) Sauerstoff steigt der $tcPO_2$ auf Werte bis zu 640 mmHg an. Wird bei erniedrigtem Ausgangswert des $tcPO_2$ der Patient für einige Minuten mit 100%igem Sauerstoff beatmet, so können aus dem anschließenden Verhalten des $tcPO_2$-Wertes in der Regel kardiale und pulmonale Ursachen für eine Verminderung der arteriellen Sauerstoffsättigung erfaßt und damit kardiale und pulmonale Zyanose getrennt werden. Gerade bei herzinsuffizienten Säuglingen ist dies eine einfache Methode, um Herzfehler mit einem Rechts-links-Shunt (mit Zyanose) von

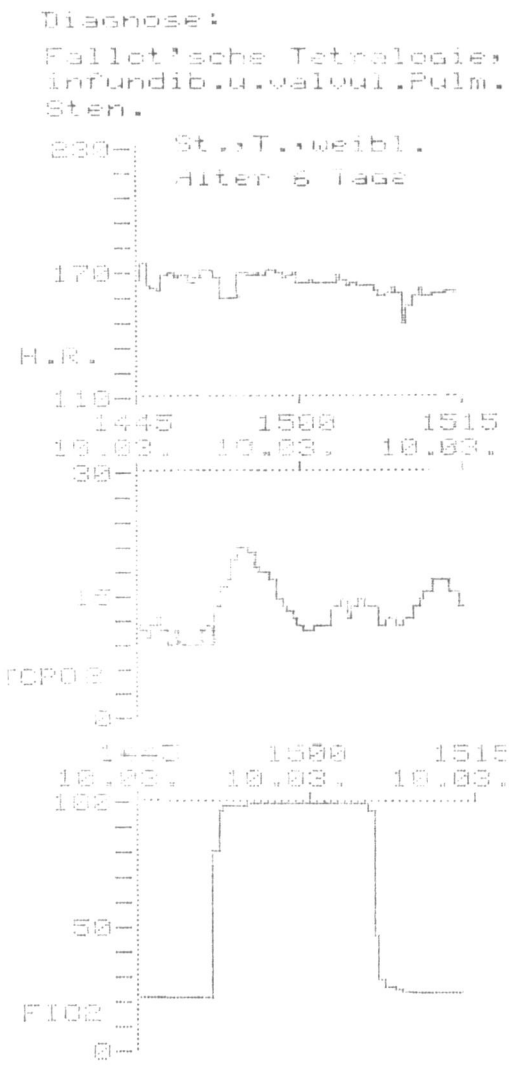

Abb. 3.1. Computerausdruck von 3 kontinuierlich überwachten Parametern während eines Hyperoxietests bei einem 6 Tage alten weiblichen Neugeborenen mit Fallot-Tetralogie. *H.R.* Herzfrequenz, *TCPO2* transkutan gemessener Sauerstoffpartialdruck in mmHg, *FIO2* prozentualer Sauerstoffanteil der Atemluft

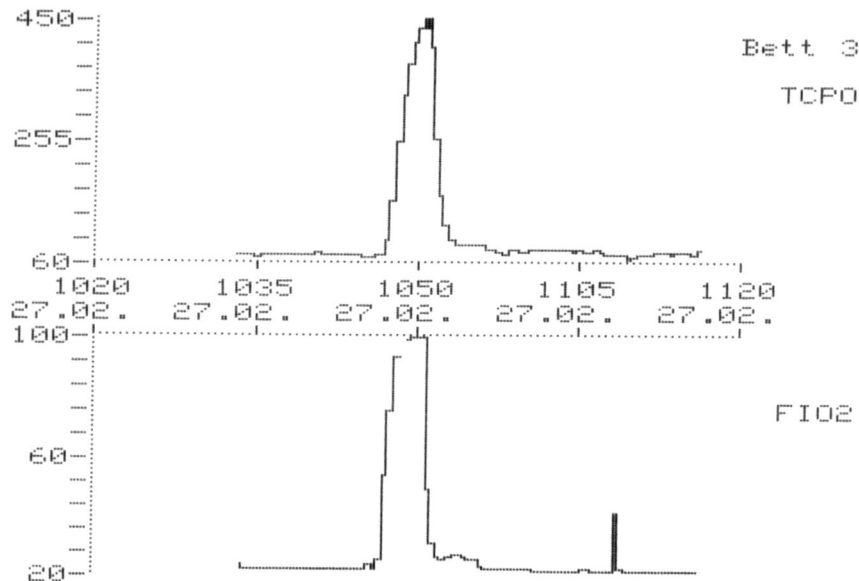

Abb. 3.2. Computerausdruck von 2 Parametern *(TCPO2* und *FIO2)* über 40 min während eines Hyperoxietests bei einem 8 Wochen alten nicht-zyanotischen Säugling

solchen mit einem Links-rechts-Shunt oder ohne Shunt (azyanotisch) zu differenzieren [12].

Abbildung 3.1 zeigt den Hyperoxietest bei einem 6 Tage alten Neugeborenen mit einer Fallot-Tetralogie und entsprechend kardialer Zyanose. Bei einem Ausgangswert des $tcPO_2$ zwischen 9 und 12 mmHg unter Atmung von Zimmerluft (21% FIO_2) steigt der $tcPO_2$ unter Atmung von 100%igem Sauerstoff nur kurzfristig auf maximal 21 mmHg an, während bei pulmonaler Zyanose ein höherer Anstieg zu erwarten gewesen wäre.

Das Verhalten des $tcPO_2$-Wertes bei Atmung von Zimmerluft und von 100%igem Sauerstoff eines nicht-zyanotischen Kindes zeigt Abb. 3.2, hier eines 8 Wochen alten Säuglings mit einem großen Links-rechts-Shunt über einen Vorhofseptumdefekt.

Der Hyperoxietest wird bei uns im Rahmen der rechnergestützten Intensivpflege durchgeführt. Hierbei werden verschiedene Parameter bettseitig gemessen, direkt („on line") in einen Rechner eingegeben, gespeichert und nach bestimmten Programmen verarbeitet [12; 13; 17]. Aus den gespeicherten Daten fertigt der Rechner Trendkurven für einen oder mehrere Parameter

Abb. 3.3. Computerausdruck von 5 Parametern in Krankenblattform ▶ (gleicher Patient und gleiches Zeitintervall wie in Abb. 3.2); *RESP* Atemfrequenz

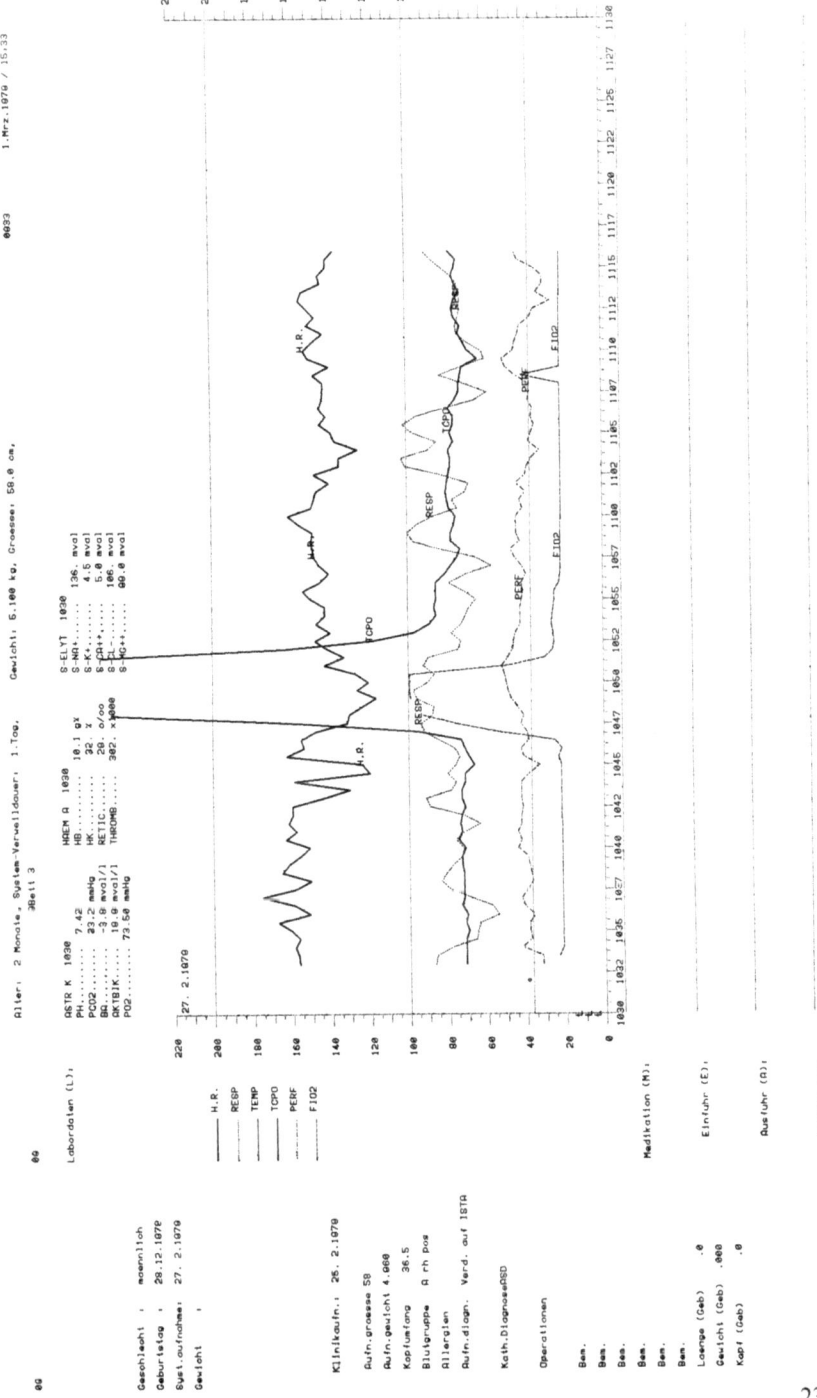

und für eine wählbare Zeitspanne an, die beliebig oft abgefragt werden können. In Abb. 3.1 und 3.2 sind solche Computerausdrücke für die Parameter tcPO$_2$ und FIO$_2$ wiedergegeben.

Abbildung 3.3 zeigt einen Ausdruck von 5 Parametern über eine Stunde in Form eines Krankenblattes. Hier sind die gleichen Ereignisse wie in Abb. 3.2, jedoch mit anderen Maßstäben in Abszisse und Ordinate zusätzlich mit 3 weiteren Parametern wiedergegeben. Der von uns für die Archivierung im Krankenblatt benutzte Ausdruck gibt die registrierten Parameter für jeweils 8 h wieder.

Der transkutan gemessene Sauerstoffpartialdruck [4, 6] hat als kontinuierlich registriertes Signal eine höhere Aussagekraft als ein einzelner im Labor bestimmter PO$_2$-Wert, da die Vorteile der fortlaufenden Registrierung des tcPO$_2$ die etwas geringere absolute Genauigkeit überwiegen. Außerdem macht die Bestimmung eines Einzelwertes eine Gefäßpunktion erforderlich und führt durch die hiermit verbundene Unruhe der Patienten zu Veränderungen des momentanen arteriellen PO$_2$-Wertes.

Bei gleichzeitiger Messung der Atem- und Herzfrequenz zeigen Apnoen oder Veränderungen der Herzfrequenz eine gute Korrelation mit entsprechenden Veränderungen des tcPO$_2$-Wertes, die früher und verläßlicher erfaßt werden als durch Kontrollen des Astrup-Wertes. Bei beatmeten Patienten ist mit Hilfe der fortlaufenden Kontrolle und Registrierung des tcPO$_2$ eine Überwachung und Regulierung der maschinellen Beatmung und eine frühzeitigere Entwöhnung vom Respirator möglich.

Bei Patienten mit einer Pulmonalatresie, bei denen die Lungendurchblutung ausschließlich über einen Ductus arteriosus persistens erfolgt, haben wir durch die kontinuierliche Überwachung des tcPO$_2$ und anderer nichtinvasiver Parameter den drohenden Verschluß des Ductus und vor dem endgültigen Verschluß ein undulierendes Verhalten des tcPO$_2$-Wertes nachweisen können [28].

3.1.2 Impedanzkardiographie

Impedanz-
kardiographie

Die Impedanzkardiographie ist eine *plethysmographische Untersuchungsmethode.* Die Massenverschiebung des Blutvolumens während der Herzaktion erzeugt in einem konstanten elektrischen Stromfeld eine Widerstandsänderung, die Impedanz $\triangle Z$, aus der das Schlagvolumen errechnet werden kann. Diese Methode ist hinsichtlich ihrer Eichung und entsprechend in bezug auf die Absolutwerte stark umstritten. Sie kann jedoch zur fortlaufenden *Kontrolle* zumindest *des relativen Schlag- und Herzminutenvolumens und des zentralen Blutvolumens* herangezogen werden. Auch die Impedanzkardiographie ist als nicht-invasive, d. h. unblutige Methode, für eine langzeitige Anwendung und damit insbesondere für die Intensivüberwachung geeignet und selbst im Säuglings- und Neugeborenenalter durchführbar. Bei Verwendung eines Rechners können neben dem Schlagvolumen verschiedene

Zeitwerte, so vor allem die Austreibungszeit von Herzschlag zu Herzschlag mit hoher Genauigkeit automatisch vermessen werden (s. Abb. 3.4). Für weitere Einzelheiten sei auf die Literatur verwiesen [5].

3.1.3 Szintigraphische Untersuchungen

Szintigraphie

Die Herzdiagnostik ist in den letzten 15 bis 20 Jahren durch szintigraphische Untersuchungen ergänzt worden. Szintigraphische Untersuchungen stehen an der Grenze zwischen

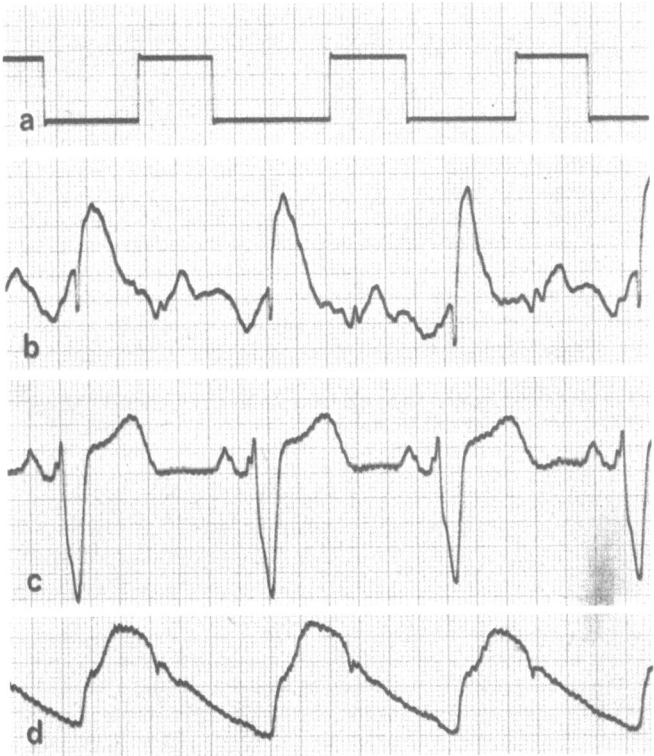

Abb. 3.4a–d. Impedanzkardiogramm (TN. HP 24/1868) zur Messung verschiedener Zeitwerte und des Schlagvolumens. Zusätzlich blutige Messung des Aortendrucks mit einem Katheter-Tip-Manometer. **a** Auswurfzeit des linken Ventrikels, durch Rechnerprozeß gegen die Kurven **b–d** zeitlich verschoben, **b** Impedanzkardiogramm dz/dt, **c** EKG, **d** Aortendruck (Katheter-Tip-Manometer)

invasiver und nicht-invasiver Diagnostik, zumal die Einbringung des radioaktiven Substrats zumindest eine Venenpunktion erforderlich macht und diese Untersuchungen auch bei bestimmten Fragestellungen im Rahmen einer Herzkatheterisierung invasiv durchgeführt werden können. Zur Verfügung stehen die Herz- oder Myokardszintigraphie, die Lungen- und die Ganzkörperszintigraphie [7, 14, 24]. Alle szintigraphischen Untersuchungen gehören in die Hand des Radiologen bzw. Nuklearmediziners; allenfalls kann die Einbringung des radioaktiven Substrats durch den Kardiologen erfolgen.

a) Die Herzszintigraphie leistet bei der Klärung eines verbreiterten Mittelschattens gerade im Säuglingsalter wertvolle Hilfe. Sie zeigt nach i. v. Eingabe des radioaktiven Substrates eine Anfärbung der **Herzinnenräume und** läßt somit eine einseitige Aussparung durch einen Tumor oder eine beidseitige Aussparung des Mittelschattens durch einen Perikarderguß erkennen.

b) Die Herzszintigraphie ist heute weitgehend verdrängt worden von der *Myokardszintigraphie,* bei der die radioaktive Substanz selektiv in die rechte oder linke A. coronaria injiziert wird. Damit *setzt* diese Methode die *selektive Koronararteriensondierung voraus* und stellt somit einen invasiven Eingriff dar. Diese Methode ist bei Patienten mit verminderter Koronardurchblutung und damit vorzugsweise im Erwachsenenalter indiziert.

c) Bei der *Lungenszintigraphie* werden größere radioaktiv markierte Albuminpartikel i. v. injiziert, die für einige Stunden in den Lungenkapillaren hängen bleiben, hier szintigraphisch nachgewiesen werden und so einen **Hinweis auf die Lungendurchblutung** ergeben.
Diese Methode ist besonders geeignet zur Erfassung einseitiger Lungenaplasien oder -hypoplasien und zur Beurteilung der regionalen Lungendurchblutung [7]. Diese ist bei Patienten mit einem angeborenen Herzfehler nicht selten einseitig verändert [14, 24].

Abbildung 3.5 zeigt das Lungenszintigramm bei einem Kind mit Fallot-Tetralogie und zusätzlicher Aplasie der linken A. pulmonalis, einer Anomalie, die bei der Fallot-Tetralogie häufiger zusätzlich gefunden wird und deren Erkennung vor einem operativen Eingriff unbedingt erforderlich ist.

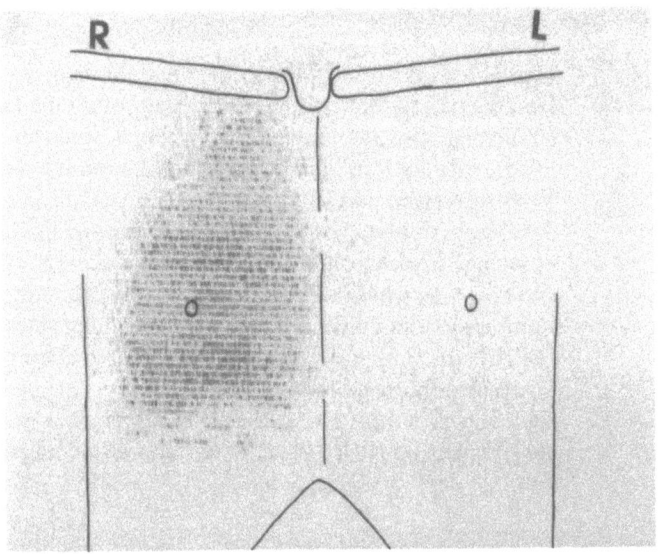

Abb. 3.5. Lungenszintigramm eines 10 Jahre alten Patienten (AG. 200660) mit Fallot-Tetralogie und Aplasie der linken A. pulmonalis. Annähernd normale Aktivitätsanreicherung im Bereich der rechten Lunge (*R*), fast vollständig fehlende Anreicherung über dem linken Thorax (*L*). Die noch bestehende Restaktivität links kommt durch den Rechts-links-Shunt über einen Kollateralkreislauf zustande. (Abb.: Prof. Feine, Tübingen)

Aber auch bei Patienten mit einem großen Links-rechts-Shunt infolge eines Vorhof- oder Ventrikelseptumdefekts oder eines Ductus arteriosus persistens und deutlicher Herzvergrößerung haben wir häufig neben der erheblich vermehrten Durchblutung der rechten Lunge eine Minderdurchblutung der linken Lunge gefunden. Diese Seitenunterschiede kommen auf der Thoraxaufnahme und auf dem Angiokardiogramm weniger zur Darstellung, während sie szintigraphisch gut erfaßbar sind. Vermutlich ist die Minderdurchblutung hierbei durch eine Kompression der linken A. pulmonalis durch das bei diesen Patienten vergrößerte Herz bedingt.

d) Schließlich kann die *Ganzkörperszintigraphie* als empfindliche Untersuchungsmethode zum Nachweis selbst kleiner Rechts-links-Shunts herangezogen werden. Auch eine Shuntberechnung ist hierdurch möglich. Diese Methode eignet sich besonders zur Kontrolle des Operationserfolges bei Patienten mit einem Rechts-links-Shunt-Vitium [14, 24].

3.2 Invasive Diagnostik

Invasive Methoden

Unter der invasiven Diagnostik versteht man die spezielle Herzdiagnostik im engeren Sinne. Sie umfaßt die *Herzkatheterisierung* und die *Angiokardiographie.* Auch die invasive Diagnostik hat in den letzten Jahren einige wesentliche Verbesserungen und Ergänzungen erfahren, die insbesondere der Diagnostik im Säuglings- und Neugeborenenalter zugute kommen. *In den ersten Lebenstagen* kann die invasive Diagnostik *transumbilikal* durchgeführt werden und erfordert somit weder die Punktion noch die Freilegung eines Gefäßes. Bei Patienten mit einer Transposition der großen Gefäße ist im Anschluß an die Diagnostik auch die Atrioseptostomie nach Rashkind mit Hilfe eines Ballonkatheters transumbilikal möglich und wird bei uns seit Jahren auf diesem Wege durchgeführt [20, 21].

3.2.1 Herzkatheterisierung

Druckmessung

a) Die Druckmessung ist bei der Herzkatheterisierung durch Verwendung sog. *Katheter-Tip-Manometer* verbessert worden. Es sind dies Herzkatheter, an deren Spitze ein Druckelement angebracht ist. Hierdurch können die Drucke und gleichzeitig die dazugehörenden Druckanstiegsgeschwindigkeiten direkt im Herzen bestimmt werden und brauchen nicht mehr wie bisher nach Fortleitung durch eine über 1 m lange Flüssigkeitssäule gemessen werden. Eine Verfälschung der Drucke durch Dämpfung – wie dies insbesondere bei kleinlumigen Kathetern im Neugeborenenalter der Fall war – oder durch zeitliche Verzögerung wird hiermit ausgeschaltet, zumal Katheter-Tip-Manometer inzwischen auch in einer im Neugeborenenalter anwendbaren Größe zur Verfügung stehen.

Werden die mit dem Katheter-Tip-Manometer gemessene Druckkurve und die simultan ermittelte Druckanstiegsgeschwindigkeit dp/dt nicht in üblicher Weise, sondern mit Hilfe eines XY-Schreibers vektoriell registriert, so erhält man Schleifenfiguren (s. Abb. 3.6), aus deren Größe und Form allein diagnostische Aussagen, vor allem über den Druckablauf und über die Kontraktilität möglich sind. In charakteristischer Weise veränderte Druckschleifenfiguren im linken Ventrikel wurden von uns z. B. für die hypertrophi-

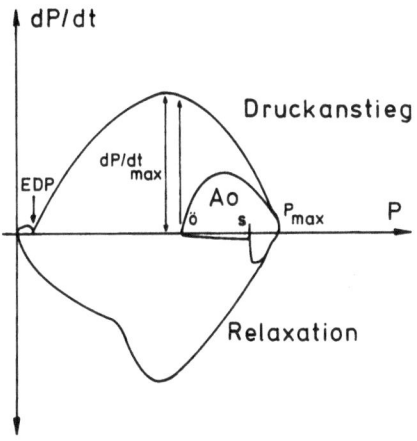

Abb. 3.6. Schematische Darstellung des normalen Verhaltens der dp/dt-P-Schleifenfiguren im linken Ventrikel und in der Aorta

sche obstruktive Kardiomyopathie (HOCM) und für die Endokardfibroelastose (EFE) des linken Ventrikels gefunden [26].

Die Abb. 3.7 zeigt die typischen Druckschleifenfiguren bei einer hochgradigen Ausflußbehinderung des linken Ventrikels. Während sich normalerweise

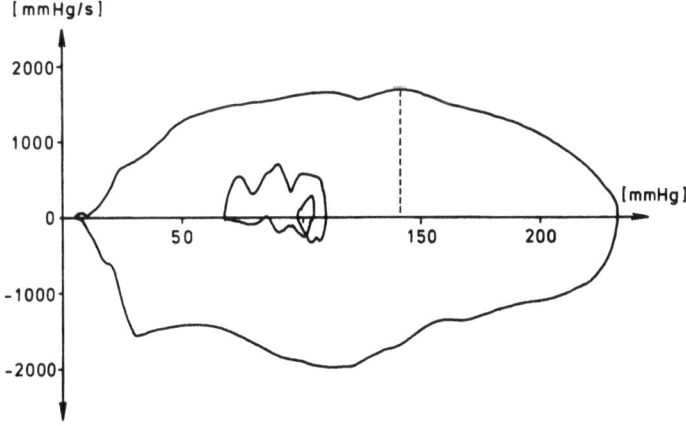

Abb. 3.7. dp/dt-P-Schleifenfiguren im linken Ventrikel und in der Aorta bei einem Patienten mit hochgradiger Ausflußbehinderung im Bereich des linken Ventrikels vorwiegend durch eine schwere hypertrophische obstruktive Kardiomyopathie (HOCM)

die Druckschleifenfiguren des linken Ventrikels und der Aorta in p max tangieren und dp/dt max LV vor der Klappenöffnung der Aorta erreicht wird (s. Abb. 3.6), wird in Abb. 3.7 bei Vorliegen einer hochgradigen HOCM der höchste Wert für die dp/dt LV über einen weiten Druckbereich beibehalten und dp/dt max LV erst nach der Klappenöffnung erreicht. Die Druckanstiegsgeschwindigkeit in der Aortenkurve erfolgt in mehreren Gipfeln. Zwischen dem linken Ventrikel (p max 230mmHg) und der Aorta (p max 106) besteht ein deutlicher systolischer Druckgradient.

O_2-Sättigung

b) Die Bestimmung der Sauerstoffsättigung wurde auch in den letzten Jahren verbessert durch Verwendung sog. **Fiber-Optik-Katheter,** d. h. von Kathetern, an deren Spitze ein Oximeter mit einer Fiberoptik als Lichtquelle angebracht ist [8, 9, 25]. Durch diese Katheter kann die Sauerstoffsättigung jetzt direkt im Herzen in allen Positionen bestimmt und in allen Phasen des Herzzyklus fortlaufend kontrolliert werden, ohne daß hierzu Blutentnahmen erforderlich sind. Dadurch kann ein Shunt genau lokalisiert und zusätzlich in bezug auf den Herzzyklus zeitlich fixiert werden. Auch diese Katheter stehen jetzt in einer für das Neugeborenenalter verwendbaren Größe zur Verfügung.

Nach Messung der Sauerstoffsättigung und des Druckes in den verschiedenen Abschnitten des rechten und linken Herzens sind dann quantitative Berechnungen möglich, auf die hier jedoch nicht näher eingegangen werden soll. Für weitere Einzelheiten sei auf die Literatur verwiesen [2, 23].

Intrakardiale Phonokardiographie

c) Bei der intrakardialen Phonokardiographie werden die Herzschallphänomene intrakardial, d. h. direkt im Herzen über einen Mikrophonkatheter oder auch über einen Katheter-Tip-Manometer registriert. Diese Methode ist wesentlich empfindlicher als die übliche Phonokardiographie an der vorderen Brustwand. Außerdem kann hiermit auch der Entstehungsort eines Geräusches genau lokalisiert und seine Fortleitung im Herzen erfaßt werden. Zur zeitlichen Fixierung des Geräusches kann das Phonokardiogramm simultan mit anderen Bezugskurven registriert werden (s. Abb. 3.8). Hierdurch ist es möglich, die Herzaktionen in verschiedene zeitliche Phasen zu teilen: die akustischen bzw. elektroakustischen Intervalle [27, 29]. Die Länge dieser Intervalle ergibt zusätzliche diagnostische Informationen über die Hämodynamik (Druck- und Volumenbelastung) der beiden Herzkammern und über den Zustand des Myokards. Bei Verwendung des erwähnten Katheter-Tip-Manometers können auch hier

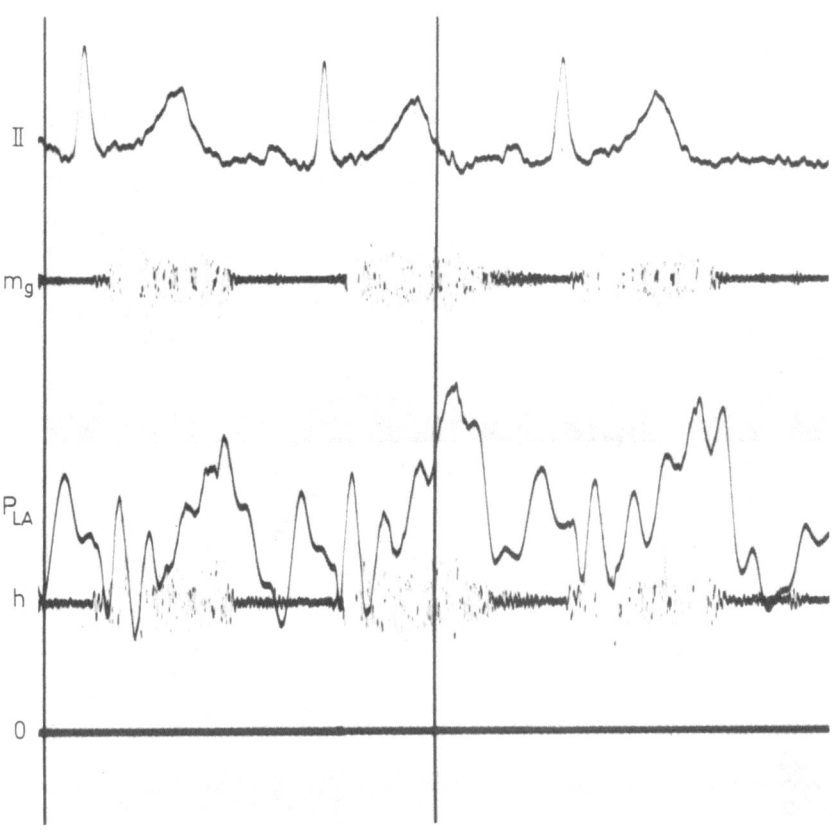

Abb. 3.8. Intrakardiales Phonokardiogramm bei einem 13 Jahre alten Patienten (*H.B. 121160*) mit hypertrophischer obstruktiver Kardiomyopathie und Mitralinsuffizienz. Die Geräuschaufnahme erfolgte transseptal im linken Vorhof (*LA*). Hier wird ein holosystolisches Geräusch infolge der Mitralinsuffizienz registriert. II EKG, Ableitung; *mg, h* intrakardiales Phonokardiogramm im gehörähnlichen und hohen Frequenzgang; P_{LA} Druck im linken Vorhof

zeitliche Verschiebungen, wie sie z. B. nach der Methode von Luisada und Liu [15] auftreten, vermieden werden.

Indikator-   **d) *Indikatorverdünnungsuntersuchungen.*** Bei den sog. Ver-
verdünnungs-   dünnungsuntersuchungen wird ein Indikator (Kältelösung,
untersuchungen   Ascorbinsäure, Radioisotope oder Farbstoffe) an einem bestimmten Ort des Kreislaufs injiziert und die Konzentration dieses Indikators im strömenden Blut an einer anderen,

meist stromabwärts davon gelegenen Stelle gemessen. Die gebräuchlichste Indikatormethode ist die *Farbstoffverdünnungstechnik* [1, 3]. Dabei kann der Indikator in die verschiedenen Abschnitte des rechten und linken Herzens injiziert und seine Konzentration unblutig mit Hilfe eines Ohroxymeters oder blutig mit Hilfe eines Küvettenoxymeters gemessen werden (s. Abb. 3.9). Wird für die blutige Messung statt des Küvettenoxymeters ein Oxymeterkatheter, d. h. ein Fiber-Optik-Katheter verwendet, so sind auch hier Blutentnahmen nicht erforderlich. Bei intrakardialer Injektion des Indikators erfordert die blutige Messung jedoch die Einführung eines zweiten Katheters.

Indikatorverdünnungsuntersuchungen dienen in der kinderkardiologischen Diagnostik seit Jahren vor allem zur *Erfassung und Lokalisation von Shunts* über intrakardiale oder aortopulmonale Defekte. Bei einem Links-rechts-Shunt wird im wiederaufsteigenden Schenkel der Kurve dem sog. Verdünnungsschenkel ein zweites Wellental registriert (s. Abb. 3.10a), während bei einem Rechts-links-Shunt nach Injektion in das rechte Herz eine Vorwelle vor dem Hauptgipfel aufgezeichnet wird (s. Abb. 3.10b). Durch diese Untersuchungsmethode können selbst kleine intrakardiale Defekte

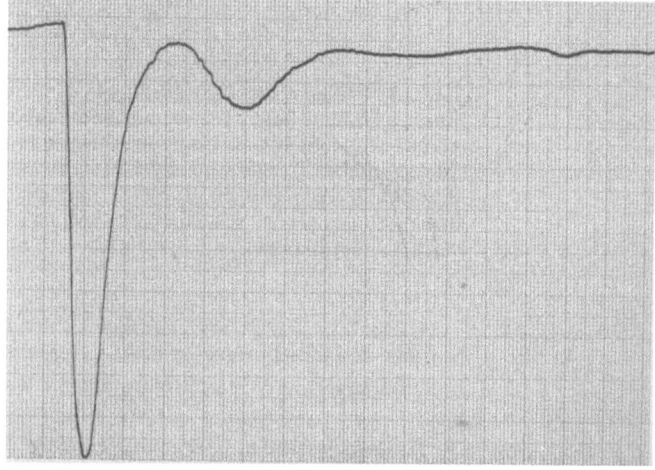

Abb. 3.9. Normale Farbstoffverdünnungskurve bei einem 9 1/2 Jahre alten Patienten (B.B. 201068) ohne intrakardialen Shunt nach transseptaler Injektion des Indikators in den linken Ventrikel und unblutiger Registrierung mit Hilfe eines Ohroxymeters

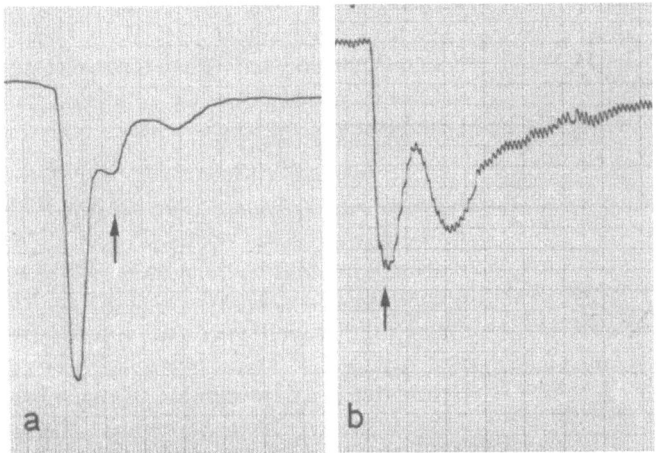

Abb. 3.10 a, b. Farbstoffverdünnungskurven bei intrakardialem Shunt (Ventrikelseptumdefekt und Registrierung mit Hilfe eines Ohroxymeters).
a Links-rechts-Shunt auf Ventrikelebene, Injektion in den linken Ventrikel;
b Rechts-links-Shunt auf Ventrikelebene, Injektion des Indikators in den rechten Ventrikel

erfaßt und lokalisiert werden. Dazu sind bei einem Rechts-links-Shunt rechtsseitige Farbstoffinjektionen ausreichend, bei einem Links-rechts-Shunt jedoch Injektionen in das linke Herz erforderlich [1–3].

Die Empfindlichkeit dieser Methode bei der Erfassung von Shunts ist wesentlich größer als die Bestimmung der Sauerstoffsättigung, sofern hierfür kein Oxymeterkatheter verwendet wird. Die Empfindlichkeit ist am größten, wenn die Injektion des Indikators direkt vor dem Defekt und die Messung seiner Konzentration direkt jenseits des Defekts erfolgt. Bei blutiger Messung der Farbstoffkonzentrationen ist eine exakte Berechnung der Shuntvolumina oder des Herzzeitvolumens möglich.

Pharmako-
dynamische
Untersuchungen

*e) **Pharmakodynamische Untersuchungen.*** Die aufgezeigten Untersuchungsmethoden genügen mitunter nicht, um in bestimmten Situationen die Hämodynamik genau zu beurteilen. In diesen Fällen können einige pharmakodynamische Untersuchungen zur Klärung herangezogen werden. Es handelt sich hierbei um:
(1) ***Provokationsteste*** zur Demaskierung und damit Erfassung von muskulären Stenosen im Ausflußtrakt des linken Ventrikels durch positiv inotrop wirkende Maßnahmen (Extrasystolen) oder Medikamente (Alupent, Digitalis). Im postextra-

systolischen Schlag oder nach Gabe von Alupent oder Digitalis kann bei einer HOCM ein Druckgradient zwischen linkem Ventrikel und Aorta registriert werden, während bei der Katheterisierung unter Ruhebedingungen vielfach kein Druckgradient nachweisbar ist.

(2) Die *Inhalation* (Sauerstoff, Amylnitrit), *Einnahme oder Injektion von Substanzen, die auf den Widerstand im kleinen Kreislauf einwirken* (Veritol, Priscol, Nitroglycerin), um bei Patienten mit einem Links-rechts-Shunt und einer Druckerhöhung im kleinen Kreislauf auf Systemdruck die volumenbedingte pulmonale Hypertonie von der fixierten zu trennen. Bei volumenbedingter pulmonaler Hypertonie kann der Druck durch die erwähnten Maßnahmen gesenkt werden, während er bei fixierter pulmonaler Hypertonie unverändert bleibt. In diesen Fällen ist das vorliegende Vitium infolge des pulmonalen Hochdrucks inoperabel.

(3) Den *Nachweis der Wirksamkeit negativ inotrop wirkender Medikamente bei der Fallot-Tetralogie oder der HOCM.* Für die konservative Behandlung der Fallot-Tetralogie und der HOCM wird die Gabe von β-Rezeptoren-Blockern empfohlen. Die Ergebnisse werden in der Literatur jedoch widersprüchlich beurteilt. Nur bei etwa 50% beider Krankheitsgruppen wirkt die Gabe von β-Rezeptoren-Blockern in der gewünschten Weise. Hier empfiehlt es sich, während der Herzkatheterisierung eine β-Rezeptoren-Blockade durchzuführen und die Wirkung durch Druckmessung und/oder angiokardiographisch zu verifizieren. Nur bei den Patienten, bei denen der gewünschte Effekt nachweisbar ist, ist die weitere Gabe von β-Rezeptoren-Blockern erfolgversprechend und damit eine weitere konservative Therapie überhaupt sinnvoll. Für die Fallot-Tetralogie konnten wir nachweisen, daß eine Wirkung durch β-Rezeptoren-Blocker nur dann möglich ist, wenn eine infundibuläre Pulmonalstenose besteht, die ganz oder zumindest teilweise muskulär bedingt ist [22].

(4) Schließlich können einige Pharmaka zur *Differenzierung* verschiedener *Herzgeräusche* bei der Auskultation und Phonokardiographie herangezogen werden [18].

3.3 Komplikationen-Risiko

Die nicht-invasiven Untersuchungsmethoden sind mit keinem Risiko belastet. Selbst elektrische Unfälle können bei Einhalten der VDE-Vorschriften nicht auftreten. Die invasive Diagnostik kann dagegen mit einer Reihe von Komplikationen einhergehen, die in Tabelle 3.1 wiedergegeben sind und besonders das Säuglingsalter betreffen.

Die meisten dieser Komplikationen sind inzwischen vermeidbar geworden, so vor allem die Unterkühlung mit Acidose, Blutverlust, zu starke Sedierung, elektrische Unfälle, Über- und Unterinfusion, Thrombosen und Embolien sowie Hypoventilation. Selten können Gefäßspasmen, Gefäßthrombosen (besonders nach der Atrioseptostomie nach Rashkind), pyrogene Reaktionen oder Perforationen des Herzens oder der Gefäße auftreten. Häufiger kommen mechanische Irritationen des Herzens durch den Katheter vor mit allen Arten von Herzrhythmusstörungen, selten mit Kammerflimmern oder Asystolie.

In entscheidendem Maße wird das Risiko des diagnostischen Eingriffs bestimmt

a) vom Untersucher:
– von der Erfahrung des Untersuchers und der gesamten Arbeitsgruppe einschließlich der operativen Möglichkeiten am Ort, von Rudolph [19] als lokales Risiko des Eingriffs bezeichnet,
– von der Zahl der angewendeten Methoden und damit von der Länge und der Intensität der Untersuchung;

b) vom Patienten:
– vom Allgemeinzustand des Patienten (Alter, Gewicht, zusätzliche Erkrankungen),
– von der Art und Schwere des vorliegenden Herzfehlers (hochgradige Stenose, pulmonale Hypertonie),
– von der Größe des Herzens und des Herzzeitvolumens sowie vom Kompensationszustand des Herzens und schließlich
– von der arteriellen Sauerstoffsättigung und dem Hämatokrit.

Letalität   Die **Letalität** wird *für die Herzkatheterisierung* mit $1^0/_{00}-1,4^0/_0$ angegeben [2, 10, 11, 19, 23]. Sie beträgt **innerhalb der ersten 2 Lebensmonate ca. $6^0/_0$, innerhalb des ersten Lebensmonats ca. $19^0/_0$** [16].

Tabelle 3.1. Komplikationen der invasiven Herzdiagnostik

Vermeidbar:	Unterkühlung, Acidose, Blutverlust, Embolien, Über- und Unterinfusion, Elektrische Unfälle
Selten:	Gefäßspasmen, -thrombosen, pyrogene Reaktionen, subendokardiale oder transmurale Injektionen oder Perforationen
Häufiger:	Herzrhythmusstörungen

3.4 Indikationen

Indikation zu nicht-invasiven Methoden

Die Indikation zu den nicht-invasiven Untersuchungen kann wegen des fehlenden Risikos relativ *großzügig* gestellt werden. Der *Hyperoxietest* hat inzwischen seinen festen Platz als erste diagnostische Maßnahme bei allen Säuglingen und Neugeborenen, bei denen eine Zyanose besteht. Die *Impedanzkardiographie* ist bei der Langzeitüberwachung im Rahmen der Intensivpflege als zusätzliche Maßnahme indiziert. *Szintigraphische Untersuchungen* können indiziert sein bei der Differentialdiagnose eines verbreiterten Mittelschattens, bei Verdacht auf Lungenmißbildungen, bei Verdacht auf einseitig oder umschrieben veränderte Lungendurchblutung. Eine beschränkte Indikation besteht postoperativ bei Patienten mit einem Rechts-links-Shunt zur Kontrolle des Behandlungserfolges.

Für die *invasiven Untersuchungsmethoden* hat sich die Indikationsstellung in den letzten Jahren gewandelt. Sie wurde früher begrenzt durch absolute und relative Kontraindikationen.

Kontraindikationen zu invasiven Methoden

Kontraindikationen waren alle schweren Krankheiten oder Mißbildungen außerhalb des Kreislaufsystems, die schon für sich allein das Leben des Patienten ernsthaft gefährdeten, wie Infekte oder Erkrankungen des Respirationstraktes, Lungenödem, (fixierte) pulmonale Hypertonie, Schock, Karditis, KM-Unverträglichkeit, Blut- und Blutungskrankheiten sowie Nierenerkrankungen. Diese Ansichten haben sich inzwischen gewandelt. Nach Keith [11] gibt es keine Kontraindikationen mehr.

Indikationen

Die Indikation ist nicht gegeben:
bei nicht-zyanotischen Säuglingen ohne Herzvergrößerung,
bei allen Herzfehlern, die durch die nicht-invasiven Untersuchungsmethoden vollständig geklärt werden können und bei denen auch für die Operation eine angiokardiographische Darstellung des Vitiums nicht erforderlich ist, und
bei allen Patienten, bei denen bereits vor der Untersuchung mit Sicherheit feststeht, daß eine Operation nicht durchgeführt wird oder werden kann.
Die Indikationen zur speziellen Herzdiagnostik sind absolut gegeben:
bei Auftreten *paroxysmaler Dyspnoen* (hypoxämische Anfälle) oder anderer zerebralen Komplikationen,
bei drohender oder manifester *Herzinsuffizienz,*
bei kardialer Zyanose, besonders bei verminderter Lungen-

durchblutung oder bei Verdacht auf eine Transposition der großen Gefäße, eine Trikuspidalatresie oder auf total fehlmündende Lungenvenen,
bei *Verdacht auf pulmonale Hypertonie und Gefäßanomalien* [16],
bei stärkerer *pathologischer Hypertrophie des rechten oder linken Ventrikels* oder bei Repolarisationsstörungen im Ventrikelbereich jenseits der Neugeborenenperiode mit *Verdacht auf eine Auswurfbehinderung* eines Ventrikels,
postoperativ bei *Verdacht auf operative oder postoperative Komplikationen zur* Kontrolle des Operationserfolges.
Die Letalität angeborener Herzfehler erfordert ein aktives Eingreifen bei gefährdeten Kindern schon innerhalb der 1. Lebenstage. Das Risiko des Spontanverlaufs, aber auch der speziellen Herzdiagnostik ist in diesem Alter wesentlich höher als später. Die Indikation muß daher in jedem Einzelfall sorgfältig gestellt werden. Immer gilt es, das vermeintliche Risiko des Abwartens, des Spontanverlaufs und das des Eingriffs sorgfältig gegeneinander abzuwägen und dann die für das Kind beste Entscheidung zu treffen. Durch die spezielle Herzdiagnostik können, abhängig vom Zustand des Patienten, der vorliegende Herzfehler und damit die operativen Möglichkeiten in jedem Alter, auch in der Neonatalperiode, vollständig geklärt werden.

Literatur

1. Apitz J (1969) Farbstoffverdünnungsuntersuchungen im Kindesalter. Hüthig, Heidelberg
2. Apitz J (1978) Spezielle Untersuchungsmethoden. In: Bachmann KD et al (Hrsg) Pädiatrie in Praxis und Klinik, Band I. Fischer, Thieme, Stuttgart, S 7.40–7.45
3. Apitz J, Glöbel H, Schüle G (1969) Der Nachweis intrakardialer und aortopulmonaler Defekte und die Beurteilung verschiedener Kreislaufgrößen bei Säuglingen mit angeborenen Herz- und Gefäßanomalien durch Verdünnungsuntersuchungen mit intrakardialer und intravasaler Messung des Indikators. Monatsschr Kinderheilkd 117: 384–386
4. Berk JL, Sampliner JE, Artz JS, Vinocur B (1979) Handbuch der Intensivmedizin. Karger, Basel
5. Bleicher W, Kemter BE, Apitz J (1977) On-line Vermessung des Impedanzkardiogramms zur fortlaufenden automatischen Bestimmung des Schlagvolumens. Biomed Tech (Berlin) 22: 293
6. Emmrich P, Stechele U, Huch R, Huch A (1975) Anwendungsmöglichkeiten der transcutanen Sauerstoffpartialdruckmessung in der pädiatrischen Intensivmedizin. Dtsch Med Wochenschr 100: 1892–1901

7. Feine U, zum Winkel K (1979) Nuklearmedizin, 2. Aufl. Thieme, Stuttgart
8. Frommer PL, Ross J jr, Mason DT, Gault JM, Braunwald E (1965) Clinical applications of an improved rapidly responding Fiber-opticcatheter. Am J Cardiol 15: 672–679
9. Hugenholtz PG, Wagner HR, Gamble WJ, Polanyi ML (1969) Direct read-out cardiac output by means of fiber-optic indicator dilution method. Am Heart J 77: 178–186
10. Karnegis JN, Heinz J (1979) The risk of diagnostic cardiovascular catheterization Am Heart J 97: 291–297
11. Keith JD, Rowe RD, Vlad P (1978) Heart disease in infancy and childhood, 3rd edn. Mac Millan, New York
12. Kemter BE, Heil RP, Steil E, Apitz J, Bleicher W (1979) Der transcutane Hyperoxietest Herz Kreislauf 11: 310
13. König Ch, Ekert WD, Kemter BE, Bleicher W, Apitz J (1977) Simultaneous measurements of arterial and transcutaneous PO_2 in relation to arterial blood-pressure, heart rate and respiration. Intensive Care Med 3: 177
14. Löser H, Anger K, Sebold H, Apitz J (1975) Die Beurteilung der Lungendurchblutung und des Rechts-Links-Shunts mit Hilfe der Lungen- und Ganzkörperszintigraphie. Herz Kreislauf 7: 211
15. Luisada AA, Liu CK (1957) Simple method for recording intracardiac electrocardiograms and phonocardiograms during left or right heart catheterization. Am Heart J 54: 531–536
16. Moss AJ, Adams FH, Emmanouilides GC (1977) Heart Disease in infants, children and adolescents. Williams and Wilkins, Baltimore
17. Nagel M, Heil P, Bleicher W, Kemter BE, Apitz J (1978) Computergestützte Intensivüberwachung in der Pädiatrie. Biomed Tech (Berlin) [Suppl 19] 23: 73
18. Rautenburg HW (1967) Über pharmakodynamisch-phonokardiographische Test-Verfahren. Erg Inn Med Kinderheilkd (NF) 25: 75
19. Rudolph AM (1974) Congenital Diseases of the heart. Yearbook Publishers, Chicago
20. Schmaltz AA, Apitz J (1976) Transumbilikale Herzdiagnostik und Ballonatrioseptostomie. Z Kardiol 65: 184–187
21. Schmaltz AA, Apitz J, Kemter BE, Löser H, Leitritz H (1973) Die Atrioseptostomie nach Rashkind bei der Transposition der großen Gefäße. Monatsschr Kinderheilkd 121: 666–669
22. Schmaltz AA, Leitritz H, Apitz J, Kemter BE, Löser H, Tjhen KY (1977) Propanolol bei der Fallot'schen Tetralogie. Monatsschr Kinderheilkd 125: 195–201
23. Schumacher G, Bühlmeyer K (1978) Diagnostik angeborener Herzfehler. Straube, Erlangen
24. Seboldt H, Löser H, Anger K, Stunkat R, Weigel R (1974) Nuklearmedizinische Untersuchungen zur Bestimmung des Rechts-Links-Shunts und der Lungendurchblutung am Lungen- und Ganzkörperszintigramm bei Säuglingen und Kindern mit angeborenen cyanotischen Herzvitien. Thoraxchirurgie 22: 348–354
25. Sekelj P, Retfalvi S, Lavoie A, (1977) Measurement of blood oxygen saturation using a multichannel fiber-optic oximeter-densitometer. Can J Physiol 55: 585–594
26. Steil E, Schmaltz AA, Apitz J, Kemter BE, Tjhen KY, Löser H (1977)

Darstellung charakteristischer Kontraktionsabläufe bei Auswurfbehinderungen des linken Ventrikels mit Hilfe eines XY-Schreibers. Herz-Kreislauf 9: 326
27. Trauzettel S (1973/4) Akustische und elektroakustische Intervalle des intrakardialen Phonokardiogramms bei Kindern mit kongenitalen Angiokardiopathien mit Links-Herz-Belastung. Med. Dissertation, Universität Tübingen
28. Weller R, Steil E, Bleicher W, Apitz J (1979) Ein Beitrag zum Kreislaufverhalten bei cyanotischen Herzvitien und Lungendurchblutung über einen PDA. Therapiewoche 29: 4836–4840
29. Winter B (1974) Akustische und elektroakustische Intervalle des intrakardialen Phonokardiogramms bei kongenitalen Angiokardiopathien mit Rechts-Herz-Belastung. Med. Dissertation, Universität Tübingen

4 Pädiatrische Echokardiographie

J. Keutel

4.1 Einzelelement-(M-mode) Echokardiographie

Eindimensionale Sonographie

Als Echokardiographie bezeichnet man die Registrierung von Zeit-Positions-Kurven kardialer Strukturen nach dem Echolotverfahren. Einzelheiten dieser heute weithin bekannten Methode brauchen hier nicht dargestellt werden; es dürfte vielmehr genügen, die wichtigsten methodischen Gesichtspunkte stichwortartig zu skizzieren:

a) Die Distanz echogebender Strukturen von einem auf die vordere Brustwand aufgesetzten Sender wird aus der Zeit ermittelt, welche verstreicht, bis ein kurzer Ultraschallimpuls vom Sender zu einer reflektierenden Struktur und der reflektierte Impulsanteil zum Sender zurückgelangt.

Reflektierende Strukturen

b) ***Reflektierende Strukturen sind Grenzflächen zwischen Medien unterschiedlicher akustischer Impedanz;*** am Herzen sind dies die Übergänge ***Perikard/Epikard, Epikard/Myokard, Myokard/Endokard, Endokard/Blut.***

c) ***Diagnostisch verwertbar sind Echos von Grenzflächen, welche etwa senkrecht zur Ultraschallstrahlrichtung liegen,*** weil nur diese reflektierten Impulsanteile zum Sender, der auch als Empfänger dient, zurückgelangen. Bei der Einzelelementechokardiographie kann man das Herz mit dem Ultraschallstrahl gewissermaßen austasten und je nach der Strahlrichtung Echos unterschiedlicher Strukturen registrieren. Durch fortlaufende Aufzeichnung bei Schwenken des Strahls sind anatomische Zusammenhänge erkennbar (Abb. 4.1).

d) In Echokardiogrammen bedeutet eine Kurvenbewegung nach oben, daß die reflektierende Struktur sich dem Sender (also der vorderen Brustwand bzw. einer anderen Stelle, an welcher der Sender aufgesetzt wird, etwa dem Jugulum) nähert; eine Kurvenbewegung nach unten bedeutet, daß die echogebende Struktur sich vom Sender entfernt.

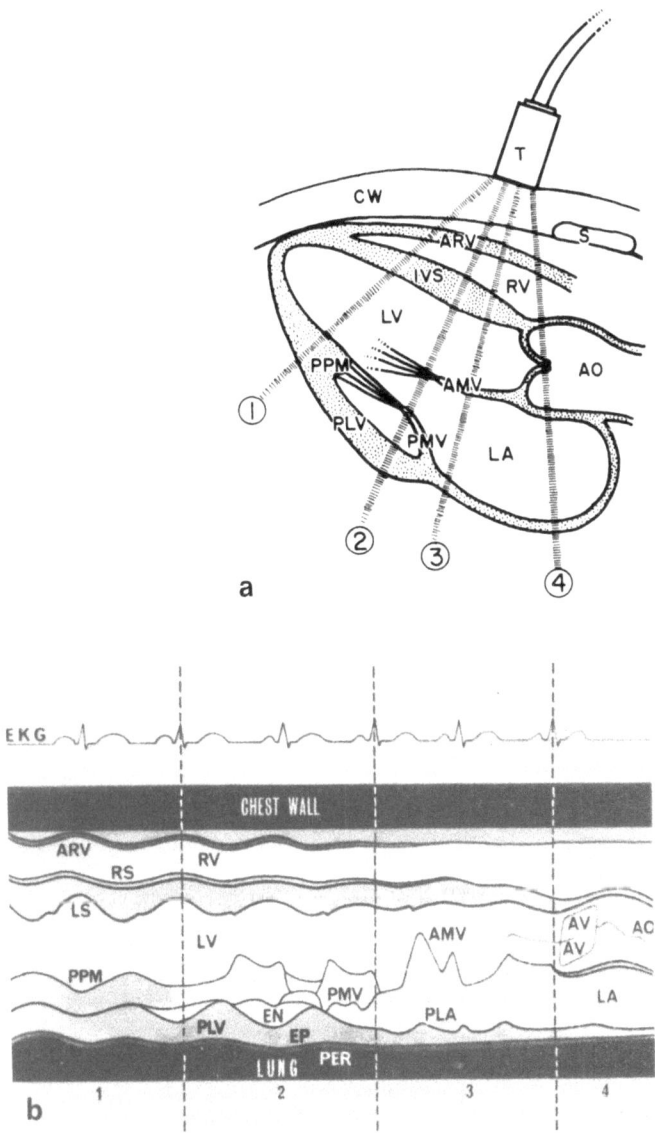

Abb. 4.1. a Schematische Darstellung verschiedener Ultraschallstrahlrichtungen und **b** der entsprechenden M-mode-Kurven.
AMV vorderes Mitralsegel, *AO* Aorta, *AV* Aortenklappe, *ARV* Vorderwand des rechten Ventrikels, *CW* Brustwand, *EN* Endokard, *EP* Epikard, *LA* linker Vorhof, *LS* linke Seite des Ventrikelseptums, *LV* linker Ventrikel, *PLA* Hinterwand des linken Vorhofs, *PLV* Hinterwand des linken Ventrikels, *PMV* hinteres Mitralsegel, *PPM* hinterer Papillarmuskel, *RS* rechte Seite des Ventrikelseptums, *RV* rechter Ventrikel, *S* Sternum [48]

Auflösungs-
vermögen

e) **Das longitudinale Auflösungsvermögen,** d. h. die Möglichkeit, getrennte Echos von Strukturen aufzuzeichnen, welche in der Strahlrichtung hintereinander angeordnet sind, ist **von der verwendeten Ultraschallwellenlänge abhängig** und liegt **in der Größenordnung von 1 mm. Das laterale Auflösungsvermögen,** d. h. die Möglichkeit, Strukturen voneinander zu unterscheiden, die in einer zur Schallausbreitungsrichtung senkrecht stehenden Ebene nebeneinander liegen, ist **vom Durchmesser des Ultraschallstrahls abhängig;** der Ultraschallstrahl hat in den interessierenden Gewebstiefen einen Durchmesser von etwa 5–10 mm. Deshalb ist **das laterale Auflösungsvermögen wesentlich geringer als das longitudinale.**

Zeitliche Auflösung

f) Ein hervorragendes Merkmal der Methode ist ihre **hohe zeitliche Auflösung.** Bei den heute allgemein üblichen Geräten wird die Distanz interessierender Strukturen vom Sender **1000mal in der Sekunde** erfaßt, d. h. mit einer zeitlichen Dichte, wie sie etwa mit dem Röntgenverfahren längst nicht zu erreichen ist. Tatsächlich war es die durch die Echokardiographie gegebene **Möglichkeit,** etwa die **Bewegungen** der Artrioventrikularklappen zeitgetreu und mit großer zeitlicher Auflösung **zu dokumentieren,** welche uns bisher unbekannte Einblicke in die Bewegungen dieser Strukturen erlaubt und die definitive Deutung einer ganzen Reihe von Auskultationsphänomenen möglich gemacht hat.

Patienten-
belastung

g) Die diagnostische Anwendung des Ultraschalls ist risikolos und für den Patienten mit keiner Belästigung verbunden. Deshalb kann die Untersuchung beliebig lange ausgedehnt und beliebig oft wiederholt werden.

Die Liste der kardialen Läsionen, die sich heute echokardiographisch diagnostizieren oder – und dies ist häufig nicht weniger wichtig – ausschließen lassen, ist stattlich (Tabelle 4.1). Versucht man zu analysieren, welche Elemente einzeln oder in Kombination zu einer echokardiographischen Diagnose führen, dann muß man folgende Kriterien nennen:

Diagnostische
Indikation

– Dimensionen und Relationen von Dimensionen,
– fehlender Nachweis normaler Strukturen,
– Nachweis abnormer Strukturen,
– Erfassung normaler und abnormer anatomischer Zusammenhänge,
– Bewegungsmuster,
– Zeitintervalle.

Tabelle 4.1. Echokardiographisch diagnostizierbare kongenitale Angiokardiopathien und erworbene Herzkrankheiten im Kindesalter

---

Volumenüberlastung des rechten Ventrikels (z. B. durch Vorhofseptumdefekt und/oder Lungenvenenfehlmündung)
Großer Ventrikelseptumdefekt
Endokardkissendefekt
Kongenitale und erworbene Mitralstenosen, hypoplastisches Linksherzsyndrom
Hypertrophe obstruktive Kardiomyopathie
Asymmetrische Septumhypertrophie
Fibröse Subaortenstenose
Aorteninsuffizienz
Trikuspidalatresie und -hypoplasie
Ebstein-Anomalie der Trikuspidalklappe
Fallot-Tetralogie und Truncus arteriosus communis
Ursprung der beiden großen Arterien aus dem rechten Ventrikel
Überreitende Trikuspidalklappe und „double-inlet-left-ventricle"
Dextrotransposition der großen Arterien
Kongenital korrigierte Transposition der großen Arterien
„Primitive ventricle"
Perikarderguß
Endokarditische Vegetationen
Herztumoren

4.1.1 Dimensionen und Relationen der Dimensionen

Meßwerte Aus Echokardiogrammen werden üblicherweise folgende Meßwerte bestimmt:
- Gesamtamplitude des vorderen Mitralsegels,
- Amplitude der reinen Öffnungsbewegung des vorderen Mitralsegels,
- maximale diastolische Separation beider Mitralsegel (MÖ),
- Durchmesser der Aortenwurzel (AO),
- maximale systolische Separation der Aortenklappentaschen (AOKL),
- Durchmesser des linken Vorhofs,
- enddiastolischer und endsystolischer Durchmesser des linken Ventrikels (LVID),
- enddiastolischer Durchmesser des rechten Ventrikels,
- Dicke des Ventrikelseptums,
- Dicke der Hinterwand des linken Ventrikels.

Bezugsgrößen der Meßwerte Selbstverständlich müssen alle Meßwerte auf die Größe der Kinder bezogen werden [69, 75, 85, 89, 99, 116, 134, 160]. Als Bezugsgröße wählen wir bei Kindern und Jugendlichen die **Körperoberfläche, bei Säuglingen** aus Gründen der Praktikabilität das *Körpergewicht*. Die Korrelation der Meßwerte mit Körperoberfläche bzw. Körpergewicht ist für klinische Bedürfnisse gut, wobei allerdings die Durchmesser des rechten Ventrikels und des linken Vorhofs aus anatomischen Gründen schlechter abschneiden als die übrigen Dimensionen. Der echokardiographisch bestimmte Durchmesser des linken Ventrikels ist für dessen Volumen ausreichend repräsentativ. Deshalb sind die Verkürzungsfraktion

Meßwerte als Parameter der Herzfunktion

$$SF = \frac{\text{enddiastolischer Durchmesser} - \text{endsystolischer Durchmesser}}{\text{enddiastolischer Durchmesser}}$$

und die mittlere Geschwindigkeit der zirkumferentiellen Muskelfaserverkürzung

$$\frac{SF}{\text{Austreibungszeit}}$$

klinisch gut verwertbare *Parameter für die Pumpfunktion der linken Kammer* [19, 57]. Andererseits werden der Durchmesser der Aortenwurzel sowie die maximale Separation der Aortenklappentaschen und der Mitralsegel durch den Fluß durch die betreffenden Ostien bestimmt, so daß die Quotienten MÖ/LVID, AO/LVID und AOKL/LVID unter normalen Bedingungen ausgezeichnet reproduzierbar sind und in einem nur relativ engen Bereich schwanken. Die Bestimmung dieser Quotienten hat sich uns deshalb in vieljähriger Praxis als außerordentlich hilfreich erwiesen [85, 89, 152]. Der Wert dieser Quotienten sei an 5 Beispielen erläutert:

Beispiel
1. Bei einem *Ventrikelseptumdefekt* mit Links-rechts-Shunt pumpt der linke Ventrikel das Blut, das ihm diastolisch ausschließlich über die Mitralklappe zufließt, einerseits in die Aorta, andererseits über den Defekt in die A. pulmonalis. Die Aorta empfängt also nur einen Teil des vom linken Ventrikel ausgeworfenen Blutes. Deshalb ist der Quotient MÖ/LVID normal, während die Quotienten AO/LVID and AOKL/LVID erniedrigt sind, und zwar in Abhängigkeit von der Shuntgröße in unterschiedlichem Maße.
2. Umgekehrt erhält die Aorta bei einer *zyanotischen Fallot-Tetralogie* Blut sowohl aus dem linken als auch aus dem rechten Ventrikel. Während die Relation MÖ/LVID auch unter diesen Bedingungen normal ist, sind die Quotienten AO/LVID und AOKL/LVID größer als normal.
3. Bei einer *Mitralinsuffizienz* wirft der linke Ventrikel Blut nicht nur in die Aorta, sondern durch die inkompetente

Klappe auch zurück in den linken Vorhof aus. Der diastolische Mitraldurchfluß ist um das Regurgitationsvolumen erhöht. Als Konsequenz dieser Situation sind MÖ/LVID regelrecht, AO/LVID und AOKL/LVID hingegen erniedrigt. Bei schweren Mitralinsuffizienzen wie bei Ventrikelseptumdefekten mit sehr großem Links-rechts-Shunt ist schon bei bloßer Betrachtung der Echokardiogramme der Dimensionsunterschied zwischen linkem Ventrikel, Mitralklappe sowie linkem Vorhof auf der einen, und der Aorta auf der anderen Seite eindrucksvoll.

4. Bei *kongestiven Kardiomyopathien* mit niedriger Ejektionsfraktion und großem endsystolischem Volumen des linken Ventrikels hingegen sind Mitral- und Aortendurchfluß gegenüber dem Volumen der Kammer zu klein. Dementsprechend sind alle drei Quotienten MÖ/LVID, AO/LVID und AOKL/LVID herabgesetzt. Bei dieser Läsion ist der Kontrast zwischen einer kleinen Mitralklappe und einem großen Ventrikel von manchen Autoren übrigens diagnostisch verwertet und quantifiziert worden, indem sie die vergrößerte Distanz zwischen dem maximal geöffneten vorderen Mitralsegel und dem Ventrikelseptum bestimmt haben.

5. Eigene Untersuchungen bei Patienten mit *univentrikulären Herzen* haben erwiesen, daß die Quotienten zwischen dem Durchmesser der A. pulmonalis und der Aorta sowie zwischen der systolischen Separation der Pulmonal- und der Aortenklappe das Verhältnis zwischen Pulmonal- und Aortendurchfluß in ermutigender Weise widerspiegeln [88].

Fehlende Strukturen

4.1.2 Fehlender Nachweis abnormer Strukturen

Hervorragende Bedeutung haben der *fehlende Nachweis von Trikuspidal- bzw. Mitralechos bei der Trikuspidal- bzw. der Mitralatresie* (etwa beim sog. ,,hypoplastischen Linksherzsyndrom'') [10, 31, 47, 114] und von Teilen des Ventrikelseptums. So sind *große Ventrikelseptumdefekte* auch in Einzelelementechokardiogrammen gelegentlich direkt zu erkennen, allerdings nur dann, wenn der Defekt so groß ist, daß der Ultraschallstrahl völlig in den Defekt ,,hineinpaßt'' und nicht ein, wenn auch nur kleiner Teil des Strahls auf einen Defektrand trifft. Wesentlich bedeutsamer ist der Nachweis, daß der posteriore Teil, d. h. der Einflußteil des Ventrikelseptums fehlt. Dokumentiert man, daß Trikuspidal- und Mitralklappe nicht durch den Einflußteil des Septums voneinander getrennt werden, dann ist die echokardiographische Diagnose eines „single" oder *„primitive ventricle"* gelungen (Abb. 4.2) [11, 18, 29, 31, 49, 59, 84, 85, 88, 89, 121, 147].

4.1.3 Nachweis abnormer Strukturen

Abnorme Strukturen In manchen Fällen von *fibröser Subaortenstenose* gelingt der echokardiographische Nachweis des fibrösen Diaphragmas in der Nachbarschaft oder innerhalb der Aortenwurzel. Ebenso ist bei Patienten mit **Cor triatriatum** eine abnorme echoproduzierende Struktur innerhalb des linken Vorhofs nachgewiesen worden [25, 45, 58, 105, 127]. Bedeutend eindrucksvoller ist die Erkennung massiver abnormer reflek-

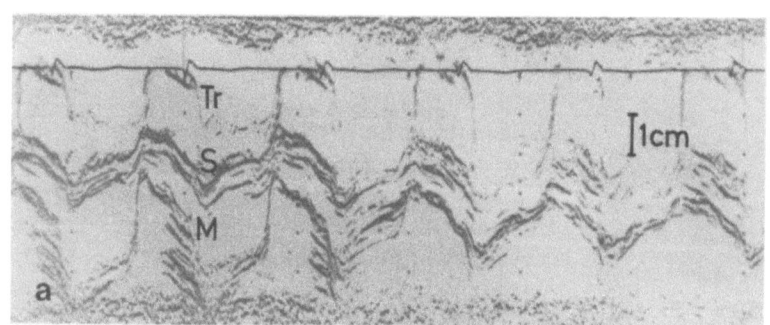

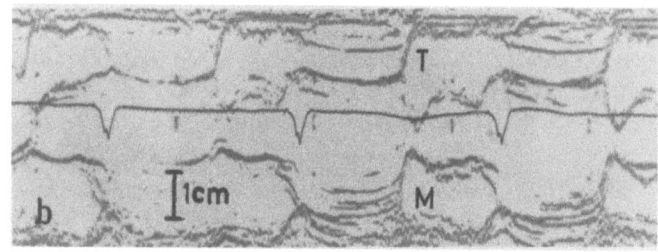

Abb. 4.2. a Aortenatresie mit Ventrikelseptumdefekt. Darstellung der Trikuspidalklappe *(Tr)*, des Ventrikelseptums *(S)* und der Mitralklappe *(M)*. Beachte: Beide AV-Klappen werden durch das Septum voneinander getrennt. **b** Singulärer (primitiver) Ventrikel. Der Einflußteil des Ventrikelseptums fehlt, so daß Trikuspidal-*(T)* und Mitralklappe *(M)* nicht durch ein Septum getrennt sind

tierender Gewebsmassen bei *Vorhof- und Ventrikeltumoren.* Praktisch noch wichtiger sind abnorme Echos durch pathologische *Klappenauflagerungen bei Endokarditiden* (Abb. 4.3) [151, 164].

4.1.4 Erfassung normaler und abnormer anatomischer Zusammenhänge

Abnorme anatomische Verhältnisse

Eine spezielle Möglichkeit, gestörte anatomische Beziehungen, nämlich die Trennung der Epikard- von den Perikardechos durch eine echofreie oder echoarme Zone und damit eine krankhafte *Flüssigkeitsansammlung im Herzbeutel* nachzuweisen, brachte der Echokardiographie einen der entscheidenden Durchbrüche zu breiter klinischer Anwendung. Tatsächlich kann ein Perikarderguß mit keinem anderen Verfah-

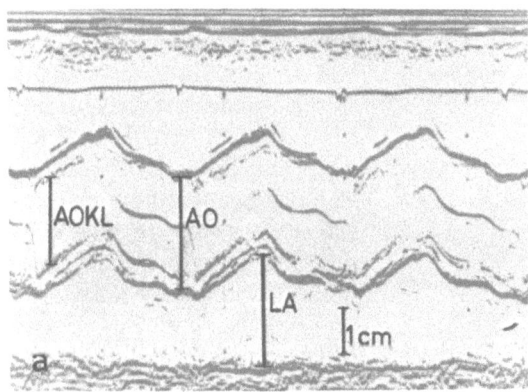

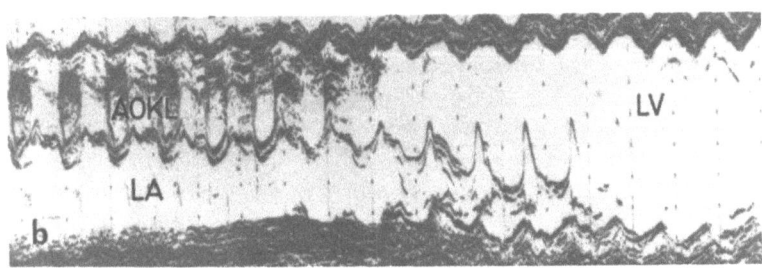

Abb. 4.3. a Normale Darstellung der Aorta *(AO)*, der Aortenklappe *(AOKL)* und des linken Vorhofs *(LA)*. **b** Pathologische Echos im Bereich der Aortenklappe bei bakterieller Endokarditis. Beachte: Dilatation des linken Ventrikels *(LV)*

ren so sicher, empfindlich, elegant und schonend diagnostiziert werden [48]. Aus dem engeren Bereich der Kinderkardiologie sind es besonders die **Fallot-Tetralogie** und der **Truncus arteriosus communis**, bei welchen gestörte anatomische Beziehungen auf den ersten Blick erkennbar sind, derart nämlich, daß die Vorderwand einer zu großen Arterie weiter an die vordere Thoraxwand heranreicht als das Ventrikelseptum, das „*Überreiten*" *der Arterie über dem Septumdefekt* also „abgebildet" ist (Abb. 4.4) [89, 120]. Während sich die normale fibröse Kontinuität des vorderen Mitralsegels mit der Hinterwand der Aortenwurzel in einem ununterbrochenen Übergang der Mitralechos in die Aortenechos niederschlägt, findet man in vielen Fällen von „*double outlet right ventricle*" zwischen Mitral- und Aortenechos kräftige Echos einer abnormen anatomischen Struktur, nämlich des subarteriellen Konus [30, 31, 53, 85, 89]. Die äußerst abnorme anatomische Situation der kongenital **korrigierten Transposition der großen Arterien**, vor allem das Fehlen einer fibrösen Kontinuität zwischen der arteriellen Atrioventrikularklappe und der aus dem arteriellen (anatomisch rechten) Ventrikel entspringenden Aorta sowie die ungewöhnlich enge Nachbarschaft der arteriellen AV-Klappe und der aus dem anatomisch linken Ventrikel entspringenden A. pulmonalis sind in M-mode-Echokardiogrammen gut zu demonstrieren und diagnostisch verwertbar (Abb. 4.5) [84, 85, 87, 89]. Schließlich sind die abnormen Verhältnisse zwischen Septum und Atrioventrikularklappen bei **Endokardkissendefekten** daran zu erkennen, daß Echos des vorderen Segels einer gemeinsamen AV-Klappe die Septumebene kreuzen und sich vom linken in den rechten Ventrikel verfolgen lassen [8, 89, 90, 98, 131, 190].

4.1.5 Bewegungsmuster

Abnorme Bewegungsmuster

Ein abnormes Bewegungsmuster einer kardialen Struktur war das erste für eine echokardiographische Diagnose benutzte Kriterium überhaupt. Es handelt sich um die **Mitralstenose,** bei welcher die Geschwindigkeit der frühdiastolischen Bewegung des vorderen Mitralsegels nach posterior in unterschiedlichem Maße herabgesetzt ist (Abb. 4.6). In den meisten – allerdings nicht in allen – Fällen organischer Mitralstenosen bewegt sich das hintere Mitralsegel während des größten Teils der Diastole parallel und nicht, wie normal, spiegelbildlich

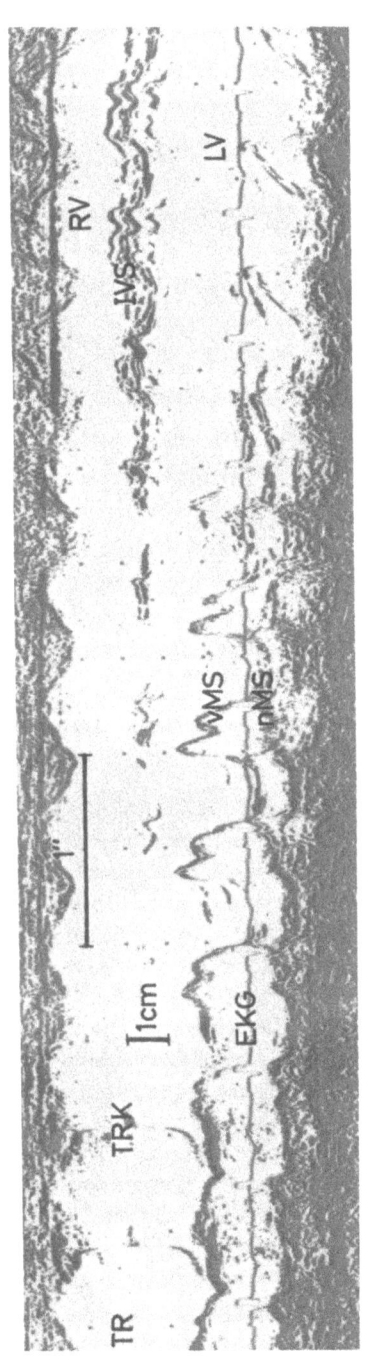

Abb. 4.4. Truncus arteriosus communis. Beachte: Überreiten des großen Truncus *(TR)* mit der Truncusklappe *(TRK)* über dem Defekt des Ventrikelseptums *(IVS)*; *vMS* vorderes Mitralsegel, *hMS* hinteres Mitralsegel, *LV* linker Ventrikel, *RV* rechter Ventrikel

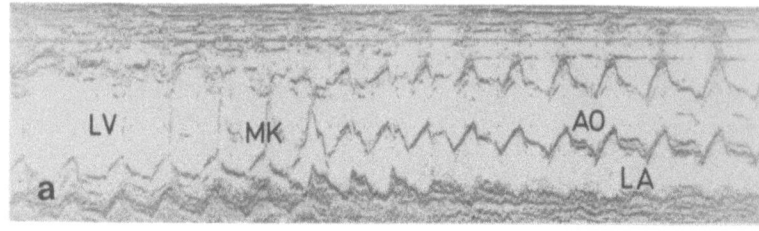

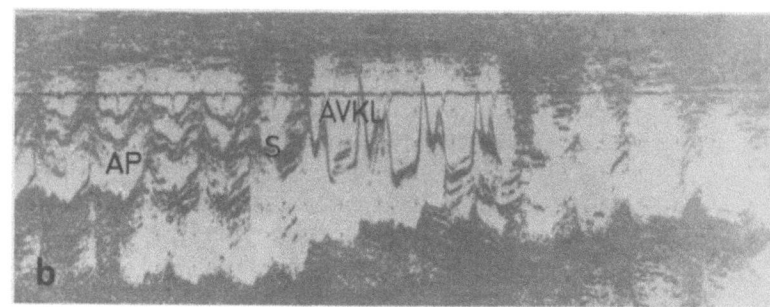

Abb. 4.5 a Normaler Scan vom linken Ventrikel *(LV)* zur Aorta *(AO)*. Beachte den unterbrechungsfreien Übergang vom vorderen Segel der Mitralklappe *(MK)* zur Hinterwand der Aorta; *LA* linker Vorhof. **b** Korrigierte Transposition der großen Arterien. Beachte: Abnorme Beziehung der arteriellen AV-Klappe *(AVKL)* zum Ventrikelseptum *(S)* und zu der posterior stehenden Arteria pulmonalis *(AP)*. Vgl. **b** mit **a**!

zum vorderen [21, 42, 43, 84, 85, 104–106, 116]. *Ein abnormes Bewegungsmuster des Ventrikelseptums* ist *charakteristisch für eine Volumenüberlastung des rechten Ventrikels.* Dazu muß man wissen, daß sich das Ventrikelseptum normalerweise in der Systole auf die Hinterwand des linken Ventrikels zu- und in der Diastole von der Hinterwand des linken Ventrikels fortbewegt, wobei es bemerkenswert ist, daß die systolischen und die diastolischen Exkursionsmaxima vom Ventrikelseptum etwas früher als von der Hinterwand des linken Ventrikels erreicht werden. Bei einer Volumenüberlastung der rechten Kammer bringt es die Verformung des linken Ventrikels mit sich, daß sich das Septum bei einem Teil der Fälle in Systole und Diastole parallel zur Hinterwand des linken Ventrikels bewegt (Abb. 4.7). Bei einem anderen Teil der Patienten sind die Bewegungen des Septums nur abnorm abgeflacht, und bei einem weiteren, kleineren Teil ist ein abnormes Bewegungsmuster nur daran erkennbar, daß die diastolischen und besonders die systolischen Exkursionsma-

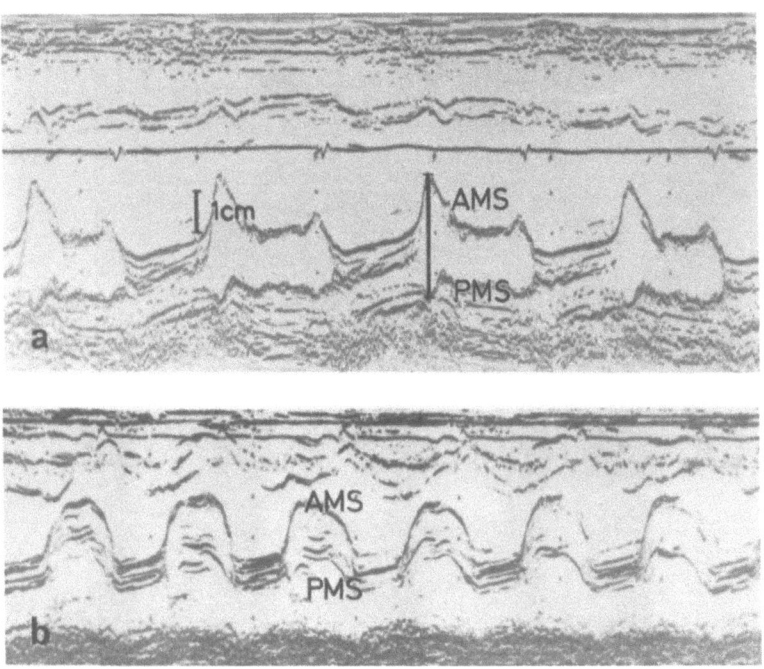

Abb. 4.6. a Normales, in der Diastole spiegelbildliches Bewegungsmuster des vorderen *(AMS)* und hinteren *(PMS)* Mitralsegels. **b** Kongenitale Mitralstenose. Beachte: Fehlende partielle Schlußbewegung des vorderen Mitralsegels während der Diastole und die annähernd parallele Bewegung des hinteren Segels

xima vom Septum etwas später als von der Hinterwand der linken Kammer erreicht werden [39, 70, 83, 89, 113, 115, 128, 145, 170, 171]. Behinderungen des Blutauswurfs aus dem linken Ventrikel können sich in **abnormen Bewegungen der Aortenklappe** niederschlagen. So findet man bei vielen Patienten mit *fibrösen Subaortenstenosen* eine partielle Schlußbewegung der Aortenklappentaschen nach der maximalen frühsystolischen Öffnung [14, 36, 68, 95, 97, 132]. Etwas später fällt ein partieller Schluß der Aortenklappen *bei der hypertrophen obstruktiven Kardiomyopathie* ein [27, 68, 95]. Dieser Schluß korrespondiert mit der systolischen Inzisur der Aortendruck- und der Karotispulskurve. Neben der massiven und eindrucksvollen Verbreiterung eines bewegungsarmen, starren Ventrikelseptums, bei einigen Patienten auch der Hinterwand des linken Ventrikels, zeigen Patienten mit hypertropher

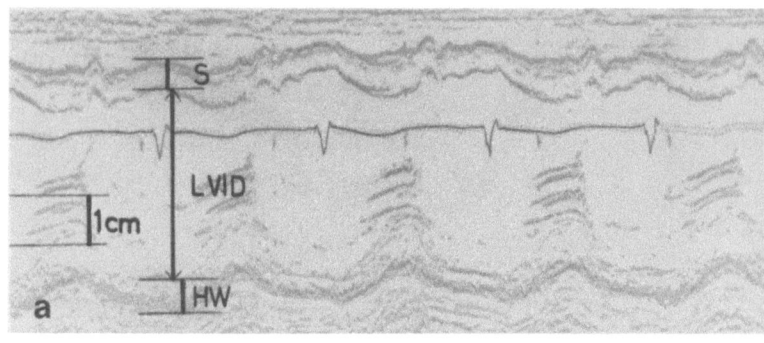

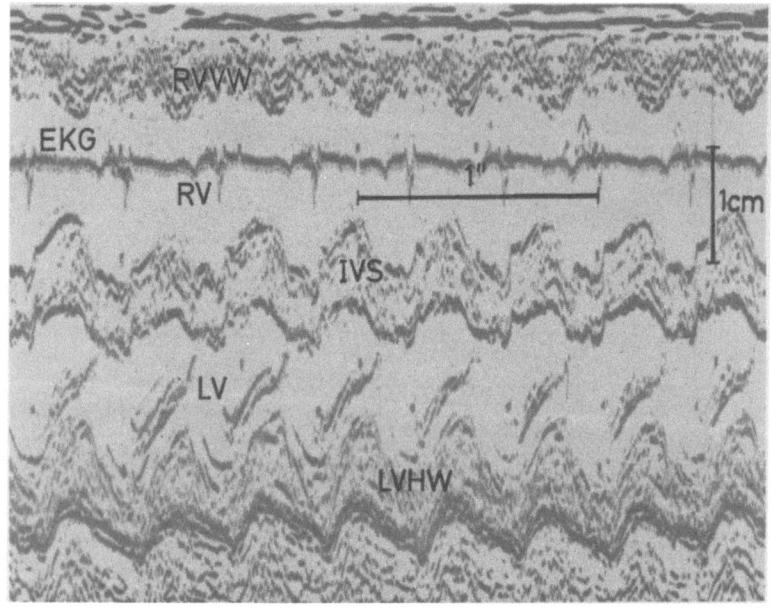

Abb. 4.7. a Normales Bewegungsmuster des Ventrikelseptums *(S)*. *LVID* linker Ventrikel, *HW* Hinterwand des linken Ventrikels. **b** Abnormes Bewegungsmuster des Ventrikelseptums *(IVS)* bei Vorhofseptumdefekt. *LV* linker Ventrikel, *LVHW* Hinterwand des linken Ventrikels, *RV* rechter Ventrikel, *RVVW* Vorderwand des rechten Ventrikels

obstruktiver Kardiomyopathie eine abnorme systolische Bewegung des vorderen Mitralsegels nach anterior, die für die obstruktive Kardiomyopathie zwar nicht absolut beweisend ist, aber doch häufig bei ihr gefunden wird [48, 60].

4.1.6 Zeitintervalle

Bestimmung der Zeitintervalle

In der Kinderkardiologie haben die aus Echokardiogrammen bestimmbaren systolischen Zeitintervalle Bedeutung vor allem für die Erkennung einer *pulmonalen Hypertension* und für die Erfassung der *Pumpfunktion des linken Ventrikels.* In technisch gelungenen Echokardiogrammen ist die Austreibungszeit der Ventrikel aus der Öffnungszeit der Pulmonal- bzw. der Aortenklappe ausgezeichnet zu bestimmen, und bei gleichzeitiger Registrierung eines EKGs läßt sich auch die Präejektionszeit gut messen. Das Verhältnis zwischen Präejektionsperiode (PEP) und Ejektionszeit (ET) hängt einerseits vom elastischen Verhalten der nachgeschalteten Gefäßabschnitte, andererseits vom Funktionszustand der Ventrikelmuskulatur ab. Deshalb wird der Quotient PEP/ET an der A. pulmonalis zur Erkennung einer pulmonalen Hypertension – bei deren Bestehen ist der Quotient erhöht – benutzt, während derselbe Quotient an der Aorta als Parameter für den Funktionszustand der Muskulatur des linken Ventrikels verwandt wird [19, 56, 57, 67, 77, 80, 123, 154, 162]. Ein noch zuverlässigerer Parameter für den Funktionszustand der Linksventrikelmuskulatur ist die *frequenzkorrigierte Austreibungszeit der linken Kammer* (Abb. 4.8) [19]. Diastolische Zeitintervalle haben Bedeutung für die Beurteilung der Ventrikelfunktion, für die Diagnose der Ebstein-Anomalie und für die Klärung von Auskultationsphänomenen [34, 46, 52, 86, 89, 91, 92, 107, 172].

Zweidimensionale Sonographie

4.2 Zweidimensionale „Real-time"-Schnittbilduntersuchung

Bisher war von der Einzelelementechokardiographie die Rede, bei der das Herz mit einem von einem einzelnen Sender ausgesandten Strahl ausgetastet und dem Strahl durch die Hand des Untersuchers eine unterschiedliche Richtung gegeben wird. Unterschiedliche technische Lösungen haben es seit einigen Jahren möglich gemacht, auch zweidimensionale, zeitgetreu bewegte („real time") Schnittbilder des Herzens zu erzeugen. Fragt man nach den Vorzügen dieser Methode, dann hat man zunächst festzustellen, was die Einzelelementechokardiographie nicht zu leisten vermag:
Sie erlaubt keine Unterscheidung zwischen der Trikuspidal-

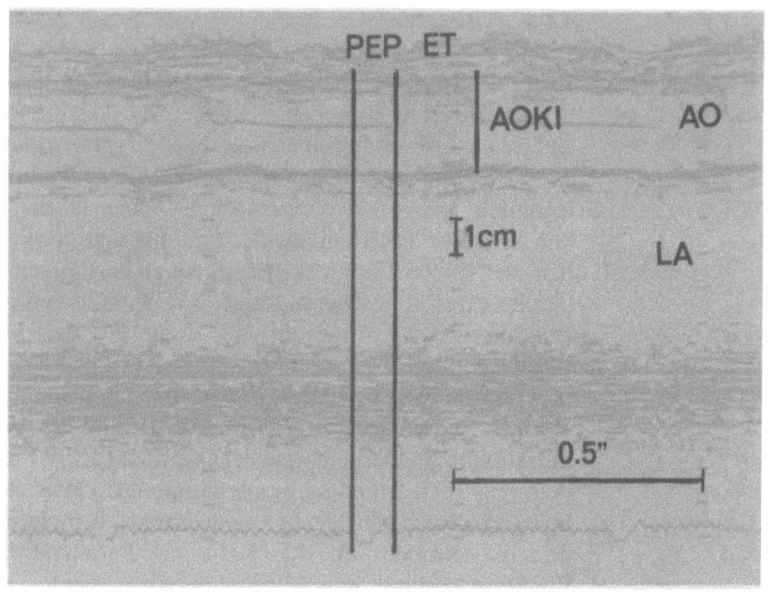

Abb. 4.8. Kongestive Kardiomyopathie kurz vor Exitus an Herzversagen. Systolische Zeitintervalle des linken Ventrikels, gemessen an der Aortenklappe *(AOKl)*. *AO* Aorta, *LA* linker Vorhof.
Herzfrequenz 120/min. Die frequenzkorrigierte Ejektionszeit *(ET)* ist mit 0,16 s auf 70% (normal: 104–96%) erniedrigt, das Verhältnis *PEP/ET* auf 0,50 (normal: $0,27 \pm 0,04$) erhöht. (Für die Erlaubnis, den Patienten zu untersuchen, danke ich Prof. Caesar, St. Joseph-Stift, Bremen)

und der Mitralklappe, da die Bewegungskurven der Trikuspidal- und der Mitralsegel prinzipiell weitestgehend ähnlich sind. Die Einzelelementechokardiographie hat hinsichtlich der direkten Erkennung kongenitaler valvulärer Aortenstenosen enttäuscht. Zwar lassen sich die Hypertrophie des linken Ventrikels und sein Funktionszustand erfassen, aber auch bei schweren Stenosen kindlicher und jugendlicher Patienten registriert man nur allzu häufig völlig normale Öffnungsfiguren der Aortenklappe [5, 9, 20, 54, 122, 133]. Die Erklärung für dieses Phänomen ist darin zu sehen, daß der Ultraschallstrahl offensichtlich zu weit durch die Basis des sog. Klappendomes geht, um die an der Spitze des Domes herabgesetzte Klappenseparation zu erfassen. Ein weiterer Schwachpunkt der Einzelelementechokardiographie ist die Erkennung von Stellungsanomalien der großen Arterien. So ist man trotz vielfältiger Bemühungen, welche einerseits die

Strahlrichtung, andererseits die systolischen Zeitintervalle und schließlich auch das Echokontrastverfahren ausnutzen, vor falsch-negativen und falsch-positiven Diagnosen einer kompletten Transposition der großen Arterien nicht sicher [6, 40, 61, 66, 78, 124, 125, 129, 153, 161].

Die mit modernen Geräten erzeugten *„Real-time"-Schnittbilder* des Herzens in zahlreichen verschiedenen Ebenen *erlauben* nun tatsächlich *eine differenzierte anatomische Beurteilung dieses Organs,* namentlich hinsichtlich der Atrioventrikularklappen, des Vorhof- und des Kammerseptums sowie des Ausflusses beider Ventrikel. Auch die aszendierende Aorta und – vom Jugulum aus – der Aortenbogen einschließlich des Isthmus sind ausgezeichnet darzustellen. Namentlich der Ausfluß der linken Kammer ist mit diesem Verfahren der nicht-invasiven Beobachtung zugänglich geworden, so daß zwischen den verschiedenen *Formen der subvalvulären Aortenstenose, der valvulären Aortenstenose und der supravalvulären Stenose unterschieden* werden kann. Da Trikuspidal- und Mitralklappe sowohl nach ihrem Aufbau als nach ihrem Ansatz am Ventrikelseptum zu unterscheiden sind, ist die Erkennung von *Ventrikelinversionen* möglich. Weiter mit dieser Methode ausgezeichnet erkennbare Fehlbildungen sind *Endokardkissendefekte* und die verschiedenen *Formen der Transposition der großen Arterien* (Abb. 4.9 u. 4.10). Die neueste Errungenschaft auf dem Gebiet der zweidimensionalen Ultraschalldarstellung des Herzens ist die *Abbildung des schlagenden fötalen Organs* in der zweiten Schwangerschaftshälfte. Sie hat besondere Bedeutung für wissenschaftliche Fragestellungen und für die Beratung der Schwangeren, in besonderen Fällen auch für die Planung der Neugeborenenversorgung. Wenngleich die Methode erst in einem Schwangerschaftsabschnitt voll einsetzbar ist, in dem auch beim Erkennen einer schweren Fehlbildung ein Schwangerschaftsabbruch nicht mehr in Frage kommt, so ist es doch von unschätzbarer Bedeutung, daß Müttern, die die Geburt eines Kindes mit einer schweren Herzfehlbildung befürchten, im günstigen Fall diese Sorge in der zweiten Schwangerschaftshälfte abgenommen werden kann [102, 141, 143].

Diagnostischer Wert der beiden Methoden

Versucht man den Wert der ein- und zweidimensionalen Verfahren zu bestimmen, so muß man zunächst verständnisvoll anerkennen, daß die *zweidimensionalen „Real-time"-Schnittbilder* so *eindrucksvoll* sind, daß sie in den letzten Jahren zu einer *Bevorzugung dieses Verfahrens* geführt haben.

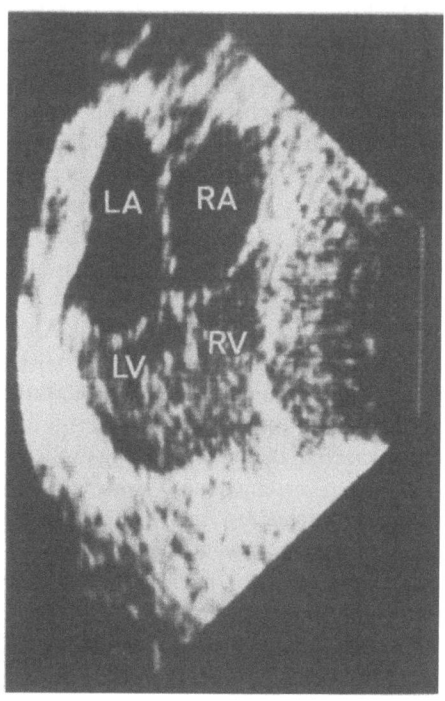

Abb. 4.9. Normale zweidimensionale Darstellung des Herzens vom Epigastrium. *LA* linker Vorhof, *LV* linker Ventrikel, *RA* rechter Vorhof, *RV* rechter Ventrikel (Mit freundlicher Genehmigung von Priv.-Doz. Dr. Lange, Universitäts-Kinderklinik, Berlin)

Unbestritten ist auch, daß dem Anfänger in der Echokardiographie durch die zweidimensionalen Bilder die Orientierung ganz wesentlich erleichtert wird. Andererseits sind *für exakte Messungen,* und zwar sowohl von Dimensionen als auch von Zeiten, *Einzelelementechokardiogramme* bislang brauchbarer, wie man überhaupt, um eine Formulierung Feigenbaums zu verwenden, hervorheben muß, daß die *Einzelelementechokardiographie* gewissermaßen *auch eine zweite Dimension besitzt, und zwar die Zeit.* Der in der Echokardiographie langjährig Erfahrene wird auf Schnittbilder weit weniger angewiesen sein als der Anfänger. Im ganzen aber dürften sich die Gewichte in der Zukunft so verteilen, daß für anatomische Fragestellungen die Schnittbilddarstellung und daß für Messungen und Funktionsbeurteilungen die M-mode-Echokardiographie das Verfahren der Wahl ist. Neueste Arbeiten lassen es allerdings

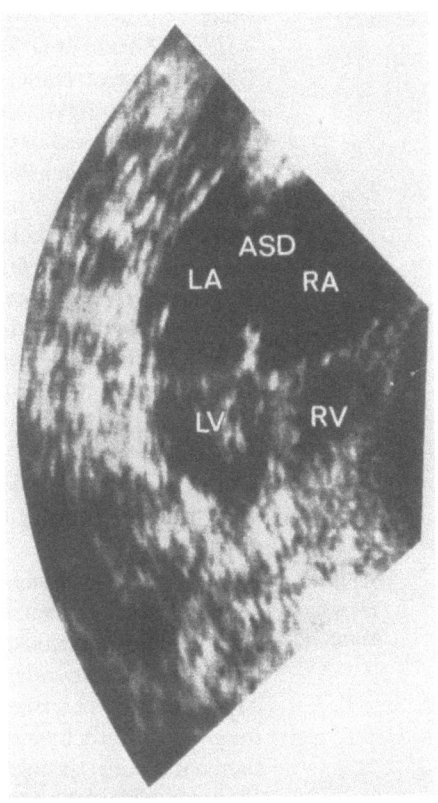

Abb. 4.10. Zweidimensionales Schnittbild des Herzens (vom Epigastrium aus) mit Vorhofseptumdefekt *(ASD)*. (Mit freundlicher Genehmigung von Priv.-Doz. Dr. Lange, Universitäts-Kinderklinik, Berlin)

möglich erscheinen, daß die *zweidimensionalen Verfahren* einen **bedeutenden Platz auch bei quantitativen Untersuchungen** gewinnen können [7, 12, 13, 15–17, 23, 24, 26, 28, 33, 37, 38, 41, 50, 51, 55, 63, 71–74, 76, 81, 93, 94, 101, 103, 109–112, 118, 119, 136, 137, 139, 140, 142, 146, 150, 155, 157–159, 163, 173, 175, 178, 183–188, 192].

Echokonrast ## 4.3 Echokontrastverfahren

Ein- und zweidimensionale Echokardiographie ist in ihrer Anwendungsfähigkeit durch das Echokontrastverfahren erweitert worden. Es beruht darauf, daß bei *schneller Injektion wäßriger Lösungen* (z. B. Salz- oder Glukoselösung oder auch Blut) durch eine Nadel oder einen Katheter an der Austrittsstelle feinste reflektierende Gasbläschen frei werden, die mit den artifiziellen Echos eine bedeutende Strecke stromabwärts, häufig bis zum nächsten Kapillarbett, nachweisbar sind. Die Anwendung dieses Verfahrens leistet wertvolle Hilfe bei der Identifikation kardialer Strukturen, beim *Nachweis von Links-rechts- und Rechts-links-Shunts* sowie schließlich bei der *Diagnostik von Klappeninsuffizienzen.* Die Methode ist um so wertvoller, als Rechts-links-Shunts auch nach Injektionen in periphere Venen nachweisbar sind [3, 28, 35, 44, 51, 65, 78, 82, 85, 89, 96, 138, 148, 149, 177, 189].

4.4 Gepulster Doppler-Ultraschall

Gepulster Doppler-Ultraschall

Bei der Untersuchung mit gepulstem Doppler-Ultraschall benutzt man Frequenzänderungen durch Reflektion an bewegten Objekten, und zwar in einer sehr kleinen, wählbaren und mittels der ein- oder zweidimensionalen Technik definierbaren Region, um Blutströmungen hinsichtlich ihrer Richtung, ihrer Geschwindigkeit und ihrer Flußeigenschaften (laminare oder turbulente Strömung) zu beurteilen. Diese Methode bedeutet ganz zweifellos eine wesentliche Erweiterung der Ultraschallanwendung am Herzen und spielt schon heute eine bedeutende Rolle bei der Diagnose eines persistierenden *Ductus arteriosus,* einer *pulmonalen Hypertension*, von *Septumdefekten* und von *Klappeninsuffizienzen.* Ihre Anwendung wird noch breiter und wichtiger werden, wenn eine bessere Quantifizierung der Doppler-Signale gelingt [1, 2, 4, 100, 108, 130, 156, 165–169, 193].

4.5 Schlußbetrachtung

Vorteile der Echokardiographie

Die Echokardiographie mit ihren verschiedenen Techniken hat das methodische Rüstzeug der Kardiologie in den letzten Jahren ganz wesentlich erweitert. Sie erlaubt, Informationen zu gewinnen, die mit anderen, auch invasiven Verfahren, zum Teil nicht so schnell, so leicht und so sicher zu erhalten sind.

So sind z. B. die Zahl, die relative Größe, die Beweglichkeit und die Bewegungen der Artrioventrikularklappen bei komplizierten Fehlbildungen echokardiographisch häufig besser zu beurteilen als durch die Angiokardiographie. Auch Ausdehnung, Stärke und Bewegungen des Ventrikelseptums sind nur mit aufwendigen Doppelinjektionstechniken so gut zu erfassen wie mit der Echokardiographie. Eines der bedeutsamsten Kennzeichen dieser Methode sind ihre *Schmerzlosigkeit* und ihre *Risikofreiheit,* so daß sie hervorragend für Verlaufsuntersuchungen und für Studien an schwerstkranken Patienten geeignet ist. Auf der anderen Seite ist es sicherlich *falsch,* die Ultraschalluntersuchungen am Herzen vor allem *als einen Ersatz für bewährte invasive Techniken anzusehen.* Es darf nicht vergessen werden, daß die Herzkatheterisierung und die Angiokardiographie noch unübertroffene Verfahren sind, wenn es darum geht, in kurzer Zeit Informationen über die Anatomie des Herzens, über seine Funktion sowie über Druck-, Strömungs- und Widerstandsverhältnisse einzuholen. Unser eigener Zugang zur Echokardiographie war daher, in dieser Methode ein zusätzliches Verfahren zu sehen, das Informationen über die Ergebnisse invasiver Untersuchungen hinaus liefert und das es *ermöglicht, überflüssige Untersuchungen zu vermeiden* (z. B. nach dem Ausschluß einer Herzfehlbildung bei zyanotischen Neugeborenen) und notwendige invasive Untersuchungen zielsicherer, in kürzerer Zeit und sicherer durchführen zu können. Wenn z. B. echokardiographisch das Fehlen einer Trikuspidalklappe nachgewiesen ist, braucht bei einer Katheteruntersuchung keine Zeit auf den Versuch verschwendet werden, das Tricuspidalostium mit dem Katheter zu passieren. Auf jeden Fall sollte die Echokardiographie ein Instrument in der Hand des kardiologisch informierten und erfahrenen Arztes sein, weil ihr vernünftiger Gebrauch eine Fülle kardiologischer Kenntnisse und die ständige Kontrolle durch die Ergebnisse anderer kardiologischer Verfahren voraussetzt, die nur in spezialisierten Institutionen zur Verfügung stehen. Die Anwendung der Echokardiographie in der pädiatrischen Praxis oder in einer allgemeinpädiatrischen Klinik *setzt* deshalb *Selbstkritik des Untersuchers voraus* und darf nicht dazu führen, daß Patienten mit vermuteten oder bekannten kardialen Läsionen nicht mehr dem Kinderkardiologen zugeführt werden.

Wichtiges zusätzliches Verfahren: engt Indikation invasiver Untersuchungsmethoden ein

Literatur

1. Abbasi AS, Allen MW, Decristofaro D, et al. (1980) Detection and estimation of the degree of mitral regurgitation by range-gated pulsed Doppler echocardiography. Circulation 61: 143
2. Allen HD, Sahn DJ, Lange L, et al. (1979) Noninvasive assessment of surgical systemic to pulmonary artery shunts by range-gated pulsed Doppler echocardiography. J Pediatr 94: 395
3. Allen HK, Sahn DJ, Goldberg StJ, et al. (1978) New serial contrast technique for assessment of left to right shunting patent ductus arteriosus in the neonate. Am J Cardiol 41: 288
4. Arcias JC, Goldberg SJ, Spitaels SEC, et al. (1978) An evaluation of range-gated pulsed Doppler echocardiography for detecting pulmonary outflow tract obstruction in d-transposition of the great vessels. Am Heart J 96: 467
5. Aziz KU, v Brondelle A, Paul MH, et al. (1977) Echocardiographic assessment of the relation between left ventricular wall and cavity dimensions and peak systolic pressure in children with aortic stenosis. Am J Cardiol 40: 775
6. Aziz KU, Paul MH, Muster AJ, et al. (1978) Echocardiographic assessment of left ventricular outflow tract in d-transposition of the great arteries. Am J Cardiol 41: 543
7. Aziz KU, Cole RB, Paul MH (1979) Echocardiographic features of supracristal ventricular septal defect with prolapsed aortic valve leaflet. Am J Cardiol 43: 854
8. Bass JL, Bessinger FB, Lawrence C (1978) Echocardiographic differentiation of partial and complete atrioventricular canal. Circulation 57: 1144
9. Bass JL, Einzig S, Hong CY, et al. (1979) Echocardiographic screening to assess the severity of congenital aortic valve stenosis in children. Am J Cardiol 44: 82
10. Bass JL, Ben-Shachar G, Edwards JE (1980) Comparison of M-mode echocardiography and pathologic findings in the hypoplastic left heart syndrome. Am J Cardiol 45: 79
11. Beardshaw JA, Gibson DG, Pearson MC, et al. (1977) Echocardiographic diagnosis of primitive ventricle with two atrioventricular valves. Br Heart J 39: 266
12. Beppu S, Mimura Y, Sakakibara H, et al. (1980) Mitral cleft in ostium primum atrial septal defect assessed by cross-sectional echocardiography. Circulation 62: 1099
13. Berger M, Delfin LA, Jelveh M et al. (1980) Two-dimensional echocardiographic findings in right-sided infective endocarditis. Circulation 61: 855
14. Berry TE, Aziz KU, Paul MH (1979) Echocardiographic assessment of discrete subaortic stenosis in childhood. Am J Cardiol 43: 957
15. Bierman FZ, Williams RG (1979) Subxiphoid two-dimensional imaging of the interatrial septum in infants and neonates with congenital heart disease. Circulation 60: 80
16. Bierman FZ, Williams RG (1979) Prospective diagnosis of d-transposition of the great arteries in neonates by subxiphoid two-dimensional echocardiography. Circulation 60: 1496
17. Bierman FZ, Fellows K, Williams RG (1980) Prospective identification

of ventricular septal defects in infancy using subxiphoid two-dimensional echocardiography. Circulation 62: 807
18. Bini RM, Bloom KR, Culham JAG, et al. (1978) The reliability and practicality of single crystal echocardiography in the evaluation of single ventricle. Angiographic and pathological correlates. Circulation 57: 269
19. Björkhem G (1979) Echocardiographic evaluation of cardial function in infants and children. Emphasis on serial examinations. Med. Dissertation, Universität Lund
20. Blackwood RA, Bloom KR, Williams CM (1978) Aortic stenosis in children: Experience with echocardiographic prediction of severity. Circulation 57: 263
21. Bloom KR, Freedom RM, Williams CM, et al. (1979) Echocardiographic recognition of atrioventricular valve stenosis associated with endocardial cushion defect: pathologic and surgical correlates. Am J Cardiol 44: 1326
22. Bolen JL, Popp RL, French JW (1975) Echocardiographic features of supravalvular aortic stenosis. Circulation 52: 817
23. Bommer W, Weinert L, Neumann A, et al. (1979) Determination of right atrial and right ventricular size by two-dimensional echocardiography. Circulation 60: 91
24. Caldwell RL, Weyman AE, Hurwitz RA, et al. (1979) Right ventricular outflow tract assessment by cross-sectional echocardiography in tetralogy of Fallot. Circulation 59: 395
25. Canedo MI, Stefadouros MA, Frank MJ, et al. (1977) Echocardiographic features of co triatriatum. Am Jr Cardiol 40: 615
26. Carr KW, Engler RC, Forsythe JR (1979) Measurement of left ventricular ejection fraction by mechanical cross-sectional echocardiography. Circulation 59: 1196
27. Chahine RA, Raizner AE, Nelson J, et al. (1979) Mid systolic closure of aortic valve in hypertrophic cardiomyopathy. Am J Cardiol 43: 17
28. Chen CC, Morganroth J, Mardelli TJ, et al. (1980) Tricuspid regurgitation in tricuspid valve prolapse demonstrated with contrast cross-sectional echocardiography. Am J Cardiol 46: 983
29. Chesler E, Ioffe HS, Vecht R, et al. (1970) Ultrasound cardiography in single ventricle and the hypoplastic left and right heart syndromes. Circulation 42: 123
30. Chesler E, Joffe HS, Beck W, et al. (1971) Echocardiographic recognition of mitralsemilunar discontinuity. An aid to the diagnosis of origin of both great vessels from the right ventricle. Circulation 43: 725
31. Chesler E, Joffe HS, Beck W, et al. (1971) Echocardiography in the diagnosis of congenital heart disease. Pediatr Clin North Am 18: 1163
32. Cohen BE, Winer HE, Krouzon I (1979) Echocardiographic findings in patients with left superior vena cava and dilated coronary sinus. Am J Cardiol 44: 158
33. Come PC, Kurland GS, Vine HS (1979) Two dimensional echocardiography in differentiating right atrial and tricuspid valve mass lesions. Am J Cardiol 44: 1207
34. Crews TL, Pridie RB, Benham R, et al. (1972) Auscultatory and phonocardiographic findings in Ebstein's anomaly. Correlation of first heart sound with ultrasonic records of tricuspid valve movement. Br Heart J 34: 681

35. Danilowicz D, Kronzon I (1979) Use of contrast echocardiography in the diagnosis of partial anomalous pulmonary venous connection. Am J Cardiol 43: 248
36. Davis RH, Feigenbaum H, Chang S, et al. (1974) Echocardiographic manifestations of discrete subaortic stenosis. Am J Cardiol 33: 277
37. De Maria AN, Bommer W, Joyce JA, et al. (1980) Cross-sectional echocardiography: physical principles, anatomic planes, limitations and pitfalls. Am J Cardiol 46: 1097
38. De Maria AN, Bommer W, Joyce J, et al. (1980) Value and limitations of cross-sectional echocardiography of the aortic valve in the diagnosis and quantification of valvular aortic stenosis. Circulation 62: 304
39. Diamond MA, Dillon JC, Haine CL, et al. (1971) Echocardiographic features of atrial septal defect. Circulation 43: 129
40. Dillon JC, Feigenbaum H, Konecke LL, et al. (1973) Echocardiographic manifestations of d-transposition of the great vessels. Am J Cardiol 32: 74
41. Disesa TG, Hagan AD, Pope C, et al. (1979) Two dimensional echocardiographic characteristics of double outlet right ventricle. Am J Cardiol 44: 1146
42. Driscoll DJ, Gutgesell HP, McNamara DG (1978) Echocardiographic features of congenital mitral stenosis. Am J Cardiol 42: 259
43. Duchak JM, Chang S, Feigenbaum H (1972) The posterior mitral valve echo and the echocardiographic diagnosis of mitral stenosis. Am J Cardiol 29: 628
44. Duff DF, Gutgesell HP (1977) The use of saline or blood for ultrasonic detection of a right-to-left intracardiac shunt in the early postoperative patient. Am Heart J 94: 402
45. Ehrich DA, Vieweg WVR, Alpert JS, et al. (1977) Cor triatriatum: Report of case in a young adult with special reference to the echocardiographic features and etiology of the systolic murmur. Am Heart J 94: 217
46. Farooki ZQ, Henry JG, Green EW (1976) Echocardiographic spectrum of Ebstein's anomaly of the tricuspid valve. Circulation 53: 63
47. Farooki ZQ, Henry JG, Green EW (1976) Echocardiographic spectrum of the hypoplastic left heart syndrome. Am J Cardiol 38: 337
48. Feigenbaum H (1981) Echocardiography, 3rd edn. Lea and Febiger, Philadelphia
49. Felner JM, Brewer DB, Franch RH (1976) Echocardiographic manifestations of single ventricle. Am J Cardiol 38: 80
50. Fowles RE, Martin RP, Popp RL (1980) Apparent asymmetric septal hypertrophy due to angled interventricular septum. Am J Cardiol 46: 388
51. Fraker TD, Harris PJ, Behar VS, et al. (1979) Detection and exclusion of interatrial shunts by two-dimensional echocardiography and peripheral venous injection. Circulation 59: 379
52. French JW, Baum D, Popp R (1975) Echocardiographic findings in Uhl's anomaly. Demonstration of diastolic pulmonary valve opening. Am J Cardiol 36: 349
53. French JW, Popp R (1975) Variability of echocardiographic discontinuity in double outlet right ventricle and truncus arteriosus. Circulation 51: 848
54. Friedman MJ, Sahn DJ, Burris HA, et al. (1979) Computerized

echocardiographic analysis to detect abnormal systolic and diastolic left ventricular function in children with aortic stenosis. Am J Cardiol 44: 478
55. Friedman MJ, Sahn DJ, Haber K (1979) Two-dimensional echocardiography and B-mode ultrasonography for the diagnosis of loculated pericardial effusion. Circulation 60: 1644
56. Garcia EJ, Riggs T, Hirschfeld S, et al. (1979) Echocardiographic assessment of the adequacy of pulmonary aterial banding. Am J Cardiol 44: 487
57. Ghafour AS, Gutgesell HP (1979) Echocardiographic evaluation of left ventricular function in children with congestive cardiomyopathy. Am J Cardiol 44: 1332
58. Gibson DG, Honey M, Lennox SC (1974) Cor triatum. Diagnosis by echocardiography. Br Heart J 36: 835
59. Gibson DG, Traill TA (1979) Echocardiography of atrioventricular valves in patients with univentricular heart. Herz 4: 220
60. Gilbert BW, Pollik C, Adelman AG, et al. (1980) Hypertrophic cardiomyopathy: subclassification by M-mode echocardiography. Am J Cardiol 45: 861
61. Glaser J, Whitman V, Liebman J (1974) Echocardiogram in d-transposition of great vessels. Am J Cardiol 33: 320
62. Goldberg StJ, Allen HD, Sahn DJ (1975) Pediatric and adolescent echocardiography. A handbook. Chicago Year Book Medical Publishers
63. Gondi B, Nanda NC (1981) Two-dimensional echocardiographic features of atrial septal aneurysms. Circulation 63: 452
64. Goodman GJ, Harrison DC, Popp RL (1974) Echocardiographic features of primary pulmonary hypertension. Am J Cardiol 33: 438
65. Gramiak R, Shah PM, Kramer DH (1969) Ultrasound cardiography: Contrast studies in anatomy and function. Radiology 92: 939
66. Gramiak R, Chung JJ, Nanda N, et al. (1973) Echocardiographic diagnosis of transposition of the great vessels. Radiology 106: 187
67. Gutgesell HP (1978) Echocardiographic estimation of pulmonary artery pressure in transposition of the great arteries. Circulation 57: 1151
68. Hagaman JF, Wolfe C, Craige E (1980) Early aortic valve closure in combined idiopathic hypertrophic subaortic stenosis and discrete subaortic stenosis. Am J Cardiol 45: 1083
69. Hagan AD, Deely WJ, Sahn DJ, et al. (1973) Echocardiographic criteria for normal newborn infants. Circulation 48: 1221
70. Hagan AD, Francis GS, Sahn DJ, et al. (1974) Ultrasound evaluation of systolic anterior septal motion in patients with and without right ventricular volume overload. Circulation 50: 248
71. Hagler DJ, Tajik AJ, Seward JB, et al. (1979) Real-time wide-angle sector echocardiography: atrioventricular canal defects. Circulation 59: 140
72. Hagler DJ, Tajik AJ, Seward JB, et al. (1980) Wide-angle two-dimensional echocardiographic profiles of conotruncal abnormalities. Mayo Clin Proc 55: 73
73. Hagler DJ, Tajik AJ, Ritter DG (1981) Double-outlet right ventricle: wide-angle two-dimensional echocardiographic criteria. Circulation 63: 419
74. Henry WC, Maron BJ, Griffith JM (1977) Cross-sectional echocardio-

graphy in the diagnosis of congenital heart disease. Identification of the relation of the ventricles and great arteries. Circulation 56: 267
75. Henry WC, Gardin JM, Ware JH (1980) Echocardiographic measurements in normal subjects from infancy to old age. Circulation 62: 1054
76. Hibi N, Fukui Y, Nishimura K, et al. (1980) Cross-sectional echocardiographic study on persistent left superior vena cava. Am Heart J 100: 69
77. Hirschfeld S, Meyer R, Schwartz DC, et al. (1975) The echocardiographic assessment of pulmonary artery pressure and pulmonary vascular resistance. Circulation 52: 642
78. Hunter St, Mortera C, Tynan MJ (1978) The echocardiography of complete transposition. In: Anderson RH, Shinebourne EA (eds) Paediatric Cardiology 1977. Churchill Livingstone, Edinburgh London New York p 524
79. Johnson GL, Meyer RA, Schwartz DC, et al. (1977) Echocardiographic evaluation of fixed left ventricular outlet obstruction in children: pre- und postoperative assessment of ventricular systolic pressures. Circulation 56: 299
80. Johnson GL, Meyer RA, Korfhagen J, et al. (1978) Echocardiographic assessment of pulmonary arterial pressure in children with complete right bundle branch block. Am J Cardiol 41: 1264
81. Kambe T, Ichimiya S, Toguchi M, et al. (1980) Apex and subxiphoid approaches to Ebstein's anomaly using cross-sectional echocardiography. Am Heart J 100: 53
82. Kerber RE, Koschos JM, Lauer RM (1974) Use of an ultrasonic contrast method in the diagnosis of valvular regurgitation and intracardiac shunts. Am J Cardiol 34: 722
83. Kerber RE, Dippel WF, Abboud FM (1973) Abnormal motion of the interventricular septum in right ventricular volume overload. Experimental and clinical echocardiographic studies. Circulation 48: 86
84. Keutel J (1975) Echocardiographic diagnosis and evaluation of rare congenital anomalies. In: Kazner E, de Vlieger M, Müller HR, McCready VR (eds) Proceedings of the 2nd European Congress on Ultrasonics in Medicine, Munich, 12.–16. 5. 1975. International Congress Series No. 363. Excerpta Medica, Amsterdam Oxford
85. Keutel J (1976) Die Ultraschall-Diagnostik des Herzens unter besonderer Berücksichtigung der angeborenen und erworbenen Vitien. Radiologe 16: 298
86. Keutel J, Schürmann M (1977) Echokardiographische Befunde bei Ebstein'scher Mißbildung der Tricuspidalklappe mit besonderer Berücksichtigung des Schweregrades. Klin Wochenschr 55: 90
87. Keutel J, Hagenmüller H (1978) Echocardiography in diagnosis of corrected transposition. In: Anderson RH, Shinebourne EA (eds) Paediatric Cardiology 1977. Churchill Livingstone, Edinburgh, London, New York p 515
88. Keutel J, Björnstad PG (1979) One dimensional echocardiography in univentricular hearts. Herz 4: 223
89. Keutel J (1979) Echokardiographie im Kindesalter. In: Effert S, Hanrath P, Bleifeld W (Hrsg) Echokardiographie. Springer, Berlin Heidelberg New York, S 103
90. Komatsu Y, Nagai Y, Shibuya M, et al. (1976) Echocardiographic analysis of intracardiac anatomy in endocardial cushion defect. Am Heart J 91: 210

91. Kotler MN (1973) Tricuspid valve in Ebstein's anomaly. Circulation 47: 597
92. Kotler MN, Lundström NR (1974) Tricuspid valve in Ebstein's anomaly. Circulation 49: 194
93. Kotler MN, Mintz GS, Segal BL, et al. (1980) Clinical uses of two dimensional echocardiography. Am J Cardiol 45: 1061
94. Kotler MN, Mintz GS, Parry WR, et al. (1980) Two dimensional echocardiography in congenital heart disease. Am J Cardiol 46: 1237
95. Krajcer Z, Orzan F, Pechacek LW, et al. (1978) Early systolic closure of the aortic valve in patients with hypertrophic subaortic stenosis and discrete subaortic stenosis. Correlation with preoperative and postoperative hemodynamics. Am J Cardiol 41: 823
96. Kronik G, Slany J, Moesslacher H (1979) Contrast M-mode echocardiography in diagnosis of atrial septal defect in acyanotic patients. Circulation 59: 372
97. Krueger StK, French JW, Forker AD, et al. (1979) Echocardiography in discrete subaortic stenosis. Circulation 59: 506
98. La Corte MA, Fellows KE, Williams RG (1976) Overriding tricuspid valve: Echocardiographic features. Eight cases of ventricular septal defect of atrioventricular canal type. Am J Cardiol 37: 911
99. Lange L, Fabecic-Sabadi V, Bein G (1978) Echokardiographische Normalwerte bei Früh- und Neugeborenen. Z Kardiol 67: 534
100. Lange L, Allen HD, Goldberg SJ, et al. (1979) Anwendungsmöglichkeiten der range gated pulsed Doppler-(RGPD)-Echokardiographie. Ein Überblick. Z Kardiol 68: 158
101. Lange L, Sahn DJ, Allen HD, et al. (1979) Subxiphoid cross-sectional echocardiography in infants and children with congenital heart disease. Circulation 59: 513
102. Lange LW, Sahn DJ, Allen HD, et al. (1980) Qualitative real-time cross-sectional echocardiographic imaging of the human fetus during the second half of pregnancy. Circulation 62: 799
103. Lieppe W, Scallion R, Behar VS, et al. (1977) Two-dimensional echocardiographic findings in atrial septal defect. Circulation 56: 447
104. Lundström NR, Edler I (1971) Ultrasoundcardiography in infants and children. Acta Paediatr Scand 60: 117
105. Lundström NR (1972) Ultrasoundcardiographic studies of the mitral valve region in young infants with mitral atresia, mitral stenosis, hypoplasia of the left ventricle, and cor triatriatum. Circulation 45: 324
106. Lundström NR (1972) Echocardiography in the diagnosis of congenital mitral stenosis and in evaluation of the results of mitral valvotomy. Circulation 46: 44
107. Lundström NR (1973) Echocardiography in the diagnosis of Ebstein's anomaly of the tricuspid valve. Circulation 47: 597
108. Magnin PA, Stewart JA, Myers S, et al. (1981) Combined Doppler and phased-array echocardiographic estimation of cardiac output. Circulation 63: 388
109. Maron BJ, Gottdiener JS, Bonow RO, et al. (1981) Hypertrophic cardiomyopathy with unusual locations of left ventricular hypertrophy undetectable by M-mode echocardiography. Identification by wide-angle two-dimensional echocardiography. Circulation 63: 409
110. Martin RP, Rakowski H, French J, et al. (1978) Localization of

pericardial effusion with wide angle phased array echocardiography. Am J Cardiol 42: 904
111. Martin RP, Rakowski H, French J, et al. (1979) Idiopathic hypertrophic subaortic stenosis viewed by wide-angle, phased-array echocardiography. Circulation 59: 1206
112. Martin RP, Meltzer RS, Chia BL, et al. (1980) Clinical utility of two dimensional echocardiography in infective endocarditis. Am J Cardiol 46: 379
113. Meyer RA, Schwartz DC, Benzing G, et al. (1972) Ventricular septum in right ventricular volume overload: an echocardiographic study. Am J Cardiol 30: 349
114. Meyer RA, Kaplan S (1972) Echocardiography in the diagnosis of hypoplasia of the left or right ventricles in the neonate. Circulation 46: 55
115. Meyer RA, Schwartz DC, Benzing G, et al. (1972) Ventricular septum in right ventricular volume overload. Am J Cardiol 30: 349
116. Meyer RA, Kaplan S (1973) Noninvasive techniques in pediatric cardiovascular disease. Prog Cardiovasc Dis 15: 341
117. Meyer RA (1977) Pediatric Echocardiography. Lea and Febiger, Philadelphia
118. Mintz GS, Kotler MN, Segal BL, et al. (1979) Comparison of two-dimensional and M-mode echocardiography in the evaluation of patients with infective endocarditis. Am J Cardiol 43: 738
119. Morganroth J, Jones RH, Chen CC, et al. (1980) Two dimensional echocardiography in mitral, aortic and tricuspid valve prolapse. Am J Cardiol 46: 1164
120. Morris DC, Felner JM, Schlant R, et al. (1975) Echocardiographic diagnosis of tetralogy of Fallot. Am J Cardiol 36: 908
121. Mortera C, Hunter St, Tynan M (1978) Echocardiography of primitive ventricle. In: Anderson RH, Shinebourne EA (eds). Paediatric Cardiology 1977. Churchill Livingstone, Edinburgh, London, New York, p 373
122. Nanda NC, Gramiak R, Manning J, et al. (1974) Echocardiographic recognition of the congenital bicuspid aortic valve. Circulation 49: 870
123. Nanda NC, Gramiak R, Robinson TI, et al. (1974) Echocardiographic evaluation of pulmonary hypertension. Circulation 50: 575
124. Nanda NC, Gramiak R, Manning JA, et al. (1975) Echocardiographic features of subpulmonic obstruction in dextrotransposition of the great vessels. Circulation 51: 515
125. Nanda NC, Stewart S, Gramiak R, et al. (1975) Echocardiography of the intraatrial baffle in dextrotransposition of the great vessels. Circulation 51: 1130
126. Nasrallah AT, Nihill M (1975) Supravalvular aortic stenosis. Echocardiographic features. Br Heart J 37: 662
127. Nimura Y, Matsumoto M, Beppu S, et al. (1974) Noninvasive preoperative diagnosis of cor triatriatum with ultrasonocardiotomogram and conventional echocardiogram. Am Heart J 88: 240
128. Paquet M, Gutgesell H (1975) Echocardiographic features of total anomalous pulmonary venous connection. Circulation 51: 599
129. Parks SC, Neches WH, Zuberbuhler JR, et al. (1978) Echocardiographic and hemodynamic correlation in transposition of the great arteries. Circulation 57: 291

130. Pearlman AS, Stevenson JG, Baker DW (1980) Doppler echocardiography: applications, limitations and future directions. Am J Cardiol 46: 1256
131. Pieroni DR, Homey E, Freedom RM (1975) Echocardiography in atrioventricular canal defect. A clinical spectrum. Am J Cardiol 35:54
132. Popp RL, Silvermann JF, French JW, et al. (1974) Echocardiographic findings in discrete subvalvular aortic stenosis. Circulation 49: 226
133. Radford DJ, Bloom KR, Izukawa T, et al. (1976) Echocardiographic assessment of bicuspid aortic valves: angiographic and pathological correlates. Circulation 53: 80
134. Rajan V, Duggal VK, Doust BD, et al. (1972) Quantitative echocardiographic measurements in normal neonates. Pediatr Res 6: 343
135. Riggs T, Mehta S, Hirschfeld St, et al. (1979) Ventricular septal defect in infancy. A combined vectocardiographic and echocardiographic study. Circulation 59: 385
136. Sahn DJ, Allen HD, McDonald G, et al. (1977) Real-time cross-sectional echocardiographic diagnosis of coarctation of the aorta: a prospective study of echocardiographic-angiographic correlations. Circulation 56: 762
137. Sahn DJ, Wood J, Allen HD (1977) Echocardiographic spectrum of mitral valve motion in children with and without mitral valve prolapse; the nature of false positive diagnosis. Am J Cardiol 39: 422
138. Sahn DJ, Allen HD, George W, et al. (1977) The utility of contrast echocardiographic techniques in the care of critically ill infants with cardiac and pulmonary disease. Circulation 56: 959
139. Sahn DJ, Allen HD, Anderson R, et al. (1978) Echocardiographic diagnosis of atrial septal aneurysm in an infant with hypoplastic right heart syndrome. Chest 73: 227
140. Sahn DJ, Allen HD (1978) Real-time cross-sectional echocardiographic imaging and measurement of the patent ductus arteriosus in infants and children. Circulation 58: 343
141. Sahn DJ, Lange L, Allen HD, et al. (1979) A quantitative noninvasive study of normal human fetal cardiac growth using real-time cross-sectional echocardiography (2-D echo). (abstr) Pediatr Res 13: 351
142. Sahn DJ, Allen HD, Lange L, et al. (1979) Cross-sectional echocardiographic diagnosis of the sites of total anomalous pulmonary venous drainage (TAPVD). Circulation 60: 1317
143. Sahn DJ, Lange LW, Allen HD, et al. (1980) Quantitative real-time cross-sectional echocardiography in the developing normal human fetus and newborn. Circulation 62: 588
144. Sapire DW, Black IFS (1975) Echocardiographic detection of aneurysms of the interventricular septum associated with ventricular septal defect. A method of noninvasive diagnosis and follow-up. Am J Cardiol 36:797
145. Sasse L, Bozio A, Davignon A, et al. (1976) Interpreting the echocardiogram in TAPVC. Circulation 53: 1041
146. Schiller NB, Acquatella H, Ports TA, et al. (1979) Left ventricular volume from paired biplane two-dimensional echocardiography Circulation 60: 547
147. Seward JB, Tajik AJ, Hagler DJ, et al. (1977) Echocardiogram in common (single) ventricle: Angiographic-anatomic correlation. Am J Cardiol 39: 217

148. Seward JB, Tajik AJ, Hagler DJ, et al. (1977) Contrast echocardiography in single or common ventricle. Circulation 55: 513
149. Seward JB, Tajik AJ, Hagler DJ, et al. (1977) Peripheral venous contrast echocardiography. Am J Cardiol 39: 202
150. Shapira JN, Martin RP, Fowles RE, et al. (1979) Single and two-dimensional echocardiographic features of the interatrial septum in normal subjects and patients with an atrial septal defect. Am J Cardiol 43: 816
151. Sheikh MV, Covarrubias EA, Ali N, et al. (1981) M-mode echocardiographic observations during and after healing of active bacterial endocarditis limited to the mitral valve. Am Heart J 101: 37
152. Silverman NH, Lewis AB, Heymann MA, et al. (1974) Echocardiographic assessment of ductus arteriosus shunt in premature infants. Circulation 50: 821
153. Silverman NH, Payot M, Stanger P, et al. (1978) The echocardiographic profile of patients after Mustard's operation. Circulation 58: 1083
154. Silverman NH, Snider AR, Rudolph AM (1980) Evaluation of pulmonary hypertension by M-mode echocardiography in children with ventricular septal defect. Circulation 61: 1125
155. Silverman NH, Ports TA, Snider AR, et al. (1980) Determination of left ventricular volume in children: echocardiographic and angiographic comparisons. Circulation 62: 548
156. Skovranek J, Tuma S, Urbancova D, et al. (1980) Range-gated pulsed Doppler echocardiographic diagnosis of supracardiac total anomalous pulmonary venous drainage. Circulation 61: 841
157. Snider AR, Silverman NH, Schiller NB, et al. (1979) Echocardiographic evaluation of ventricular septal aneurysms. Circulation 59: 920
158. Snider R, Roge, CL, Schiller NB, et al. (1980) Congenital left ventricular inflow obstruction evaluated by two-dimensional echocardiography. Circulation 61: 848
159. Snider AR, Silverman NH (1981) Suprasternal notch echocardiography: a two-dimensional technique for evaluating congenital heart disease. Circulation 63: 165
160. Solinger R, Elbl F, Minhas K (1973) Echocardiography in the normal neonate. Circulation 47: 108
161. Solinger R, Elbl F, Minhas K (1973) Echocardiographic features of complete transposition of the great vessels in infancy. Am J Cardiol 31: 158
162. Spooner EW, Perry BL, Stern AM, et al. (1978) Estimation of pulmonary/systemic resistance ratios from echocardiographic systolic time intervals in young patients with congenital or acquired heart disease. Am J Cardiol 42: 810
163. Stack R, Kisslo J (1980) Evaluation of the left ventricle with two dimensional echocardiography. Am J Cardiol 46: 1117
164. Stafford A, Wann LS, Dillon JC, et al. (1979) Serial echocardiographic appearance of healing bacterial vegetations. Am J Cardiol 44: 754
165. Stevenson JG, Kawabori I, Guntheroth WG (1977) Differentiation of ventricular septal defects from mitral regurgitation by pulsed Doppler echocardiography. Circulation 56: 14
166. Stevenson JG, Kawabori I, Guntheroth WG (1979) Pulsed Doppler echocardiographic detection of total anomalous pulmonary venous return: resolution of left atrial line. Am J Cardiol 44: 1155

167. Stevenson JG, Kawabori I, Guntheroth WG (1979) Noninvasive detection of pulmonary hypertension in patent ductus arteriosus by pulsed Doppler echocardiography. Circulation 60: 355
168. Stevenson JG, Kawabori I, Guntheroth WG, et al. (1979) Pulsed Doppler echocardiographic detection of obstruction of systemic venous return after repair of transposition of the great arteries. Circulation 60: 1091
169. Stevenson JG, Kawabori I, Guntheroth WG (1980) Pulsed Doppler echocardiographic evaluation of the cyanotic newborn: identification of the pulmonary artery in transposition of the great arteries. Am J Cardiol 46: 849
170. Tajik AJ, Gau GT, Ritter DG, et al. (1972) Echocardiographic pattern of right ventricular diastolic volume overload in children. Circulation 46: 36
171. Tajik AJ, Gau GT, Schattenberg TT, et al. (1972) Normal ventricular septal motion in atrial septal defect. Mayo Clin Proc 47: 635
172. Tajik AJ, Gau GT, Giulani ER, et al. (1973) Echocardiogram in Ebstein's anomaly with Wolff-Parkinson- White preexcitation syndrome, type B. Circulation 47: 813
173. Tajik AJ, Seward JB, Hagler DJ, et al. (1978) Two dimensional real-time ultrasonic imaging of the heart and great vessels: technique, image orientation, structure identification and validation. Mayo Clin Proc 53: 271
174. Tanaka M, Neyazaki T, Kosaka S, et al. (1971) Ultrasonic evaluation of anatomical abnormalities of the heart in congenital and acquired heart diseases. Br Heart J 33: 686
175. Tei C, Tanaka H, Kashima T, et al. (1979) Real-time cross-sectional echocardiographic evaluation of the interatrial septum by right atrium-interatrial septum-left atrium direction of ultrasound beam. Circulation 60: 539
176. Usher BW, Goulden D, Murgo JP (1974) Echocardiographic detection of supravalvular aortic stenosis. Circulation 49: 1257
177. Valdes-Cruz LM, Pieroni DR, Roland J-MA, et al. (1977) Recognition of residual postoperative shunts by contrast echocardiographic techniques. Circulation 55: 148
178. Vogt J, Rupprath G, Grimm T (1980) Qualitative und quantitative Untersuchungen bei supravalvulärer Aortenstenose durch zweidimensionale Echokardiographie. Eine Studie über 45 Patienten. Z Kardiol 69: 70
179. Weyman AE, Dillon JC, Feigenbaum H, et al. (1974) Echocardiographic patterns of pulmonary valve motion in valvular pulmonary stenosis. Am J Cardiol 34: 644
180. Weyman AE, Dillon JC, Feigenbaum H, et al. (1974) Echocardiographic patterns of pulmonic valve motion with pulmonary hypertension. Circulation 50: 905
181. Weyman AE, Dillon JC, Feigenbaum H, et al. (1975) Pulmonary valve echo motion in pulmonary regurgitation. Br Heart J 37: 1184
182. Weyman AE, Dillon JC, Feigenbaum H, et al. (1975) Echocardiographic differentiation of infundibular from valvular pulmonary stenosis. Am J Cardiol 36: 21
183. Weyman AE, Feigenbaum H, Dillon JC, et al. (1975) Cross-sectional

echocardiography in assessing the severity of valvular aortic stenosis. Circulation 52: 828
184. Weyman AE, Feigenbaum H, Hurwitz RA, et al. (1976) Cross-sectional echocardiography in evaluating patients with discrete subaortic stenosis. Am J Cardiol 37: 358
185. Weyman AE, Feigenbaum H, Hurwitz RA (1977) Cross-sectional echocardiographic assessment of the severity of aortic stenosis in children. Circulation 55: 773
186. Weyman AE, Heyer JJ, Kronik G, et al. (1977) Mechanism of paradoxical early diastolic septal motion in patients with mitral stenosis. A cross-sectional echocardiographic study. Am J Cardiol 40: 691
187. Weyman AE, Caldwell RL, Hurwitz RA, et al. (1978) Cross-sectional echocardiographic characterization of aortic obstruction. 1. Supravalvular aortic stenosis and aortic hypoplasia. Circulation 57: 491
188. Weyman AE, Caldwell RL, Hurwitz RA, et al. (1978) Cross-sectional echocardiography detection of aortic obstruction. 2. Coarctation of the aorta. Circulation 57: 498
189. Weyman AE, Wann LS, Caldwell RL, et al. (1979) Negative contrast echocardiography: a new method for detecting left-to-right shunts. Circulation 59: 498
190. Williams RG, Rudd M (1974) Echocardiographic features of endocardial cushion defects. Circulation 49: 418
191. Williams RG, Tucker CR (1977) Echocardiographic diagnosis of congenital heart disease. Little, Brown and Company, Boston
192. Yoshida H, Funabashi T, Nakaya S, et al. (1980) Subxiphoid cross-sectional echocardiographic imaging of the "goose-neck" deformity in endocardial cushion defect. Circulation 62: 1319
193. Young JB, Quinones MA, Waggoner AD, et al. (1980) Diagnosis and quantification of aortic stenosis with pulsed Doppler echocardiography. Am J Cardiol 45: 987

5 His-Bündel-Elektrographie und intrakardiale Elektrostimulation im Kindesalter*

C. Franz, H.-H. Hirsch und U. Mennicken

Definition Die His-Bündel-Elektrographie als spezielle Form der intrakardialen Elektrographie wurde von Narula et al. [36], Damato et al. [6] sowie Scherlag et al. [51] in die Klinik eingeführt. *Mit dem His-Bündel-Elektrogramm (HBE) können elektrische Potentiale vom His-Bündel* des kardialen Erregungsleitungs-Systems, *gelegentlich auch solche vom rechten Tawara-Schenkel registriert werden.* Außerdem werden im HBE immer umschriebene basale Vorhofpotentiale und Ventrikelpotentiale mit aufgezeichnet. Potentiale vom Sinus- oder AV-Knoten können bisher jedoch nicht registriert werden. Zusammen mit dem Oberflächen-EKG gelingt eine zeitliche Analyse der Impulspenetration im kardialen Erregungsleitungssystem, die während des PQ-Intervalls im EKG stattfindet und hier keine Differenzierung erlaubt.

Die His-Bündel-Elektrographie hat zusammen mit der intrakardialen Elektrostimulation eine Erweiterung unserer Kenntnisse über *Störungen im kardialen Erregungsleitungssystem* sowie über den Angriffspunkt antiarrhythmisch wirksamer Medikamente gebracht.

5.1 Methodik

Die Ableitung des HBE geschieht über einen zwei- oder mehrpoligen Elektrodenkatheter, der üblicherweise über eine Vene in der Leistenbeuge unter Röntgenkontrolle in den rechten Vorhof und von dort in den rechten Ventrikel eingeführt wird. Dann wird der Katheter zurückgezogen, bis bei Elektrodenlage in der Nähe des His-Bündels am Trikuspidalklappenring typische His-Potentiale sowie lokale Potentiale von basalen Vorhofabschnitten und vom Ventrikel registriert werden. Befinden sich die Elektroden zu weit im rechten Ventrikel, werden Potentiale vom rechten Tawara-Schenkel

---

* Mit Unterstützung des Ministers für Wissenschaft und Forschung des Landes Nordrhein-Westfalen

abgeleitet, die mit His-Potentialen verwechselt werden können. Die Registrierung des HBE erfolgt synchron mit 3 EKG-Ableitungen von der Körperoberfläche. Als Papiervorschub bei der Registrierung ist eine schnelle Geschwindigkeit von 100–200 mm/s zur exakten Zeitanalyse erforderlich. Für die Unterdrückung niederfrequenter Störpotentiale müssen Frequenzen unter 30–50 Hz durch einen Tiefpaß ausgefiltert werden. Die Auswertung des HBE erfolgt immer im Zusammenhang mit dem Oberflächen-EKG. Die Meßpunkte zur Analyse der Zeitintervalle sind schematisch in Abb. 5.1 dargestellt: Das P-A-Intervall reicht vom frühesten Beginn einer P-Welle im Oberflächen-EKG bis zum Beginn der A-Zacke im HBE und entspricht der Erregungslaufzeit im rechten Vorhof. Das A-H-Intervall reicht vom Beginn der A-Zacke bis zum Beginn der H-Zacke im HBE und entspricht der Erregungslaufzeit durch den Atrioventrikularknoten. Das H-V-Intervall reicht vom Beginn der intrakardial registrierten H-Zacke bis zum frühesten Beginn der Ventrikeldepolarisation im Oberflächen-EKG oder HBE. Es entspricht der Erregungslaufzeit im His-Purkinje-System bis zur Erregung der ersten Myokardfasern der Kammermuskulatur.

Zur Basisuntersuchung der His-Bündel-Elektrographie gehört *neben der Registrierung bei spontanem Herzrhythmus immer auch die bei elektrischer Stimulation des Herzens* über einen Stimulationskatheter. Die Elektrostimulation erfolgt meist im rechten Vorhof in der Nähe des Sinusknotens, kann aber auch von anderen Herzarealen aus erforderlich sein. Die beiden üblichen Stimulationsverfahren sind die hochfrequente Stimulation mit stufenweiser Steigerung der Stimulationsfrequenz und die programmierte vorzeitige Einzelstimulation bei Spontanrhythmus oder festfrequenter Stimulation.

5.2 Normalbefunde

Normalwerte der Zeitintervalle bei 64 herzgesunden Kindern [44] sowie bei 70 Erwachsenen mit normaler AV-Leitung und einem mittleren P-R-Intervall von 156 ± 17 ms [33] sind in Tabelle 5.1 angegeben. Im Erwachsenenalter wurden von verschiedenen Untersuchern gut übereinstimmende A-H- und H-V-Intervalle gemessen. Schwankungen der Normalwerte für das P-A-Intervall sind wahrscheinlich dadurch bedingt, daß der Beginn der P-Welle im Oberflächen-EKG häufig nicht exakt bestimmt werden kann und deshalb von verschiedenen Autoren unterschiedliche Bestimmungskriterien benutzt wurden (Übersicht bei Seipel [56] S. 12). Im Kindesalter wurden außer der oben genannten nur wenige Untersuchungen des HBE mitgeteilt, die zudem überwiegend bei Patienten

Tabelle 5.1. Normalwerte der Zeitintervalle (in ms) im His-Bündel-Elektrogramm (HBE) bei herzgesunden Kindern [44] und Erwachsenen [33]; x Mittelwert; s Standardabweichung

Intervall im HBE	Kinder (n=64) $x \pm s$			Erwachsene (n=70)	
	3 Jahre	3–8 Jahre	9–18 Jahre	$x \pm s$	Streuung
P–A	19± 9	20± 7	24± 7	37± 7	25– 45
A–H	69±18	83±19	84±17	77±16	50–120
H–V	32± 8	33±11	38± 7	40± 3	35– 45

mit Herzfehlern und pathologischen EKG-Veränderungen durchgeführt wurden [3, 16, 28, 40]. Unterschiedliche Zeitintervalle zwischen Erwachsenen und Kindern oder altersabhängige Unterschiede bei Kindern ließen sich statistisch bisher nicht sichern [16]. Dennoch kann schon aufgrund der altersabhängig zunehmenden PQ-Dauer angenommen werden, daß solche Unterschiede bestehen. Nach den bisherigen Untersuchungen scheint die altersabhängige Zunahme der Zeitintervalle im Kindesalter das P-A- und H-V-Intervall zu betreffen. *Die Überleitungszeit im AV-Knoten* (A-H-Intervall) *zeigt keinen altersabhängigen Unterschied* und wird eher von anderen Faktoren, wie vegetativ-nervösem Tonus und Herzfrequenz, beeinflußt.

5.3 Indikationen und Komplikationen

Klinische Indikation

Indikationen für die His-Bündel-Elektrographie und die intrakardiale Elektrostimulation können sich ergeben bei:
1. atrioventrikulären Erregungsleitungsstörungen,
2. intraventrikulären Erregungsleitungsstörungen,
3. tachykarden Rhythmusstörungen,
4. Präexzitationssyndromen,
5. Sinusknotensyndrom.

Seipel ([56] S. 41) erhielt bei 200 konsekutiv untersuchten Patienten mit Herzrhythmusstörungen in etwa 60% durch die His-Bündel-Elektrographie keine neue diagnostische Information und nur in etwa 20% wurde die Therapieentscheidung durch das Ergebnis beeinflußt. Die stetig wachsende Erfahrung läßt jedoch eine Präzisierung der Untersuchungsindikation erwarten.

Komplikationen wurden bei dieser invasiven Untersuchungsmethode bisher selten beschrieben. In einer Übersicht bei Seipel ([56] S. 8) wird über 4 Fälle von bleibenden höhergradigen AV-Blockierungen durch die Touchierung des zuvor bereits geschädigten Erregungsleitungssystems berichtet. Außerdem sind Vorhof- oder Kammerflimmern speziell bei der Elektrostimulation möglich und andere von der Herzkatheteruntersuchung her bekannte Komplikationen.

Im Folgenden werden die Indikationsgebiete in der oben angegebenen Reihenfolge behandelt.

5.3.1 Atrioventrikuläre Erregungsleitungsstörungen

Die Erregungsleitung kann im Vorhof, im AV-Knoten und im oder distal vom His-Bündel-Stamm verzögert oder blockiert werden mit entsprechenden Veränderungen der durch His-Bündel-Elektrographie meßbaren Zeitintervalle (Abb. 5.1).
Der Ort der Blockierung ist von prognostischer Bedeutung, da von ihm Stabilität, Frequenz und vegetative Beeinflußbarkeit des (potentiellen) Ersatzschrittmachers abhängen. Deshalb kann bei solchen Patienten mit geringen oder fehlenden Beschwerden die Blocklokalisation die therapeutische Entscheidung beeinflussen. Häufig läßt sich die Leitungsstörung aufgrund der durch His-Bündel-Elektrographie gewonnenen allgemeinen Erkenntnisse schon nach dem Oberflächen-EKG mit ziemlicher Sicherheit lokalisieren.

AV-Block ersten Grades. Der isolierte AV-Block ersten Grades ist fast ausschließlich im AV-Knoten lokalisiert; dies trifft für angeborene wie erworbene Formen zu [7, 26, 56]. Im HBE mißt man ein verlängertes A-H-Intervall, das unter Vorhofstimulation mit ansteigender Frequenz bis zum Auftreten eines zweitgradigen AV-Blocks Typ I zunimmt. Die Blockierung kann gelegentlich intraatrial gelegen sein (P-A delay), häufiger bei Patienten mit Vorhofseptumdefekt vom Sekundumtyp [28]. Liegt die Leitungsstörung im His-Bündel-Stamm, wird ein verlängertes oder aufgesplittertes His-Potential registriert. Vereinzelte derartige Fälle wurden beschrieben [26, 33, 39].

AV-Block zweiten Grades. Der AV-Block zweiten Grades Typ I, der mit dem erstgradigen AV-Block in enger Beziehung

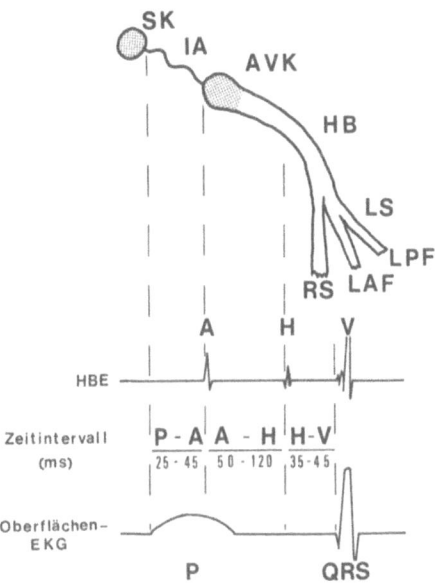

Abb. 5.1. Anatomie des kardialen Erregungsleitungssystems in zeitlicher Beziehung zum Erregungsablauf im HBE und Oberflächen-EKG (Zeitwerte bei Narula [35]). *SK* Sinusknoten, *IA* intraatriale Trakte, *AVK* Atrioventrikularknoten, *HB* His-Bündel. *RS* rechter Tawara-Schenkel, *LS* linker Tawara-Schenkel, *LAF* linksanteriorer Faszikel, *LPF* linksposteriorer Faszikel, *HBE* His-Bündel-Elektrogramm, *A* rechtes basales Vorhofpotential. *H* His-Potential, *V* Ventrikelpotential

steht, ist wie dieser vor allem im Kindesalter fast ausschließlich im AV-Knoten lokalisiert [60]. Im HBE wird eine zunehmende Verlängerung des A-H-Intervalls bis zum Auftreten der Blockierung vor dem His-Potential registriert.
Bei dem im Kindesalter sehr seltenen AV-Block zweiten Grades Typ II, der praktisch ausschließlich im His-Purkinje-System nachzuweisen ist, erfolgt die Blockierung bei konstanter A-H-Zeit nach dem His-Potential [27, 33, 48].
Der höhergradige zweitgradige AV-Block mit konstanter 2:1- oder 3:1-Blockierung wird ohne eindeutige Prävalenz sowohl im als auch distal vom AV-Knoten nachgewiesen. An der Form des QRS-Komplexes läßt sich die Lokalisation nicht sicher erkennen. *Beim AV-Block ersten Grades und zweiten Grades Typ I und II kann der Sitz mit ziemlicher Sicherheit aus dem Oberflächen-EKG vorausgesagt werden.* Dies ist *beim konstanten 2:1-, 3:1-Block* nicht möglich, und

somit ist bei dieser Form des zweitgradigen AV-Blocks die *His-Bündel-Elektrographie indiziert.* Liegt die Blockierung im His-Purkinje-System, ist die Gefahr einer höhergradigen Blockierung groß. Es stehen dann nur noch instabile, niederfrequente, tertiäre Schrittmacher zur Verfügung. Deshalb wird von manchen Autoren bei distal gelegener zweitgradiger AV-Blockierung eine prophylaktische Schrittmachertherapie empfohlen [21, 55].

AV-Block dritten Grades. Der totale AV-Block kann im AV-Knoten, selten im His-Bündel-Stamm (Intra-His-Block) und in seinem distalen Anteil oder in den Faszikeln (trifaszikulärer Block) lokalisiert sein. Im ersten Fall liegt die Blockierung vor dem His-Potential, beim Intra-His-Block wird nach jeder A-Welle und vor jeder V-Welle ein His-Potential registriert. Im EKG ist der QRS-Komplex schmal [12] (Seipel [56] S. 42). Bei distaler Lage folgt die Blockierung dem His-Potential, der QRS-Komplex ist in etwa 90% der Fälle verbreitert [12]. Beim angeborenen totalen AV-Block liegt die Unterbrechung im AV-Knoten [27, 47, 48]. Entsprechend gut ist die Prognose, sofern die Ventrikelfrequenz über 55 Schlägen/min liegt [60]. Angeborene totale Intra-His-Blöcke wurden nur ganz vereinzelt mitgeteilt [39, 47].

Unter den erworbenen totalen AV-Blockierungen sind im Kindesalter die operationsbedingten (nach Eingriffen am Ventrikel) wichtig. Sie sind wie bei Erwachsenen meistens distal vom His-Potential lokalisiert [45]. Ein bleibender totaler Block folgt z. B. in 1% der Fälle nach operativem Verschluß von Ventrikelseptumdefekten [45]. Die Blockierung tritt unmittelbar und bis zu 14 Jahren nach der Operation auf [18, 32]. Viele dieser Patienten mit später Manifestation hatten unmittelbar postoperativ einen passageren Block. Ein solcher tritt in etwa 9% der Fälle nach Korrektur eines Ventrikelseptumdefekts oder einer Fallot-Tetralogie auf [24, 58]. In der Regel kommt es innerhalb der ersten 12 postoperativen Tage wieder zu einem Sinusrhythmus. Häufig tritt gleichzeitig das Bild eines Rechtsschenkelblocks in Verbindung mit einem linksanterioren Hemiblock im EKG auf als Ausdruck der Erholung des linksposterioren Faszikels. Die Gefahr des erneuten Auftretens eines totalen Blocks bleibt in diesen Fällen bestehen. Hierauf wird bei der Besprechung der intraventrikulären Leitungsstörungen gesondert eingegangen.

Das Risiko eines plötzlichen Todes ist bei einem Block distal des His-Potentials besonders groß. Da diese Patienten in der Regel einen operationsbedingten Rechtsschenkelblock aufweisen, läßt sich mit Hilfe des QRS-Komplexes im EKG der Sitz des Blocks nicht identifizieren; dies gelingt nur mit der His-Bündel-Elektrographie. Die sich hieraus ergebende Frage der prophylaktischen Schrittmacherimplantation beim erworbenen AV-Block wird wie im Erwachsenen- auch im Kindesalter nicht einheitlich beurteilt, wenn auch mehrheitlich befürwortet [14] (Seipel [56] S. 42).

5.3.2 Intraventrikuläre Erregungsleitungsstörungen

Bei den intraventrikulären Erregungsleitungsstörungen liegt die Leitungsverzögerung bzw. die Blockierung distal des His-Potentials. *Im Kindesalter* sind sie vor allem *Folge operativer Eingriffe am Ventrikel.* Ihre klinische Bedeutung liegt in ihrer häufigen Weiterentwicklung zu höhergradigen bis totalen Blockierungen.

Ein wichtiger prognostischer Parameter ist die Länge des durch das HBE meßbaren H-V-Intervalls, auch im Hinblick auf die Notwendigkeit einer prophylaktischen Schrittmacherimplantation. Bei uni- und bifaszikulären Blockbildern ist das H-V-Intervall normal lang, wenn über den verbleibenden Faszikel die Erregungsleitung regelrecht abläuft. Eine verlängerte H-V-Zeit wird durch eine zusätzliche Leitungsverzögerung im übrigen intraventrikulären Leitungssystem verursacht und bedeutet demnach eine erheblich größere Gefahr einer späteren totalen Blockierung. Bei Erwachsenen mit einer über 80 ms verlängerten H-V-Zeit wird deshalb von manchen Autoren eine prophylaktische Schrittmachertherapie empfohlen [50], (Seipel [56], S. 58). Andere Autoren sehen die Indikation dazu erst, wenn unter zusätzlicher Vorhofstimulation eine darüber hinausgehende H-V-Zeit-Verlängerung oder Blockierung distal des His-Bündels auftritt [50].

Unifaszikuläre Blockbilder. Isolierte unifaszikuläre Blockbilder stellen in der Regel keine Indikation zur His-Bündel-Elektrographie dar, da sie üblicherweise mit normalen H-V-Zeiten einhergehen. Dies gilt sowohl für den isolierten postoperativen Rechtsschenkelblock [22], der in einer Häufigkeit von 85% nach Eingriffen am Ventrikel auftritt [23, 45,

57], als auch für den isolierten linksanterioren Hemiblock [27, 34, 41], der sich im EKG als überdrehter Linkstyp darstellt und ebenso nach Eingriffen am Ventrikel auftreten kann. Bei dem sehr seltenen linksposterioren Hemiblock (im EKG als überdrehter Rechtstyp erkennbar) wurden dagegen häufig verlängerte H-V-Zeiten gemessen [34].

Linksschenkelblock. Der im Kindesalter ungewöhnliche Linksschenkelblock kann durch Schädigung des linken Schenkels vor seiner Aufteilung und selten bei gleichzeitiger Unterbrechung des linksanterioren und linksposterioren Faszikels auftreten. In der Mehrzahl wurden verlängerte H-V-Intervalle registriert [11, 26, 34, 41] und zwar gehäuft bei zusätzlich verlängerter PQ-Zeit (Seipel [56] S. 58).

Rechtsschenkelblock mit linksanteriorem Hemiblock. Dieses bifaszikuläre Blockbild tritt im Kindesalter fast ausschließlich nach operativen Eingriffen am Ventrikel auf, in einer Häufigkeit von 6–23% [23, 59, 67]. Das Bild des Rechtsschenkelblocks tritt in der Regel unmittelbar postoperativ auf, ein linksanteriorer Hemiblock kann sich mitunter bis zu 12 Jahren später im EKG manifestieren [43].

Die Kombination eines Rechtsschenkelblocks mit linksanteriorem Hemiblock nach einem passageren totalen AV-Block postoperativ scheint ein beträchtliches Risiko einer späteren totalen AV-Blockierung zu bedeuten und ist für manchen eine Indikation zur Schrittmacherimplantation [14]. Geringer ist offensichtlich die Gefahr bei Patienten ohne passageren postoperativen Block [45, 57, 67].

In den meisten Fällen geht einem spät auftretenden postoperativen totalen AV-Block ein derartiges bifaszikuläres Blockbild voraus [32]. Erwachsene Patienten mit nicht operativ bedingtem Rechtsschenkelblock und linksanterioren Hemiblock sind bei zusätzlicher H-V-Zeit-Verlängerung einem wesentlich höheren Risiko im Hinblick auf einen späteren totalen AV-Block ausgesetzt als bei normaler intraventrikulärer Leitungszeit [38]. Inwieweit dies auf die postoperativ entstandenen Fälle zutrifft, läßt sich noch nicht sicher beurteilen.

Bei Patienten, die nach einem passageren totalen Block postoperativ das Bild des Rechtsschenkelblocks mit linksanteriorem Hemiblock entwickelten, war die H-V-Zeit verlängert, unabhängig von der PQ-Zeit, was man als Hinweis auf eine trifaszikuläre Schädigung deuten könnte. Patienten ohne passageren postoperativen Block bei bifaszikulärem Blockbild hatten dagegen normale H-V-Intervalle [18]. Die H-V-Zeit scheint demnach auch in diesen Fällen eine prognostische Bedeutung zu haben, und die Kombination eines postoperativen Rechtsschenkelblocks mit linksanteriorem Hemiblock wäre als Indikation zur His-Bündel-Elektrographie anzusehen [23, 45].

5.3.3 Tachykarde Rhythmusstörungen

Bei supraventrikulärer oder ventrikulärer paroxysmaler Tachykardie oder Extrasystolie ist die His-Bündel-Elektrographie einschließlich intrakardialer Elektrostimulation oft von untergeordneter diagnostischer und therapeutischer Bedeutung.

Supraventrikuläre tachykarde Rhythmusstörungen. Bei der supraventrikulären paroxysmalen Tachykardie oder bei der supraventrikulären Extrasystolie lassen sich der Entstehungsort (Sinusknoten und Vorhof oder oberer Teil des atrioventrikulären Leitungssystems einschließlich His-Bündel=,,AV-junction") und der Erregungsmodus (ektopischer Fokus oder kreisende Erregung=Reentry) durch die intrakardiale Elektrographie mehr oder weniger wahrscheinlich machen, jedoch nicht beweisen, da bisher keine direkte Analyse der Erregung im Sinus- oder AV-Knoten möglich ist (Seipel [56] S. 70).

Ventrikuläre tachykarde Rhythmusstörungen. Die ventrikuläre paroxysmale Tachykardie ist im Kindesalter extrem selten. Ihre Unterscheidung von einer supraventrikulären paroxysmalen Tachykardie kann in manchen Fällen auch mit dem HBE sehr schwierig sein. Differentialdiagnostisch können hier zusätzliche Maßnahmen wie hochfrequente Vorhofstimulation zum ,,Einfangen" des Ventrikels (,,captured beats"), die Registrierung von Potentialen des rechten oder linken Tawara-Schenkels zusätzlich zum HBE und die elektrische His-Bündel-Stimulation weiter helfen [42]. Das HBE ist jedoch kaum in der Lage, pathophysiologische Erkenntnisse bei einer ventrikulären paroxysmalen Tachykardie oder Extrasystolie zu vermitteln.

Bei den genannten Rhythmusstörungen besteht die Indikation zur Untersuchung nach unserem Dafürhalten nur dann, wenn bei therapieresistenten Fällen diagnostische Zweifel bestehen, z. B. bei Verdacht auf ein intermittierendes Präexzitationssyndrom mit Tachykardien.

5.3.4 Präexzitationssyndrome

Die Diagnose eines Präexzitationssyndroms wird aus dem Oberflächen-EKG gestellt. Die Häufigkeit dieses Syndroms im Kindesalter wird mit etwa 0,1% bei allen Kindern angegeben. Bei Kindern mit angeborenen Herzfehlern wird es häufiger beobachtet, etwa in 0,5% der Fälle [66]. Zu den Präexzitationssyndromen gehören das *WPW-Syndrom (Wolff-Parkinson-White-Syndrom)* und das *LGL-Syndrom (Lown-Ganong-Levine-Syndrom)*. Patienten mit WPW-Syndrom neigen zu gehäuften paroxysmalen Tachykardien, beim LGL-Syndrom gehören sie definitionsgemäß zum Krankheitsbild. Hierbei haben intrakardiale Elektrographie und His-Bündel-Elektrographie entscheidende diagnostische Erkenntnisse gebracht.

Für die Erklärung eines Präexzitationssyndroms wird neben der physiologischen Erregungsleitung über AV-Knoten und His-Bündel eine Leitung über akzessorische Bahnen zwischen Vorhof und Kammer angenommen. Da die akzessorischen Bahnen die Erregung in der Regel rascher auf das Ventrikelmyokard überleiten als die anatomisch normalen Bahnen, resultieren EKG-Veränderungen wie Antesystoliewelle mit verkürzter PQ-Dauer beim WPW-Syndrom und verkürzte PQ-Dauer ohne Antesystolie beim LGL-Syndrom. Die Abb. 5.2 zeigt die schematische Darstellung der möglichen akzessorischen Bahnen bei Präexzitationssyndromen und ihre Beziehung zum elektrokardiographischen Befund. Die Existenz des Mahaim-Bündels als Ursache eines Präexzitationssyndroms ist bisher nicht ausreichend gesichert [35]. Außerdem ist bei Patienten mit LGL-Syndrom eine funktionelle Längsdissoziation innerhalb des AV-Knotens mit unterschiedlichen Leitungseigenschaften der intranodalen Kurzschlußverbindungen denkbar. Die gehäuften paroxysmalen Tachykardien werden bei den Präexzitationssyndromen meist durch kreisende Erregungen (Reentry) über physiologische und akzessorische Bahnen unterhalten, gelegentlich aber auch durch Vorhofflattern und Vorhofflimmern mit hoher Überleitungsfrequenz über die akzessorischen Bahnen oder durch AV-Knoten-Tachykardien ohne Reentry.

Aus klinischer Sicht ergibt sich bei einem Präexzitationssyndrom die *Indikation zur intrakardialen und His-Bündel-Elektrographie bei* (1) Patienten mit *rezidivierenden Tachykardien,* die auf die übliche medikamentöse Therapie nicht ansprechen, (2) Patienten mit *Tachykardien und unklaren Synkopen,* und (3) Patienten mit rezidivierenden *therapieresistenten Tachykardien* und *Verdacht auf ein maskiertes Präexzitationssyndrom* ohne die typischen EKG-Veränderungen (Seipel [56], S. 97).

Mögliche operative Intervention

Oft wird die Untersuchung mit der Fragestellung einer möglichen *operativen Durchtrennung der akzessorischen Bah-*

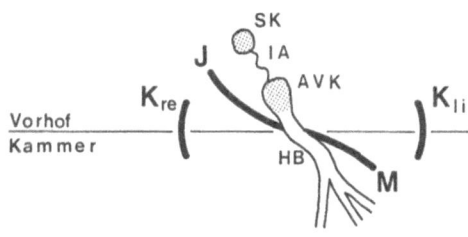

Erregungsleitung	EKG und His-Potential (H)	EKG-Veränderung
Normale Bahnen		Normalbefund
Normale Bahnen und James-Bündel		LGL-Syndrom PQ-Dauer verkürzt QRS normal breit H-V-Intervall normal
Normale Bahnen und Rechtes Kent-Bündel		WPW-Syndrom Typ B PQ-Dauer verkürzt QRS verbreitert Antesystolie H-V-Intervall nicht erkennbar
Normale Bahnen und Linkes Kent-Bündel		WPW-Syndrom Typ A Siehe WPW-Syndrom Typ B PQ-Dauer evtl. weniger verkürzt
Normale Bahnen und Mahaim-Bündel		WPW-Syndrom, indeterminierter Typ PQ-Dauer normal QRS oft nicht verbreitert Antesystolie H-V-Intervall verkürzt

Abb. 5.2. Mögliche akzessorische Bahnen bei Präexzitationssyndromen und ihre Beziehung zum elektrokardiographischen Befund. (Nach Seipel [56]). *SK* Sinusknoten, *IA* intraatriale Trakte, *AVK* Atrioventrikularknoten, *HB* His-Bündel, *J* James-Bündel, K_{re} rechtes Kent-Bündel, K_{li} linkes Kent-Bündel, *M* Mahaim-Bündel

nen durchgeführt, wobei nach den bisherigen Erfahrungen für diese Therapie nur wenige Patienten mit günstiger anatomischer Lage der Bahnen in Frage kommen. Die intrakardiale und His-Bündel-Elektrographie hat dabei zum Ziel, akzessorische Leitungsbahnen nachzuweisen, grob zu lokalisieren und ihre Beteiligung an den Tachykardien glaubhaft zu machen (Seipel [56] S. 97). Die exakte Lokalisierung erfolgt

immer intraoperativ durch epi- oder sogar endokardiales „mapping" [65].
Die folgenden Ausführungen orientieren sich am Schema der Abb. 5.2 und können lediglich als stark vereinfachter Überblick zum diagnostischen Vorgehen angesehen werden.

Nachweis des Kent-Bündels   Nachweis und grobe Lokalisierung eines **Kent-Bündels** können durch Elektrostimulation im rechten und linken Vorhof bzw. Koronarsinus gelingen (bei antegrader Blockierung der akzessorischen Bahnen und ausschließlicher retrograder Leitung kann die ventrikuläre Stimulation Nachweis und Lokalisation ermöglichen). Je näher an der akzessorischen Bahn die Stimulation erfolgt, um so rascher erfolgt die abnorme Erregungsüberleitung auf die Ventrikel und um so stärker die Deformierung der Kammerkomplexe. Zugleich verschwindet das His-Potential immer mehr im deformierten Kammerkomplex. Dieses Kriterium gestattet gleichzeitig die differentialdiagnostische Abgrenzung gegenüber einem **Mahaim-Bündel**. Hier erfolgt bei atrialer Stimulation an unterschiedlichen Punkten keine weitere Deformierung des Kammerkomplexes. Bei steigender Stimulationsfrequenz kommt es zur zunehmenden A-H-Verlängerung entsprechend der zunehmenden Leitungsverzögerung im AV-Knoten ohne Zunahme der Präexzitation. Nachweis und Lokalisation eines **James-Bündels** können durch hochfrequente atriale Stimulation oder vorzeitige Einzelstimulation gelingen. Bei zunehmender Verkürzung der Stimulationsintervalle verlängert sich das A-H-Intervall nicht, wie das bei nodaler Leitung beobachtet wird. Manchmal kann es sogar zur Blockierung der akzessorischen Bahn mit alleiniger Überleitung über das noch nicht blockierte nodale System und somit zur plötzlichen sprunghaften Verlängerung des A-H-Intervalls kommen.

Die schwierige Lokalisierung septal gelegener oder multipler akzessorischer Bahnen [13] erfordert eine besonders aufwendige und sorgfältige Untersuchungstechnik.

Die für eine chirurgische Therapie wichtige Differenzierung einer Tachykardie durch Reentry unter Einbeziehung der akzessorischen Bahnen von einer AV-Knoten-Tachykardie ohne Reentry wird durch folgende Kriterien erleichtert (Seipel [56] S. 126):

AV-Knoten-Tachykardie. Außerhalb der Tachykardie entsteht bei zunehmend vorzeitiger ventrikulärer Stimulation eine zunehmende Verlängerung des V-A-Intervalls mit dazwischen liegendem His-Potential entsprechend einer abnehmenden Leitungsgeschwindigkeit im AV-Knoten.

Tachykardie durch Reentry. Außerhalb der Tachykardie weist ein unverändertes V-A-Intervall bei zunehmend vorzeitiger ventrikulärer Stimulation auf eine retrograd leitende akzessorische Bahn.
Auch während einer Tachykardie kann die intrakardiale Elektrographie Anhaltspunkte zur Differenzierung geben, jedoch ist eine Analyse des Erregungsablaufs oft schwierig.

Bei intermittierendem WPW-Syndrom muß eine akzessorische Erregungsleitung durch intrakardiale Elektrostimulation erst provoziert werden. Wenn die akzessorische Bahn nur in bestimmten Frequenzbereichen („Frequenzfenster") oder in einer Richtung (ventrikuloatrial oder atrioventrikulär) nachweisbar ist, sind Registrierung und Stimulation mit steigender Frequenz oder Vorzeitigkeit an verschiedenen Punkten des Herzens erforderlich. Durch das gleiche Vorgehen kann bei Patienten mit rezidivierenden Tachykardien und Verdacht auf maskiertes WPW-Syndrom die Verdachtsdiagnose gesichert oder – so weit wie möglich – ausgeschlossen und danach die entsprechende Therapie eingeleitet werden.
Bei der intrakardialen Elektrographie mit Elektrostimulation soll immer gleichzeitig die Refraktärzeit akzessorischer Bahnen bestimmt werden. Dieser Parameter ist ein Maß für die potentielle Gefährdung des Patienten. Die effektive Refraktärzeit begrenzt die maximal mögliche Kammerfrequenz bei intermittierendem Vorhofflimmern, welches beim LGL-Syndrom häufiger als bei Normalpersonen auftritt. Außerdem ist sie ein wichtiges Kriterium für die Indikation zur antiarrhythmischen Langzeitbehandlung. Ein gezieltes Austesten antiarrhythmischer Medikamente ist dabei möglich (Seipel [56] S. 97).
Die His-Bündel-Elektrographie mit intrakardialer Elektrostimulation zur exakten Analyse eines Präexzitationssyndroms ist ein aufwendiges invasives Verfahren. Oft sind gleichzeitig mehrere intrakardiale Registrierungen über verschiedene Katheter und die intrakardiale Stimulation zur Sicherung der Diagnose erforderlich. Im Kindesalter wurden vereinzelte Untersuchungen mitgeteilt, jedoch ist bei jüngeren Kindern die Methode wahrscheinlich allein wegen der kleinen anatomischen Gefäßverhältnisse nur begrenzt anwendbar.

5.3.5 Sinusknotensyndrom

Definition   Unter dem Begriff des Sinusknotensyndroms (SKS) werden Rhythmusstörungen bradykarder und tachykarder Form zusammengefaßt, denen eine Funktionsstörung des Sinusknotens und der sinuatrialen Grenzregion zugrunde liegt (Übersicht bei [2]).
Die intrakardiale Elektrographie ermöglicht mit Hilfe spezieller Stimulationstechniken eine Testung der Sinusknotenfunktion (Übersicht bei [1]).
Die Arrhythmien beim SKS lassen sich unterteilen in: (1) persistierende, schwere Sinusbradykardie, (2) sinuatrialer Block oder Sinusstillstand mit oder ohne Ersatzrhythmus, und (3) Tachyarrhythmien atrialen Ursprungs, die in Kombination mit den bradykarden Formen als Bradykardie-Tachykardie-Syndrom bezeichnet werden.

Die häufigsten Symptome infolge arrhythmiebedingter zerebraler Minderdurchblutung sind Schwindelerscheinungen und Synkopen. Das SKS ist bevorzugt eine Erkrankung des höheren Lebensalters. Im Kindesalter wurde das SKS bisher verhältnismäßig selten, wenn auch in zunehmendem Umfang beobachtet [53, 64, 69, 70]. Am häufigsten tritt es postoperativ auf und zwar nach großen Eingriffen im Vorhofbereich [19, 45]. Dies trifft auf die Korrektur des hoch gelegenen Vorhofseptumdefekts vom Sinus-venosus-Typ zu [4] und vor allem auf die intraatriale Korrektur der Transposition der großen Arterien nach Mustard [5, 8, 9, 15, 19, 31, 46, 49, 63, 71]. Supraventrikuläre Arrhythmien nach Mustard-Operation werden mit einer Häufigkeit von 15–100% angegeben und dürften überwiegend dem SKS zuzuordnen sein. Die große Schwankungsbreite läßt sich sowohl durch unterschiedliche Operationstechniken erklären [9, 29] als auch durch die Schwierigkeiten bei der Diagnostik der oft nur intermittierend nachweisbaren Rhythmusstörungen [49]. Plötzliche Todesfälle selbst Jahre nach der Operation wurden mit den Arrhythmien in Zusammenhang gebracht [5, 8, 10, 19, 25, 29, 54].

Diagnose   Das diagnostische Vorgehen bei Verdacht auf Vorliegen eines SKS besteht aus nicht-invasiven und invasiven Untersuchungsmethoden. Die **nichtinvasiven Methoden** sind: (1) das Ruhe-EKG, (2) das Belastungs-EKG, (3) der Atropintest und (4) das Langzeit-EKG über mindestens 24 h. Der besondere Wert des Langzeit-EKGs konnte auch für das Kindesalter bei Patienten nach Mustard-Operation belegt werden [19, 49]. An **invasiven Methoden** werden eingesetzt: (1) hochfrequente Vorhofstimulation zur Bestimmung der Sinusknotenerholzeit (SKEZ) [30, 37], (2) programmierte atriale Einzelstimulation zur Bestimmung der sinuatrialen Leitungszeit [61] und evtl.

(3) His-Bündel-Elektrographie zur Analyse der atrioventrikulären Leitung.

Die Notwendigkeit zur ergänzenden His-Bündel-Elektrographie ergibt sich beim Erwachsenen mit SKS, da bei bis zu 50% der Patienten zusätzliche Abnormitäten der atrioventrikulären und/oder intraventrikulären Erregungsleitung nachweisbar sind. Im Kindesalter sind AV-Überleitungsstörungen bei der postoperativen Form des SKS eher selten. Sofern jedoch eine Herzschrittmacherimplantation erforderlich wird, kann durch Prüfung der AV-Überleitungsverhältnisse geklärt werden, ob sich ein atrialer Schrittmacher verwenden läßt. Die Indikation zur Schrittmachertherapie kann sich auch bei Kindern mit SKS ergeben [14], und zwar wegen synkopaler Anfälle, symptomatischer Bradykardien oder wegen der oft zu beobachtenden Verstärkung der Bradykardien unter medikamentöser Behandlung der Tachyarrhythmien.

Bei den elektrophysiologischen Untersuchungen der Sinusknotenfunktion ist man zur Zeit noch auf indirekte Methoden wie die Bestimmung der SKEZ und der sinuatrialen Leitungszeit mittels Vorhofstimulation angewiesen, da eine zuverlässige Ableitung der Sinusknotenpotentiale bisher nicht möglich ist.

Bestimmung der Sinusknotenerholzeit

Methodik. Die Testung der Sinusknotenfunktion erfordert die Vorhofstimulation und die simultane Ableitung eines intraatrialen EKG in der Nähe des Sinusknotens. Dies kann entweder über einen vierpoligen Elektrodenkatheter oder über zwei getrennte bipolare Elektroden erfolgen. Die Vorhofstimulation beginnt mit einer Frequenz, die gerade über der Spontanfrequenz liegt und wird dann in Stufen von 10–20 Schlägen/min gesteigert, bis zu einer Frequenz von 160–200 Schlägen/min. Auf jeder Frequenzstufe wird 30–60 s lang stimuliert. Die Stimulationspause zwischen zwei Stimulationsfrequenzen sollte mindestens 15 s betragen.
Durch die elektrische Stimulation kommt es zu einer vorübergehenden Impulsunterdrückung im Sinusknoten („overdrive supression"). Nach Beendigung einer Stimulationsphase vergeht eine gewisse Zeit, bis die spontane Sinusknotenaktivität wieder aufgenommen wird. Bei gestörter Sinusknotenfunktion kommt es zu einer Verlängerung der Pause bis zum Einsetzen des Sinusrhythmus.
Die SKEZ ist definiert als das Intervall zwischen letzter

schrittmacherinduzierter P-Zacke und der ersten durch spontane Sinusknotenaktivität ausgelösten Vorhofaktion. Da die SKEZ von der spontanen Herzfrequenz abhängt, erfolgt üblicherweise eine Frequenzkorrektur. Hierzu wird entweder die absolute SKEZ in % der spontanen Periodendauer angegeben oder die spontane Periodendauer wird von der SKEZ abgezogen (sog. korrigierte SKEZ).

Normalwerte. Für das Kindesalter wurden Normalwerte der SKEZ von Gutgesell et al. [20], korrigierte SKEZ 0–500 ms, und von Yabek et al. [70], SKEZ 109–166% der spontanen Zykluslänge, ermittelt. Nach Frequenzkorrektur bestanden keine signifikanten Unterschiede in den verschiedenen Altersgruppen. Die für das Kindesalter ermittelten oberen Normgrenzen stimmen ihrerseits gut mit den für Erwachsene gültigen Werte überein (vgl. Breithardt u. Seipel [1]).

Befunde bei Sinusknotendysfunktion. Die umfangreichsten Untersuchungen liegen bei Kindern nach Mustard-Operation vor; diese wurden in der Arbeitsgruppe von McNamara durchgeführt [10, 15, 17, 31].

Bei 46–53% der untersuchten Patienten wurde eine Verlängerung der korrigierten SKEZ festgestellt. Bei etwa einem Drittel dieser Patienten trat nach Beendigung der schnellen Vorhofstimulation vor Erscheinen der ersten Sinusaktion ein AV-Ersatzschlag auf. Dieses Phänomen des AV-Ersatzschlages wird als ein zusätzlicher Hinweis auf eine Sinusknotendysfunktion angesehen. Rhythmusstörungen traten bei den Kindern mit verlängerter SKEZ signifikant häufiger auf als bei Vorliegen einer normalen SKEZ. Elektrophysiologische Untersuchungen nach Mustard-Operation erfolgten auch durch Saalouke et al. [49]. Bei allen Kindern waren im Langzeit-EKG über 24 h Rhythmusstörungen nachweisbar. Die SKEZ war aber nur bei 63% der Kinder verlängert. In über 60% trat nach Stimulationsende zuerst ein AV-Ersatzschlag ein.

Es sei noch auf die Veröffentlichung von Sunderland et al. [62] hingewiesen, die bei 3 Patienten nach Mustard-Operation keine SKEZ-Verlängerung nachweisen konnten, und auf die Mitteilung von Schiller et al. [52], die bei 2 Kindern mit nicht operationsbedingtem SKS eine deutlich verlängerte SKEZ fanden. Die Angaben über die Häufigkeit einer pathologisch verlängerten SKEZ bei Erwachsenen mit SKS schwanken zwischen 33 und 93% [2].

Bestimmung der sinuatrialen Leitungszeit

Definitionsgemäß gehört auch eine Funktionsstörung der sinuatrialen Grenzregion zum SKS. Die indirekte Bestimmung der sinuatrialen Leitungszeit mittels programmierter atrialer Einzelstimulation rangiert jedoch wegen methodischer Probleme und Interpretationsschwierigkeiten hinter der Bestimmung der SKEZ. Erfahrungen über den diagnostischen Wert der sinuatrialen Leitungszeit bei der postoperativen Form des SKS liegen bisher nicht vor.

Bei der invasiven Diagnostik des SKS stellt die SKEZ den zur Zeit wichtigsten elektrophysiologischen Parameter dar. Die Bestimmung der SKEZ ist jedoch wegen der Möglichkeit falsch-negativer Testergebnisse als alleiniges Verfahren zur Erfassung einer Sinusknotendysfunktion nicht geeignet. Nach Breithardt u. Seipel [1] besteht jedoch die Indikation zur invasiven Diagnostik, wenn die nicht-invasiven Verfahren eine sichere Diagnosestellung nicht erlauben oder die Beschwerden des Patienten nicht ausreichend erklären.

5.4 Schlußbemerkung

Die routinemäßig durchgeführte His-Bündel-Elektrographie und die intrakardiale Elektrostimulation haben unsere Kenntnisse über elektrophysiologische Vorgänge bei Herzrhythmusstörungen in vielen Punkten erweitert. Aufgrund der gewonnenen Erkenntnisse, aber auch wegen der noch bestehenden methodischen Probleme kann die Indikation zu dieser Untersuchung im Hinblick auf diagnostische und therapeutische Fragestellungen immer präziser gestellt werden. Die Ergebnisse der routinemäßig durchgeführten His-Bündel-Elektrographie führten also zur Selbstreduktion ihrer Einsatzbreite unter klinischen Gesichtspunkten. Weitere breit angelegte Untersuchungen sind unter dem Aspekt der methodischen Weiterentwicklung in Zentren mit entsprechender Erfahrung erforderlich, um bisher ungelöste Probleme wie Registrierung und Analyse von Potentialen des Sinus- und AV-Knotens angehen zu können.

Im *Kindesalter* scheint sich die *Untersuchungsindikation* hauptsächlich auf bestimmte Formen der *postoperativ erworbenen Herzrhythmusstörungen* zu konzentrieren, während sie bei angeborenen Arrhythmien selten besteht. Bei den postoperativen Fällen ist mit steigender Operationsfrequenz mit einer noch zunehmenden Indikationshäufigkeit zu rechnen. Besonders bei postoperativen Arrhythmien mit plötzlichen Todesfällen trotz guter hämodynamischer Operationsergebnisse erwarten wir von der His-Bündel-Elektrographie und der intrakardialen Elektrostimulation weitere Erkenntnisse in prognostischer und therapeutischer Hinsicht:

Zum einen muß es gelingen, die gefährdeten Patienten frühzeitig zu erfassen und durch Schrittmacherimplantation rechtzeitig zu behandeln.

Zum anderen müssen die Ursachen für die gefährlichen Arrhythmien erkannt werden, damit sie sich durch entsprechende Optimierung der Operationsverfahren vermeiden lassen.

Literatur

1. Breithardt G, Seipel L (1978) Funktionsanalyse des Sinusknotens. In: Seipel L (Hrsg): His-Bündel-Elektrographie und intrakardiale Stimulation. Thieme, Stuttgart S 153
2. Blömer H, Wirtzfeld A, Delius W, Sebening H (1977) Das Sinusknoten-Syndrom. Perimed, Erlangen
3. Brodsky SJ, Mirowski M, Krovetz LJ, Rowe RD (1971) Recordings of his bundle and other conduction tissue potentials in children. J Pediatr 79: 61
4. Clark EB, Roland J-MA, Varghese PJ, Neill CA, Haller JA (1975) Should the sinus venosus type ASD be closed? Am J Cardiol 35: 127
5. Clarkson PM, Barratt-Boyes BG, Neutze JM (1976) Late dysrhythmias and disturbances of conduction following Mustard operation for complete transposition of the great arteries. Circulation 53: 519
6. Damato AN, Lau SH, Berkowitz WD, Rosen KM, Lisi KR (1969) Recording of spezialized conducting fibers (A-V nodal, his bundle and right bundle branch) in man using an electrode catheter technique. Circulation 39: 435
7. Effert S (1975) Atrioventrikuläre Überleitungsstörungen. Verh Dtsch Ges Inn Med 81: 99
8. El-Said G, Rosenberg HS, Mullins CE, Hallman GL, Cooley DA, McNamara DG (1972) Dysrhythmias after Mustard's operation for transposition of the great arteries. Am J Cardiol 30: 526
9. El-Said GM, Gillette PC, Cooley DA, Mullins CE, McNamara DG (1976 a) Protection of the sinus node in Mustard's operation. Circulation 53: 788
10. El-Said GM, Gillette PC, Mullins CE, Nihill MR, McNamara DG (1976b) Significance of pacemaker recovery time after the Mustard operation for transposition of the great arteries. Am J Cardiol 38: 448

11. Fleischmann D, Mathey D, Bleifeld W, Irnich W, Effert S (1973) His-Bündel-Elektrographie bei Patienten mit intraventrikulären Leitungsstörungen. Klin Wochenschr 51: 1066
12. Fleischmann D, Effert S, Bleifeld W, Pop T, Irnich W (1975) Lokalisation der Leitungsunterbrechung beim kompletten AV-Block mittels His-Bündel-Elektrographie. Dtsch Med Wochenschr 100: 723
13. Gallagher JJ, Sealy WC, Wallace, AG, Kasell J (1976) Correlation between catheter electrophysiological studies and findings on mapping of ventricular excitation in the W.P.W. syndrome. In: Wellens, HJJ Lie KI, Janse MJ (eds) The conduction system of the heart. Stenfert Kroese, Leiden, p 588
14. Gamble WJ, Owens JP (1977) Pacemaker therapy for conduction defects in the pediatric population. In: Roberts NK, Gelband H (eds) Cardiac arrhythmias in the neonate, infant, and child. Appleton-Century-Crofts, New York, p 469
15. Gillette PC, El-Said GM, Sivarajan N, Mullins CE, Williams RL, McNamara DG (1974) Electrophysiological abnormalities after Mustard's operation for transposition of the great arteries. Br Heart J 36: 186
16. Gillette PC, Reitman MJ, Gutgesell HP, Vargo TA, Mullins CE, McNamara DG (1975) Intracardiac electrography in children and young adults. Am Heart J 89: 36
17. Gillette PC, Duff D, Mullins CE, McNamara DG (1976) Sinus node function vs internodal conduction as the mechanism of post Mustard dysrhythmias. Circulation 53, 54 [Suppl II]: 184
18. Godman MJ, Roberts NK, Izukawa T (1974) Late postoperative conduction disturbances after repair of ventricular septal defect and tetralogy of Fallot. Circulation 44: 214
19. Greenwood RD, Rosenthal A, Sloss LJ, LaCorte M, Nadas AS (1975) Sick sinus syndrome after surgery for congenital heart disease. Circulation 52: 208
20. Gutgesell HP, Gillette PC, McNamara DG (1974) The response of the sino-atrial node to rapid atrial stimulation. Pediatr Res 8: 350
21. Haft JI (1973) The His bundle electrogramm. Circulation 47: 897
22. Hougen TJ, Dick M, Freed MD, Keane JF (1978) His bundle electrogram after intracardiac repair of tetralogy of Fallot. Am J Cardiol 41: 552
23. Izukawa T, Sondheimer HM, Trusler GA, Mustard WT (1976) Conduction disturbances after repair of ventricular septal defect and tetralogy of Fallot. In: Kidd BSL, Rowe RD (eds) The child with congenital heart disease after surgery. Futura New York, p 241
24. Kulbertus HE, Coyne JJ, Hallidie-Smith KA (1969) Conduction disturbances before and after surgical closure of ventricular septal defect. Am Heart J 77: 123
25. Landau JF, Sidi D, Batisse A, Kachaner J (1978) Résultats à lang terme de 156 interventions de Mustard pour transposition simple des gros vaisseaux. Arch Mal Coeur 71: 538
26. Lang K, Just H, Zipfel J, Erbs R, Heicke B, Hopf U (1975) Lokalisation der Leitungsstörung beim AV-Block. In: Seipel L, Loogen F, Both A (Hrsg) His-Bündel-Elektrographie. Schattauer, Stuttgart, S 83
27. Lang K (1977) Klinik der AV-Überleitungsstörungen. Herz/Kreislauf 9: 82

28. Levin AR, Haft JI, Engle MA, Ehlers KH, Klein AA (1977) Intracardiac conduction intervals in children with congenital heart disease. Circulation 55: 286
29. Lewis AB, Lindesmith GG, Takahashi M, Stanton RE, Tucker BL, Stiles QR, Meyer BW (1977) Cardiac rhythm following the Mustard procedure for transposition of the great vessels. J Thorac Cardiovasc Surg 73: 919
30. Mandel W, Hayakawa H, Danzig R, Marcus HS (1971) Evaluation of sino-atrial node function in man by overdrive suppression. Circulation 44: 59
31. McNamara DG, El-Said GM, Gillette PC, Mullins CE (1976) The problem of arrhythmias following the Mustard operation. In: Kidd BSL, Rowe RD (eds) The child with congenital heart disease after surgery. Futura, New York, p 201
32. Moss AJ, Klyman G, Emmanouilides GC (1972) Late onset complete heart block – newly recognized sequela of cardiac surgery. Am J Cardiol 30: 884
33. Narula OS (1975a) Current concepts of atrioventricular block. In: Narula OS (ed) His bundle electrocardiography and clinical electrophysiology. Davis, Philadelphia, p 139
34. Narula OS (1975b) Intraventricular conduction defects. In: Narula OS (ed) His bundle electrocardiography and clinical electrophysiology. Davis, Philadelphia, p 177
35. Narula OS (1975c) Electrophysiologic evaluation of accessory conduction pathways. In: Narula OS (ed) His bundle electrocardiography and clinical electrophysiology. Davis, Philadelphia, p 313
36. Narula OS, Lister JW, Cohen LS, Samet P (1968) Localization of A-V conduction delays in man. Circulation 38 [Suppl VI]: 146
37. Narula OS, Samet P, Javier RP (1972) Significance of the sinus-node recovery time. Circulation 45: 140
38. Narula OS, Gann D, Samet P (1975) Prognostic value of H-V intervals. In: Narula OS (ed) His bundle electrocardiography and clinical electrophysiology. Davis, Philadelphia, p 437
39. Nasrallah AT, Gillette PC, Mullins CE (1975) Congenital and surgical atrioventricular block within the His bundle. Am J Cardiol 36: 914
40. Pahlajani DB, Miller RA, Serratto M (1975) Patterns of atrioventricular conduction in children. Am Heart J 90: 165
41. Puech P (1975a) Corrélation entre les enregistrements de surface et l'électrogramme hisien. In: Seipel L, Loogen F, Both A (Hrsg) His-Bündel-Elektrographie. Schattauer, Stuttgart, S 91
42. Puech P (1975b) Ectopic ventricular rhythms: ventricular tachycardia and His bundle recordings. In: Narula OS (ed) His bundle electrocardiography and clinical electrophysiology. Davis, Philadelphia, p 243
43. Quattlebaum TG, Varghese PJ, Neill CA, Donahoo JS (1975) Sudden death among postoperative patients with tetralogy of Fallot: a follow-up study of 251 patients for an average of twelve years. Am J Cardiol 35: 64
44. Roberts NK, Gillette PC (1977) Clinical electrophysiologic data in the investigation of an arrhythmia: A review of techniques and normal values. In: Roberts NK, Gelband H (eds) Cardiac arrhythmias in the neonate, infant, and child. Appleton-Century-Crofts, New York, p 133
45. Roberts NK, Yabek S (1977) Arrhythmias following atrial and ventricu-

lar surgery. In: Roberts NK, Gelband H (eds) Cardiac arrhythmias in the neonate, infant, and child. Appleton-Century-Crofts, New York, p 405
46. Rodriguez-Fernandez HL, Kelly DT, Collado A, Haller JA Jr, Krovetz LJ, Rowe RD (1972) Hemodynamic data and angiographic findings after Mustard repair for complete transposition of the great arteries. Circulation 46: 799
47. Rosen KM, Mehta A, Rahimtoola SH, Miller RA (1971) Sites of congenital and surgical heart block as defined by his bundle electrography. Circulation 44: 833
48. Runge M (1974) Ergebnisse einer neuen Methode zur Herzrhythmus-Analyse. Münch Med Wochenschr 116: 1667
49. Saalouke MG, Rios J, Perry LW, Shapiro SR, Scott LP (1978) Electrophysiologic studies after Mustard's operation for d-transposition of the great vessels. Am J Cardiol 41: 1104
50. Scheinman M, Weiss A, Kunkel F (1973) His bundle recordings in patients with bundle branch block and transient neurologic symptoms. Circulation 48: 322
51. Scherlag BJ, Lau SH, Helfant RH, Berkowitz WD, Stein E, Damato AN (1969) Catheter technique for recording his bundle activity in man. Circulation 39: 13
52. Schiller MS, Levin AR, Haft JI, Engle MA, Ehlers KH, Klein AA (1977) Electrophysiologic studies in sick sinus syndrome following surgery for d-transposition of the great arteries. J Pediatr 91: 891
53. Scott O, Macartney FJ, Deverall PB (1976a) Sick sinus syndrome in children. Arch Dis Child 51: 100
54. Scott LP, Saalouke MG, Shapiro SR, Rios JC, Perry LW (1976b) Sudden unexpected death following Mustard's procedure for d-transposition of the great vessels. Circulation 54 [Suppl II] 89
55. Seipel L, Both A, Loogen F (1975) Klinische Bedeutung der His-Bündel-Elektrographie. Klin Wochenschr 53: 499
56. Seipel L (1978) His-Bündel-Elektrographie und intrakardiale Stimulation. Thieme, Stuttgart
57. Sondheimer HM, Izukawa T, Olley PM, Trusler GA, Mustard WT (1976) Conduction disturbances after total correction of tetralogy of Fallot. Am Heart J 92: 278
58. Squarcia U, Merideth J, McGoon DC, Weidman WH (1971) Prognosis of transient atrioventricular conduction disturbances complicating open-heart surgery for congenital heart defects. Am J Cardiol 28: 648
59. Steeg CN, Krongrad E, Davachi F (1975) Postoperative left anterior hemiblock and right bundle branch block following repair of tetralogy of Fallot. Circulation 51: 1026
60. Steeg CN, Krongrad E (1977) Disorders of conduction. In: Roberts NK, Gelband H (eds) Cardiac arrhythmias in the neonate, infant, and child. Appleton-Century-Crofts, New York, p 211
61. Strauss HC, Saroff AL, Bigger JT Jr., Giardina EGV (1973) Premature atrial stimulation as a key to the understanding of sinoatrial conduction in man. Circulation 47: 86
62. Sunderland CO, Henken DP, Nichols GM, Dhindsa DS, Bonchek LI, Menashe VD, Rahimtoola SH, Starr A, Lees MH (1975) Postoperative hemodynamic and electrophysiologic evaluation of the interatrial baffle procedure. Am J Cardiol 35: 660
63. Varghese PJ, Roland J-MA (1976) Sick sinus syndrome in postoperative

children. In: Kidd BSL, Rowe RD (eds) The child with congenital heart disease after surgery. Futura, New York, p 233
64. Varghese PJ (1977) Sinus node disorders. In: Roberts NK, Gelband H (eds) Cardiac arrhythmias in the neonate, infant, and child. Appleton-Century-Crofts, New York, p 159
65. Waldo AL, MacLean WAH, James TN (1977) Electrophysiologic delineation of the cardiac conduction system during open heart surgery. In: Roberts NK, Gelband H (eds) Cardiac arrhythmias in the neonate, infant, and child. Appleton-Century-Crofts, New York, p 373
66. Wellens HJJ, Lubbers WJ, Losekoot TG (1977) Preexcitation. In: Roberts NK, Gelband H (eds) Cardiac arrhythmias in the neonate, infant, and child. Appleton-Century-Crofts, New York, p 231
67. Wolff GS, Rowland TW, Ellison RC (1972) Surgically induced right bundle-branch block with left anterior hemiblock – an ominous sign in postoperative tetralogy of Fallot. Circulation 46: 587
68. Yabek SM, Jarmakani JM, Roberts NK (1976) Sinus node function in children. Circulation 53: 28
69. Yabek SM, Swensson RE, Jarmakani JM (1977) Electrocardiographic recognition of sinus node dysfunction in children and young adults. Circulation 56: 235
70. Yabek SM, Jarmakani JM (1978) Sinus node dysfunction in children, adolescents, and young adults. Pediatrics 61: 593
71. Zavanella C, Subramanian S (1978) Review: surgery for transposition of the great arteries in the first year of life. Ann Surg 187: 143

6 Hypertonie im Kindesalter – primär oder sekundär?

H. J. Bachmann und K. Pistor

Noch vor wenigen Jahren galt es als gesichert, daß die Hypertonie bei Kindern – im Gegensatz zum Erwachsenen – in der Mehrzahl aller Fälle sekundärer Art sei. Diese Einschätzung hat sich aufgrund neuer Befunde gewandelt.

6.1 Vorbemerkungen

Vor allem methodische Probleme waren wohl dafür verantwortlich, daß die Blutdruckmessung bei Kindern nur zögernd als fester Bestandteil in das Programm der körperlichen Routineuntersuchung aufgenommen wurde. Schon 1938/39 hatten Robinow u. Mitarb. sowie Woodbury u. Mitarb. [50, 58] auch für Kinder nachgewiesen, daß mit indirekten Blutdruckmeßmethoden (nach Riva Rocci und Korotkow) zuverlässige Blutdruckwerte zu erheben sind. Ihre intraarteriellen Vergleichsmessungen hatten jedoch deutlich gemacht, daß hierzu Manschetten verschiedener Breite erforderlich sind. Nach einer Angabe der Task Force on Blood Pressure Control in Children [5] werden dann zuverlässige Blutdruckwerte gemessen, wenn die Manschettenbreite mindestens 2/3 der Oberarmlänge bedeckt (im Zweifelsfall ist die breitere Manschette vorzuziehen). Für die Blutdruckmessung am Arm ist ein Set von 3 verschieden breiten Manschetten (Tabelle 6.1) erforderlich: 5–6 cm (Säuglinge), 8–9 cm (Kleinkinder), 12–14 cm (Schulkinder und Jugendliche). Die Angaben über die Breite beziehen sich auf den Gummiteil der Manschette. Die Blutdruckmessung bei Säuglingen bietet besondere Probleme, da die Korotkow-Geräusche oft nur schwer zu hören sind; in dieser Altersgruppe sind deshalb Geräte von Vorteil, die nach dem Ultraschall-Doppler-Prinzip [20] (Arteriosonde) arbeiten. Der hohe Preis dieser Geräte verhindert noch eine breitere Anwendung in der Praxis.

Gemessen werden sollte prinzipiell am rechten Oberarm, um nicht Blutdruckerhöhungen bei der Aortenisthmusstenose zu übersehen. Bei ihr findet sich nicht selten ein Abgang der linken A. subclavia distal zur Stenose, so daß der Druck am linken Arm erniedrigt oder nicht meßbar sein kann. In diesen kardiologischen Fällen ist eine Messung des Blutdrucks an allen 4 Extremitäten unbedingt erforderlich.

Die Vorstellung, daß Hypertonieprobleme bei Kindern und Jugendlichen eine Rarität darstellen und eine routinemäßige Blutdruckmessung deshalb nicht zu rechtfertigen sei, dürfte die häufige Blutdruckmessung in dieser

Tabelle 6.1. Manschettenmaße (Gummiteil) für die Blutdruckmessung bei Kindern und Jugendlichen am Arm

	Breite (cm)	Länge (cm)
Säugling	6– 7	13
Kleinkind	8– 9	20
Schulkind	12–14	25
Jugendlicher	12–14	25

Altersgruppe erschwert haben. Zahlreiche Untersuchungen in den letzten 10 Jahren zeigen, daß diese Vorstellung zu revidieren ist.

6.2 Bedeutung der sekundären Hypertonie bei Kindern und Jugendlichen

Sekundäre Hypertonie

Vor Einführung der regelmäßigen Blutdruckmessung wurden Blutdruckerhöhungen bei Patienten dieser Altersgruppe nur zufällig oder bei Vorliegen von bestimmten Symptomen entdeckt, die zu einer gezielten Blutdruckmessung Anlaß gaben. Dies war der Fall, wenn ein Kind eine Grundkrankheit hatte, von der bekannt war, daß sie häufig mit einer Blutdruckerhöhung einhergeht; hierzu gehören z. B. die akute Poststreptokokkenglomerulonephritis oder der M. Cushing. Wegweiser für die Diagnose Hypertonie war in diesen Fällen die Primärerkrankung. Auf die speziellen Probleme der verschiedenen Formen der sekundären Hypertonie (am häufigsten renaler, kardiovaskulärer und endokriner Ursache) soll in diesem Beitrag nicht eingegangen werden.

Gezielt wurde auch dann eine Blutdruckmessung durchgeführt, wenn der Patient Symptome hatte, die Folgen einer Hypertonie sein konnten. Da die chronische Hypertonie selten und spät Symptome verursacht, wurden auf diesem Wege vor allem Patienten mit akuten Blutdrucksteigerungen erfaßt; Hinweise waren zerebrale (heftige Kopfschmerzen, Krampfanfälle, Paresen), kardiale (Herzinsuffizienz) und okuläre (Sehstörungen) Symptome [1]. Bei diesen Patienten deckte die Blutdruckmessung gewöhnlich eine schwere Hypertonie sekundärer Genese auf.

Die oben skizzierte Situation spiegelt sich auch in den Publikationen aus diesen Jahren wider (Tabelle 6.2) [7, 34, 35,

37, 39, 45, 47, 48, 51, 52, 54]. Der Anteil der sekundären Hypertonieformen am Gesamtkollektiv liegt fast regelmäßig über 50% (bis über 90%); bei den Patienten handelt es sich gewöhnlich um junge Kinder (selten um Jugendliche); die Hypertonie ist oft schwer (diastolische Blutdruckwerte häufig über 100–120 mmHG); nicht selten bestehen schon Folgeerkrankungen anderer Organe. Diese Patienten wurden fast immer stationär behandelt, da die Grundkrankheit oder die Schwere der Hypertoniesymptome eine ambulante Betreuung unmöglich machte.

Eine sekundäre Hypertonie ist *immer dann wahrscheinlich, wenn junge Kinder mit einer schweren Hypertonie erkranken.* Eine essentielle Hypertonie, die schon bei Kindern Symptome verursacht, ist eine Rarität. Das Maximum dieser Erkrankung liegt später, nämlich nach dem 2. Lebensjahrzehnt (Abb. 6.1).

Tabelle 6.2. Hypertonieursachen bei Kindern und jungen Erwachsenen; Vergleich von Arbeiten, die vor und nach 1975 publiziert wurden

Autor	Jahr	Zahl der Patienten	Alter (Jahre)	Sekundäre Hypertonie [%]	Primäre Hypertonie [%]
Platt	1947	24	35	80	20
Still	1967	55	1–14	94	6
Singh	1967	22	23	68	32
Breckenridge	1967	229	12–40	33	67
Loggie	1967	15	4–15	80	20
Londe	1971	74	3–15	5	95
Ooi	1970	13	20	85	15
Vaish	1974	161	30	88	12
Loggie	1977	29	12–18	45	55
Londe	1978	132	3–15	5	95
Rames	1978	32	6–18	15,6	84,4

6.3 Bedeutung der primären Hypertonie bei Kindern und Jugendlichen

Primäre Hypertonie

Nur dort, wo ungezielte, routinemäßige Blutdruckmessungen bei Kindern und Jugendlichen vorgenommen wurden, zeigte sich, daß es neben Patienten mit schwerer sekundärer Hyper-

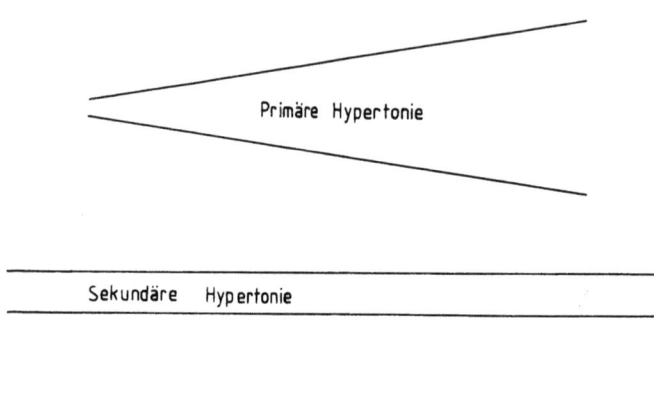
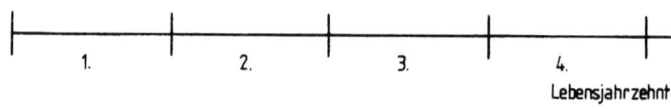

Abb. 6.1. Modellvorstellung über die Häufigkeit primärer und sekundärer Hypertonieursachen in Abhängigkeit vom Lebensalter

tonie eine *zahlenmäßig größere Gruppe* von Kindern und Jugendlichen gibt, bei denen die **Blutdruckerhöhung** oft *weniger ausgeprägt* ist, *keine Hypertoniesymptome* bestehen und eine *erkennbare Ursache nicht nachweisbar* ist. Die Betreuung dieser Patienten bietet eine Vielzahl noch ungeklärter Fragen; auf einige ausgewählte Probleme soll hier eingegangen werden.

6.3.1 Blutdrucknormwerte

Normalwerte Vor allem in den USA wurden umfangreiche Blutdruckstudien bei Kindern und Jugendlichen durchgeführt [5, 10, 11, 14, 17, 18, 22–24, 27–30, 36, 38, 40, 42, 48, 49, 53, 55–57, 59]. Sie erlauben eine Orientierung über den Blutdrucknormalbereich dieser Altersklasse. Den Empfehlungen der Task Force [5] liegen die Daten von 11 318 Kindern aus 3 Studien (Muscatine, Iowa, Louisiana) zugrunde. Aus diesen Daten geht hervor, daß *die systolischen und diastolischen Blutdruckwerte* bei Jungen und Mädchen *im 1. und 2. Lebensjahrzehnt mehr oder weniger kontinuierlich ansteigen,* und daß der Blutdruckanstieg im 2. Lebensjahrzehnt erheblicher ist als im ersten. Die Werte für Jungen ab 10 Jahren sind vor allem systolisch, weniger deutlich diastolisch höher als die der Mädchen.

Ob diese Ergebnisse vorbehaltlos auch auf andere geographische Regionen übertragen werden können, ist fraglich, da anzunehmen ist, daß differente exogene und genetische Einflüsse Änderungen der Blutdrucknormalverteilung verursachen.

So zeigte eine Analyse der Untersuchungsergebnisse von 4646 afrikanischen Kindern im Alter von 5–12 Jahren [4], daß die systolischen Blutdruckwerte der Mädchen in allen Altersklassen über denen der Jungen liegen. Die Blutdruckwerte der afrikanischen Kinder waren insgesamt im Vergleich mit den von Weis [59] publizierten Werten für amerikanische Kinder systolisch und diastolisch deutlich niedriger.

Untersuchungen an einer Indianerpopulation [44] machen es unwahrscheinlich, daß der in den meisten amerikanischen Studien nachweisbare starke Blutdruckanstieg vom 1. zum 2. Lebensjahrzehnt gesetzmäßig erfolgen muß. In dieser Population erreicht der Mittelwert des systolischen Blutdrucks im 2. Lebensjahrzehnt ein Maximum von 107,5 mmHg bei Jungen und von 104,9 mmHg bei Mädchen. Nach dem 2. Lebensjahrzehnt erfolgt kein weiterer Blutdruckanstieg.

Für die Bundesrepublik Deutschland wurde von unserer Arbeitsgruppe eine epidemiologische Untersuchung bei Kindern und Jugendlichen im Alter von 3 bis 18 Jahren in einer städtischen Bevölkerung durchgeführt (Publikation in Vorbereitung) (Tabelle 6.3). Für die von uns untersuchte Stichprobe zeigt sich *vor allem im 2. Lebensjahrzehnt ein ungewöhnlich starker Blutdruckanstieg,* die Jungen hatten in fast allen Altersklassen höhere Blutdruckwerte als die Mädchen.

6.3.2 Definition der Hypertonie

Hypertonie   Mit Hilfe von Blutdruckpercentilenkurven läßt sich der Normalbereich der Blutdruckverteilung gut definieren. Nach einem Vorschlag der Task Force [5] wird bei einem Patienten dann von einer Hypertonie gesprochen, wenn die systolischen und/oder diastolischen Blutdruckwerte bei mindestens 3 verschiedenen Gelegenheiten oberhalb der 95. Percentile des Altersnormbereichs liegen. Ein Nachteil dieser Definition besteht darin, daß vor allem bei männlichen Jugendlichen Überschneidungen mit der WHO-Definition der Grenzwert-

Tabelle 6.3. Hypertoniedefinition für Kinder und Jugendliche (bezogen auf die Normwerte in Abb. 2)

Blutdruck – gemessen bei mindestens 3 verschiedenen Gelegenheiten:
≥ 95. Perzentile des Altersnormbereichs

---

hypertonie (systolisch ab 140, diastolisch ab 90 mmHg) auftreten können. In dem von uns untersuchten Kollektiv lag bei Jungen die 95. Percentile des systolischen Blutdrucks ab 14. Lebensjahr und die 95. Percentile des diastolischen Blutdrucks ab 16. Lebensjahr über diesen von der WHO formulierten Grenzen. In den Normwerten der Task Force [5] wird diese Grenze systolisch und diastolisch von den Jungen mit 13 und von den Mädchen mit 15 Jahren erreicht.

6.3.3 Häufigkeit der Hypertonie

Die hierzu vorliegenden Daten sind schwer miteinander vergleichbar, da sie unter einer Vielzahl verschiedener methodischer Bedingungen durchgeführt wurden (unterschiedliche Blutdruckmeßgeräte, nicht normierte Manschettenbreiten, differente Definition des normalen und pathologischen Blutdruckbereichs, Wahl der 4. oder 5. Phase für die Definition des diastolischen Blutdrucks, Untersuchung im Liegen, Sitzen oder Stehen, eine oder mehrere Blutdruckmessungen, Unterschiede in der Zusammensetzung der untersuchten Population bezüglich Alter, Geschlecht, Rasse, sozioökonomische Gegebenheiten). Mit allem Vorbehalt läßt sich z. Z. feststellen, daß bei Kindern bis zum 14. Lebensjahr mit einer ***Hypertoniehäufigkeit von ca. 1–2%*** zu rechnen ist [35]. ***Bei Jugendlichen*** von 14 bis 20 Jahren dürfte die Hypertoniehäufigkeit sehr viel höher liegen, bei ersten Screening-Untersuchungen in Schulen wurden ***bis zu 20% Hypertoniepatienten*** gefunden [35]. Nachuntersuchungen zeigen, daß nur ein Teil dieser Patienten eine stabile Hypertonie hat [6, 8, 21, 25, 27, 48].

Alle zu dieser Frage vorliegenden Daten sind jedoch noch als vorläufig zu betrachten. Zuverlässige Ergebnisse über die Häufigkeit und den weiteren Verlauf der Hypertonie bei Kindern und Jugendlichen sind nur dann zu erwarten, wenn die methodischen Bedingungen vereinheitlicht werden.

*Hypertonie-
häufigkeit*

6.3.4 Häufigkeit primärer und sekundärer Hypertonieformen

Nachuntersuchungen zu dieser Frage bei Patienten, die anläßlich eines Blutdruck-Screening-Programms erfaßt wurden, sind selten; unseres Wissens liegen hierzu nur Zahlen aus der Muscatine-Studie [48] vor. Bei 1% der Kinder und Jugendlichen wurde nach insgesamt 4 Untersuchungen in einem Zeitraum von 4 bis 12 Monaten eine stabile Hypertonie nachgewiesen; es handelte sich um 41 Patienten im Alter von 6 bis 18 Jahren. 9 Patienten entzogen sich diagnostischen Maßnahmen, von den verbleibenden 32 Patienten hatten 5 (15,6%) eine sekundäre und 84,4% eine essentielle Hypertonie.

Primäre Hypertonie viel häufiger

Londe verwies als einer der ersten pädiatrischen Autoren auf die große Häufigkeit der essentiellen Hypertonie im Kindesalter. In einer ersten Publikation [37] berichtete er über 74 Patienten, in einer weiteren Publikation [39] über 132 Patienten im Alter von 4 bis 18 Jahren mit einer Hypertonie (systolisch und/oder diastolisch regelmäßig über der 90. Percentile, gelegentlich über der 95. Percentile des von ihm definierten Normbereichs). Eine intensive Diagnostik (einschließlich i. v.-Urogramm) wurde bei 107 (von 132) Patienten durchgeführt; nur bei 5% erschien eine sekundäre Ursache möglich. Bei ihnen wurden Erkrankungen des Harntraktes nachgewiesen. ***Bei mindestens 95%*** dieser Kinder ist somit eine ***essentielle Hypertonie*** wahrscheinlich.

6.3.5 Ursachen der essentiellen *Hypertonie*

Essentielle Hypertonie

Prinzipiell kommen 2 Ursachengruppen in Frage; endogene und exogene Faktoren. Zur Zeit ergibt sich das folgende, noch recht unvollständige Bild.

Endogene Ursachen

Endogen bedingt

Bei 51% der 132 Kinder mit Hypertonie, über die Londe [39] berichtet, besteht eine ***familiäre Hypertoniebelastung,*** ein oder beide Elternteile hatten eine Hypertonie. Zinner [60] zeigte, daß eine enge Korrelation zwischen dem kindlichen Blutdruck und dem Blutdruck der Eltern besteht, unabhängig davon, ob bei den Kindern eine Hypertonie nachweisbar ist oder nicht. Ähnliche Korrelationen konnten auch bei Geschwisteruntersuchungen aufgezeigt werden [19]. Vergleichende Untersuchungen des Blutdrucks bei Neugeborenen und Säuglingen und ihren Eltern zeigen, daß diese Korrelationen sehr früh nachweisbar sind [3]. Eine Longitudinalstudie von Zinner und Mitarb. [61] an Kindern im Alter von 2 bis 14 Jahren macht wahrscheinlich, daß ein **bestimmtes Blutdruckniveau über Jahre beibehalten** werden kann **(Tracking);** von 88 Kindern mit hohen systolischen Blutdruckwerten (oberhalb des Mittelwertes + einfache Standardabweichung) hatten 65% auch bei der Nachuntersuchung 4 Jahre später hohe Blutdruckwerte, und von 81 Kindern mit niedrigen systolischen Blutdruckwerten (unterhalb des Mittelwerts +einfache Standardabweichung) hatten 70% 4 Jahre später ebenfalls niedrige Blutdruckwerte. Für die systolischen Blutdruckwerte betrug der Korrelationskoeffizient 0,25, für die diastolischen Blutdruckwerte 0,14.

Prospektive Untersuchungen an 60 Säuglingen [31] zeigten, daß der Prozeß des „Tracking" möglicherweise schon im 1. Lebensjahr beginnt. Bei den Säuglingen wurden in den ersten Lebenstagen, am Ende des ersten Lebensmonats, im 3., 6. und 12. Monat Blutdruckmessungen durchgeführt. Eine eindeutig positive Korrelation fand sich zwischen den systolischen und diastolischen Blutdruckwerten des 6. und 12. Lebensmonates. Die Korrelationskoeffizienten betrugen für die systolischen Werte 0,38 und für die diastolischen Werte 0,34.

Feinleib [15] zeigte, daß *eineiige Zwillinge ähnlichere Blutdruckwerte* haben *als zweieiige,* und *diese wieder ähnlichere Blutdruckwerte als andere Geschwister.*

Untersuchungen, die von der Gruppe um Biron u. Mongeau [2] 1974–1976 in Montreal an leiblichen Kindern und Adoptivkindern und ihren Familien durchgeführt wurden, beweisen den *hohen Einfluß genetischer Faktoren* auf den Blutdruck. In 389 Familien wurden 256 leibliche und 558 Adoptivkinder untersucht. Es fand sich eine eindeutige Kind-Eltern-Korrelation des Blutdrucks bei den leiblichen Kindern, dagegen keine Kind-Eltern-Korrelation bei den Adoptivkindern.

Exogene Ursachen

Exogen bedingte Hypertonie

Unter den exogenen Ursachen wird vor allem der Zusammenhang zwischen *Salzkonsum* und Hypertonie und Adipositas und Hypertonie diskutiert.

Die Vorstellung, hoher Salzkonsum begünstige die Hypertonieentwicklung, beruht vor allem auf epidemiologischen Studien, auf Untersuchungen über den blutdrucksenkenden Effekt einer Salzrestriktion bei erwachsenen Hypertonikern, auf der blutdrucksenkenden Wirkung von Diuretika und auf tierexperimentellen Befunden [41]. Viele Fragen zu diesem Problem sind noch offen. Wegen der möglichen günstigen Auswirkung einer salzreduzierten Kost auf die Hypertonieentwicklung ist eine *salzarme Kost* zunächst *für solche Kinder und Jugendlichen zu empfehlen, deren beide Eltern an einer Hypertonie leiden,* und bei denen deshalb ein hohes Risiko besteht, selbst an einer Hypertonie zu erkranken.

Eindeutiger sind die Beziehungen zwischen *Adipositas* und Hypertonie. In verschiedenen Studien bei Erwachsenen wird über eine positive Korrelation zwischen Körpergewicht und Blutdruck berichtet [9, 26]. Adipositas und Hypertonie kommen so häufig zusammen vor, daß eine kausale Beziehung zwischen beiden Faktoren anzunehmen ist. Nach Untersuchungen von Epstein [12] ist die Korrelation zwischen Blutdruck und Körpergewicht nur in den Ländern mit häufiger Adipositas hoch. In den jüngeren Altersklassen scheint die Korrelation zwischen Blutdruck und Körpergewicht höher zu sein als in den höheren Altersklassen; so beträgt der Korrelationskoeffizient zwischen relativem Gewicht und systolischem Blutdruck bei Erwachsenen der Tekumseh-Studie [13] im Alter von 20 bis 29 Jahren 0,29, und im Alter von 60 bis 69 Jahren 0,13.

Auch in der Mehrzahl der Blutdruckstudien bei Kindern und Jugendlichen unter 20 Jahren wird über eine hohe positive Korrelation zwischen Gewicht und Blutdruck berichtet [11, 24, 29, 53, 56]. Die Korrelation mit dem systolischen Blutdruck ist gewöhnlich höher als mit dem diastolischen Blutdruck.

Von den Jungen und Mädchen unserer Studie (unveröffentlichte eigene Befunde), deren Blutdruck oberhalb der 95. Percentile des Altersnormbereichs lag, hatten 23,6% ein hohes Körpergewicht (oberhalb der 90. Percentile), 17,6% eine große Hautfaltendicke (oberhalb der 90. Percentile), 28,5% ein relatives Gewicht über 110%, und 10,9% ein relatives Gewicht über 120%. Die

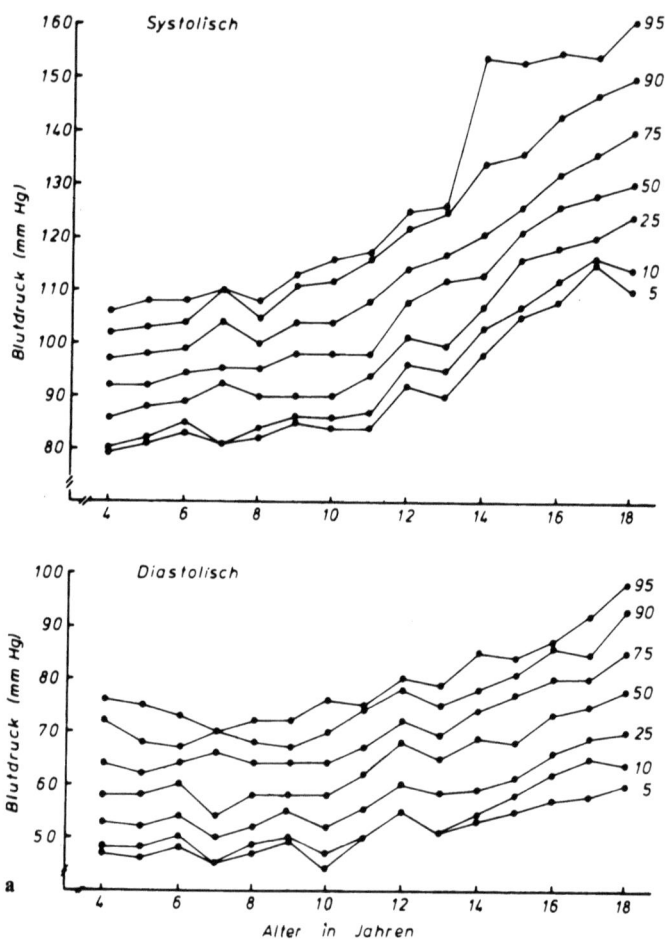

Abb. 6.2. a Ausgewählte Percentilen des systolischen und diastolischen Blutdrucks von 751 Jungen im Alter von 4 bis 18 Jahren **b** (S. 103) Ausgewählte Perzentilen des systolischen und diastolischen Blutdrucks von 720 Mädchen im Alter von 4 bis 18 Jahren. (Essen)

Adipositashäufigkeit liegt hiernach deutlich über den Zahlen, die bei einer normalen Verteilung zu erwarten wären.

In dem von Londe [39] untersuchten Kollektiv von 132 Kindern mit Hypertonie betrug die Adipositashäufigkeit unter den Hypertoniepatienten 55%.

Von 33 Schulkindern der Muscatine-Studie [30] im Alter von 11 bis 16 Jahren, deren systolische oder diastolische Blutdruckwerte oberhalb der 95. Percentile des Normbereichs lagen, hatten 17 (51,5%) ein relatives Gewicht von über 110%. In einer 1978 erschienenen Arbeit der gleichen Gruppe (48) wird über

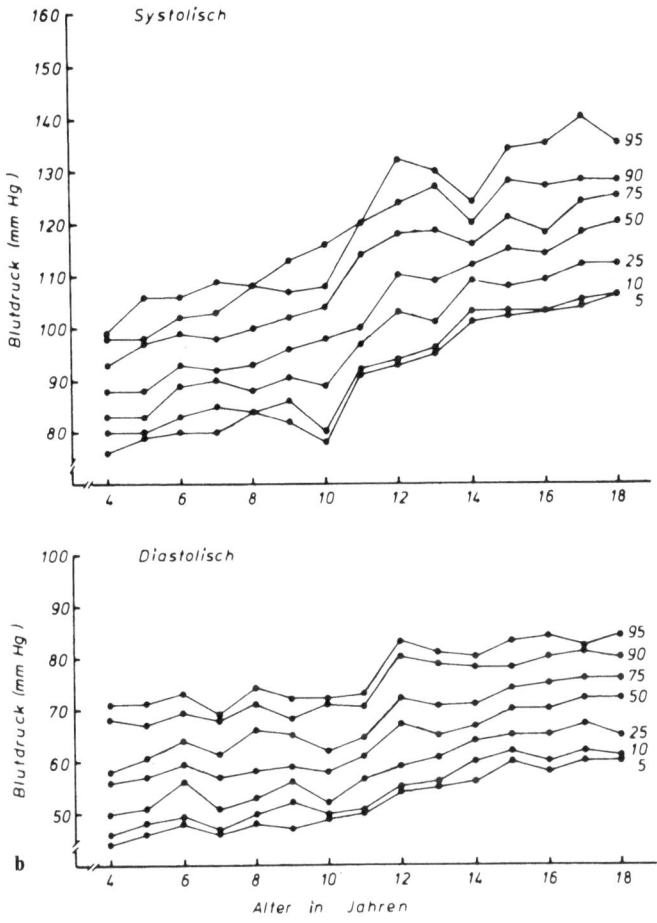

41 Kinder im Alter von 6 bis 18 Jahren mit einer Hypertonie berichtet; von diesen haben 23 (56%) eine Adipositas (relatives Gewicht über 120%).

Die auch bei Kindern und Jugendlichen nachweisbare hohe positive Beziehung zwischen Gewicht und Blutdruck und der große Anteil Adipöser bei Kindern und Jugendlichen mit Hypertonie sowie der aus der Literatur bekannte ungünstige Einfluß des Übergewichtes und der weiteren Gewichtszunahme auf das Blutdruckniveau [21, 32, 43, 46] zeigen, daß die Assoziation zwischen Übergewicht und Blutdruck schon bei Kindern und Jugendlichen besonderer Beachtung bedarf. Hier ergeben sich Ansatzpunkte für therapeutische Maßnahmen. **Für Kinder und Jugendliche,** die eine Adipositas und gleichzeitig hohe Blutdruckwerte haben, ist eine *Gewichtsreduktion anzustreben.* Zahlreiche Untersuchungen bei Erwachsenen haben gezeigt, daß eine Gewichtsreduktion mit einer Blutdrucksenkung einhergeht [9].

In einer 1978 erschienenen Publikation [48] konnte erstmals auch bei Kindern gezeigt werden, daß *durch eine Gewichtsreduktion* vielfach eine *Blutdrucksenkung oder -normalisierung erzielt* werden kann. Bei 11 von 23 adipösen Kindern und Jugendlichen im Alter von 6 bis 18 Jahren mit stabiler Hypertonie führte die Gewichtsreduktion zu einer Normalisierung des Blutdrucks.

Die Hypertonie bei Kindern und Jugendlichen ist vielfach eine essentielle Hypertonie. Oft sind exogene oder endogene Risikofaktoren erkennbar. Patienten mit derartig erhöhtem Risiko bedürfen einer besonders sorgfältigen kontinuierlichen Betreuung.

Literatur

1. Bachmann HJ, Olbing H, Pistor K (1979) Hypertensive Krisen bei Kindern mit renaler Hypertonie. Monatsschr Kinderheilkd 127: 64
2. Biron P, Mongeau JG, Bertrand D (1975) Familial aggregation of blood pressure in adopted and natural children. In: Paul O (ed) Epidemiology and control of hypertension. Stratton Intercontinental Medical Book, New York pp 397–404
3. Biron P, Mongeau J-G (1978) Familial aggregation of blood pressure and its components. Pediatr Clin North Am 25: 29
4. Blankson JM, Larbi EB, Pobee JOM (1977) Blood pressure levels of african children. J Chron Dis 30: 735
5. Blumenthal S, Epps RP, Haevenrich R, et al. (1977) Report of the task force on blood pressure control in children. Pediatrics 59: 797
6. Borghetti A, Bruschi G, Biggi A, et al. (1979) Prevalence and evolution of juvenile hypertension. (Abstr) International Symposium „Juvenile Hypertension", Parma, Juni 1979
7. Breckenridge A, Preger I, Dollery CT, et al. (1967) Hypertension in the young. Quart J Med 36: 549
8. Caruso G, Dammino L, Martello G, et al. (1979) Transient „hypertensive" values in adolescents (Abstr Internat. Symposium „Juvenile Hypertension", Parma, Juni 1979
9. Chiang BN, Perlam LV, Epstein FH (1969) Overweight and hypertension: a review. Circulation 39: 403
10. Comstock GW (1967) An epidemiologic study of blood pressure levels in a biracial community in the southern United States. Am J Hyg 65: 271

11. Dube SK, Kapoor S, Ratner H, Tunick FL (1975) Blood pressure studies in black children. Am J Dis Child 129: 1177
12. Epstein FH, Eckhoff RD (1967) Epidemiology of high blood pressure – geographic distributions and etiological factors. In: Stamler J, Stamler R, Pullmann TN (eds) The epidemiology of hypertension. Grune and Stratton New York, p 155
13. Epstein FH, Francis T Jr, Hayner NS, et al. (1965) Prevalence of chronic disease and distribution of selected physiological variables in a total community, Tecumseh, Michigan. Am J Epidemiol 81: 307
14. Faber HK, James CA (1921) The range and distribution of blood pressures in normal children. Am J Dis Child 22: 7
15. Feinleib M, Garrison R, Borhani N, et al. (1975) Studies of hypertension in twins. In: Paul O (ed) Epidemiology and control of hypertension. Stratton Intercontinental Medical Book New York, p 3
16. Graham AW, Hines EA, Gage RP (1945) Blood pressures in children between the ages of five and sixteen years. Am J Dis Child 69: 203
17. Goldring D, Londe S, Sivakoff M, Hernandez A, Britton C, Choi S (1977) Blood pressure in a high school population. J Pediatr 91: 884
18. Hahn L (1952) The relation of blood pressure to weight, height and body surface in school boys age 11 to 15 years. Arch Dis Child 27: 43
19. Hennekens CH, Jesse MJ, Klein BE, et al. (1976) Aggregation of blood pressure in infants and their siblings. Am J Epidemiol 103: 457
20. Hernandez A, Goldring D, Hartmann AF Jr (1971) Measurment of blood pressure in infants and children by the doppler ultrasonic technique. Pediatrics 48: 788
21. Heyden S, Bartel AG, Hames CG, et al. (1969) Elevated blood pressure levels in adolescents, Evans County, Georgia. JAMA 209: 1683
22. Johnson DC, Remington RD (1961) A sampling study of blood pressure levels in white and Negro residents of Nassau, Bahamas. J Chronic Dis 13: 39
23. Johnson BC, Epstein FH, Kjelsberg MO (1965) Distributions and familial studies of blood pressure and serum cholesterol levels in a total community – Tecumseh, Michigan. J Chronic Dis 18: 147
24. Johnson AS, Coroni JC, Cassell JC, et al. (1975) Influence of race, sex and weight on blood pressure in young adults. Am J Cardiol 35: 523
25. Julius S (1978) Clinical and physiological significance of borderline hypertension at youth. Pediatr Clin North Am 25: 35
26. Kannel WB, Brand N, Skinner JJ, Dawber TR, McNamara PM (1967) Relation of adiposity to blood pressure and development of hypertension: the Framingham study. Ann Intern Med 67: 48
27. Kilcoyne MM, Richter RW, Alsup PA (1974) Adolescent hypertension. I. Detection and prevalence. Circulation 50: 758
28. Kotchen JM, Kotchen TA, Schwertman NC, Kuller LH (1974) Blood pressure distribution of urban adolescents. Am J Epidemiol 99: 315
29. Lauer RU, Connor WE, Leaverton PE, Reiter MA, Clarke WR (1975) Coronary heart disease factors in school children: the Muscatine study. J Pediatr 86: 697
30. Lauer RM, Filer LJ, Reiter MA et al. (1976) Blood pressure, salt preference, salt threshold and relative weight. Am J Dis Child 130: 493
31. Levine RS, Hennekens CH, Klein B, Gourley J, Briese FW, Hokanson J, Gelband H, Jesse MJ (1978) Tracking correlations of blood pressure levels in infancy. Pediatrics 61: 121

32. Levy RL, White PD, Stroud WD, et al. (1946) Overweight: its prognostic significance in relation to hypertension and cardiovascular-renal disease. JAMA 131: 951
33. Lieberman E (1974) Essential hypertension in children and youth: a pediatric perspective. J Pediatr 85: 1
34. Loggie JMH (1969) Hypertension in children and adolescents. I. Causes and diagnostic studies. J Pediatr 74: 331
35. Loggie JMH (1977) Prevalence of hypertension and distribution of causes In: New MJ, Levine KS (eds) Juvenile hypertension. Raven, New York, pp 1–12
36. Londe S (1968) Blood pressure standards for normal children as determined under office conditions. Clin Pediatr 7: 400
37. Londe S, Bourgoignie JJ, Robson AM, Goldring D (1971) Hypertension in apparently normal children. J Pediat 78: 569
38. Londe S, Gollub SW, Goldring D (1977) Blood pressure in black and in white children. J Pediat 90: 93
39. Londe S (1978) Causes of hypertension in the young. Pediatr Clin North Am 25: 55
40. McDonough JR, Garrison GE, Hames GG (1964) Blood pressure and hypertensive disease among negroes and whites: a study in evans county, Georgia. Ann Intern Med 61: 208
41. McEnery PT, Davis ChA (1978) Nonpharmacologic interventions in hypertension. Pediatr Clin North Am 25: 127
42. Moss AJ, Adams FH (1962) Problems of blood pressure in childhood. Thomas CC, Springfield
43. Oberman A, Lane NE, Harlan WR, et al. (1967) Trends in systolic blood pressure in the thousand aviator cohort over a twenty-four-year period. Circulation 36: 812
44. Oliver WJ, Cohen EL, Neel JV (1975) Blood pressure, sodium intake, and sodium related hormones in the Yanomamo Indians, a „no-salt" culture. Circulation 52: 146
45. Ooi BS, Chen BT, Toh CCS, et al. (1970) Causes of hypertension in the young. Br Med J: 744
46. Paffenbarger RS, Thorne MC, Wing AL (1968) Chronic disease in former college students: VII. Characteristics in youth predisposing to hypertension in later years. Am J Epidemiol 88: 25
47. Platt R (1947) Severe hypertension in young persons. QJ Med 17: 83
48. Rames LK, Clarke WR, Conner WE, Reiter MA, Lauer RM (1978) Normal blood pressure and the evaluation of sustained blood pressure elevation in childhood: the muscatine study. Pediatrics 61: 245
49. Richey HG (1931) The blood pressure in boys and girls before and after puberty. Am J Dis Child 42: 1281
50. Robinow M, Hamilton WF, Woodbury RA, Volpitto PP (1939) Accuracy of clinical determinations of blood pressure in children (with values under normal and abnormal conditions). Am J Dis Child 58: 102
51. Singh SP, Page LB (1967) Hypertension in early life. Am J Med Sci 253: 255
52. Still JL, Cottom D (1967) Severe hypertension in childhood. Arch Dis Child 42: 34
53. Stine OC, Hepner R, Greenstreet R (1975) Correlation of blood pressure with skinfold thickness and protein levels. Am J Dis Child 129: 905

54. Vaish SK, Agrawal BV, Skivastara AK, et al. (1974) Aetiology of hypertension in young age. Acta Cardiol 29: 173
55. Voors AW, Foster TA, Frerichs FR, Webber LS, Berenson GS (1976) Studies of blood pressure in children, ages 5–14 years, in a total biracial community – The Bogalusa heart study. Circulation 54: 319
56. Voors AW, Webber LS, Frerichs RR, Berenson GS (1977) Body height and body mass as determinations of basal blood pressure in children – The Bogalusa Heart Study. Am J Epidemiol 106: 101
57. Voors AW, Webber LS, Berenson GS (1978) Epidemiology of essential hypertension in youth – implications for clinical practice. Pediatr Clin North Am 25: 15
58. Woodbury RA, Robinow M, Hamilton WF (1938) Blood pressure studies on infants. Am J Physiol 122: 472
59. Weis NS, Hamill PVV, Drizd T (1973) Blood pressure levels of children 6–11 years: relationship to age, sex, race and socioeconomic status – United States. Vital Health Stat [11] 135
60. Zinner SH, Levy PS, Kass EH (1971) Familial aggregation of blood pressure in childhood. N Engl J Med 284: 401
61. Zinner SH, Martin LF, Sacks F, Rosner B, Kass EH (1975) A longitudinal study of blood pressure in childhood. Am J Epidemiol 100: 437

7 Karditis: Endokarditis – Myokarditis – Perikarditis

K. Menner

Erworbene Herzkrankheiten selten

Erworbene Herzkrankheiten sind im Kindesalter selten. So geben Johnson u. Mitarb. [14] sowie Michalkova u. Mitarb. [17] eine *Häufigkeit bakterieller Endokarditiden von 0,5 $^0/_{00}$* an. *Sehr viel häufiger* kommt es aber *bei Kindern mit einem angeborenen Herzfehler* zu einer *Karditis;* allerdings schwanken die Angaben darüber beträchtlich und liegen *zwischen 1$^0/_0$* [15] *und 22$^0/_0$* [1].

Entzündungen können sich in den verschiedenen Abschnitten des Herzens abspielen, weshalb es richtig ist, in Endokarditis, Myokarditis und Perikarditis zu unterteilen. Eine Ausnahme macht nur das rheumatische Fieber; hier sind fast immer alle Abschnitte betroffen, so daß man von einer Pankarditis oder einfach von einer Karditis spricht.

7.1 Endokarditis

Zwei Verlaufsformen einer Endokarditis müssen unterschieden werden: 1. die akute und 2. die subakute Endokarditis.

7.1.1 Akute Endokarditis

Akute Endokarditis: Klinik

An einer akuten Endokarditis können *Kinder aller Altersgruppen* einschließlich der Neugeborenen *erkranken.* Hier läuft die Erkrankung i. allg. im Rahmen einer Sepsis ab.

Die Erkrankung beginnt meist plötzlich mit hohem *Fieber* und ausgeprägtem *Krankheitsgefühl.* Bauchschmerzen, *Hämaturie* und *Durchfall* können weitere Symptome sein. Vor allem bei Säuglingen fällt eine *Dyspnoe* mit erhöhter Atemfrequenz auf, und die Kinder sind nicht mehr in der Lage, die volle Nahrungsmenge zu trinken. Diese Leistungseinschränkung ist durch die *Herzinsuffizienz* bedingt.

Obwohl eine Kardiomegalie zu Beginn fehlen kann, kommt es doch schließlich fast immer zu einer *Herzvergrößerung*. Röntgenaufnahme und EKG können daher zunächst ohne pathologischen Befund sein. Beide Untersuchungsmethoden sind aber zur Beurteilung des Verlaufs unumgänglich.
Da sich die Endokarditis *überwiegend an den Klappen des linken Herzens* abspielt, die durch fibrinöse, bakterienhaltige Wucherungen und Ulzerationen zerstört werden, tritt eine Klappeninsuffizienz meist bald auf. Die tägliche Auskultation ist zur Verlaufskontrolle unabdingbar.

Ätiologisch

Ätiologisch spielen bei der akuten Endokarditis vor allem *Infektionen mit Staphylococcus aureus* eine Rolle. Weniger häufig werden *gram-negative Bakterien* oder *Pilze* angetroffen. Die meist sehr schlechte Prognose der akuten Endokarditis kann nur verbessert werden, wenn die Diagnose so früh wie möglich gestellt und die Therapie sofort begonnen wird. Zunächst müssen mehrere *Blutkulturen* angelegt werden. Da das Ergebnis erst nach längerer Zeit vorliegt, muß die *Behandlung* mit einem *staphylokokkenwirksamen Antibiotikum* begonnen werden. Die weitere Therapie, wie Digitalisierung, Diuretika, zusätzliche O_2-Zufuhr und Transfusionen, wird sich nach dem Verlauf richten müssen.

Therapie

7.1.2 Subakute Endokarditis

Subakute Endokarditis: Klinik

Die subakute Endokarditis beginnt und verläuft meist weniger dramatisch. Neugeborene sind fast nie betroffen, *fast immer* sind die *Kinder älter als 3 Jahre*. Häufig haben die Patienten einen *angeborenen Herzfehler*. Besonders betroffen sind Kinder mit Fallot-Tetralogie oder Ventrikelseptumdefekt [12].
Die klinischen Symptome sind wenig charakteristisch. *Fieber*, Abgeschlagenheit und Appetitlosigkeit sind häufig. *Anämie* und *Hämaturie* können auftreten, aber auch *Arthralgien* werden beobachtet. Die Differenzierung zum rheumatischen Fieber kann gelegentlich schwierig sein. Die früher häufiger beobachteten Hämorrhagien der Haut und der Retina sind Spätzeichen und treten heute kaum noch auf.
Besonders wichtig ist die tägliche Auskultation des Herzens. So können vor allem *Änderungen der Geräuschphänomene*, die auf eine Klappenläsion hindeuten, frühzeitig erkannt werden und so zur Diagnosestellung wesentlich beitragen.

Einer unerwartet auftretenden Herzinsuffizienz bei einem bisher unauffälligen *Kind mit einem angeborenen Herzfehler kann eine Endokarditis zu Grunde liegen.*

Ätiologie — Ätiologisch spielen bei der subakuten Endokarditis **Streptokokken,** insbesondere **Streptococcus viridans,** eine wesentliche Rolle (Tabelle 7.1). Selbstverständlich gehören auch hier zur

Therapie — Diagnostik mehrere **Blutkulturen,** um den Erreger möglichst exakt nachzuweisen. Bis zum Vorliegen des Ergebnisses wird eine intravenöse **Behandlung mit hohen Dosen** (5–20 Mio. E je nach Alter) **Penicillin** eingeleitet [21]. Streptokokken sind auch heute noch penicillinempfindlich. Bei einer Endokarditis nach einem operativen Eingriff ist es allerdings sicher richtig, zumindest zusätzlich ein Antibiotikum mit guter Wirkung gegen gram-negative Bakterien von vornherein einzusetzen.

Prophylaktische Behandlung bei angeborener Vitien — Da bei Kindern mit angeborenen Herzfehlern eine subakute bakterielle Endokarditis relativ **häufig nach einem banalen Infekt,** insbesondere einer *eitrigen Tonsillitis,* oder nach *operativen Eingriffen* (z. B. Zahnextraktionen, Tonsillektomien und urologischen Operationen) auftreten kann, ist hier eine *vorsorgliche Therapie unbedingt erforderlich* [9, 19] (Bericht der WHO 1971). Es handelt sich hier um eine der ganz seltenen Situationen, bei denen eine Prophylaxe mit einem Antibiotikum gerechtfertigt ist [13].

Zur Endokarditisprophylaxe erhalten Kinder mit einem angeborenen Herzfehler, insbesondere mit Ventrikelseptumdefekt, Aortenklappenfehler, zyanotischem Herzfehler und nach einem Klappenersatz [12] bei jeder der obengenannten Gefährdungen *täglich mindestens 1 Mio. E Penicillin während mindestens 5 Tagen.*

Obwohl bei einem Kind mit Ventrikelseptumdefekt das Risiko einer Endokarditis besteht, wird man dennoch nicht einen hämodynamisch bedeutungslosen Ventrikelseptumde-

Tabelle 7.1. Häufigkeit und Art der Erreger einer bakteriellen Endokarditis (in % angegeben)

Streptococcus viridans	46
Staphylococcus	32
Streptococcus faecalis	4
β-hämolysierende Streptococci	3
Andere Erreger	4
Kein Erregernachweis	11

fekt operativ verschließen, denn zum Operationsrisiko kommt das Risiko einer postoperativen Endokarditis noch hinzu [20].

7.2 Myokarditis

Myokarditis selten
Auch die Myokarditis ist *im Kindesalter relativ selten.* Von 1965 bis April 1976 wurden an der Universitätskinderklinik Gießen 23 Kinder mit einer Myokarditis behandelt (Tabelle 7.2). Ähnliche Zahlen wurden von Dietzsch u. Kitlak [10] sowie von Windorfer u. Sitzmann [23] berichtet.

Es erkranken *nicht selten Neugeborene,* die auch die höchste Sterblichkeit aufweisen (Abb. 7.1).

Diagnose
Vor allem im Myokard des linken Ventrikels kommt es zu einem interstitiellen Ödem und zu lymphozytären perivaskulären Infiltraten und schließlich zur Nekrose des Myokards. Dadurch bedingt tritt *frühzeitig eine Herzvergrößerung* und häufig auch eine *Blutstauung in den Lungen* auf. Beides kann röntgenologisch erkannt werden, weshalb bei einer Myokarditis eine Röntgenaufnahme schon zu Beginn der Erkrankung eine wichtige diagnostische Hilfe ist (Abb. 7.2).

Auch das *EKG* zeigt frühzeitig Veränderungen. Außer *atrioventrikulären Überleitungsstörungen* (AV-Block verschiedener Grade) sind *Rhythmusstörungen* durch supraventrikuläre und ventrikuläre *Extrasystolen* nicht selten. Wenig charakteristisch ist eine Veränderung der Erregungsrückbildung. Auf Grund von Untersuchungen von Rodriguez-Torres u. Mitarb. [18] ist möglicherweise der Differenzwinkel zwischen dem Hauptvektor von QRS und T ein diagnostischer Hinweis. Bei

Tabelle 7.2. An der Universitätskinderklinik Gießen behandelte Kinder mit Myokarditis

Von 1965 bis April 1976 insgesamt	23 Kinder
Mädchen	12
Jungen	11
Überlebend, insgesamt	14
mit erworbenem Herzfehler	1
Verstorben	9
Klinisch diagnostiziert	17
Nur Obduktionsdiagnose	6
Mit angeborenem Herzfehler	9

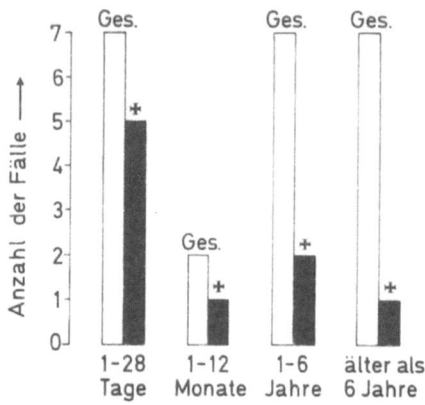

Abb. 7.1. Altersverteilung und Letalität von Kindern mit einer Myokarditis (Universitätskinderklinik Gießen)

Klinik

herzgesunden Kindern ist der Differenzwinkel nicht größer als 60–70°. Ein größerer Differenzwinkel zeigt eine Störung der Erregungsrückbildung an.

Das *Befinden* der erkrankten Kinder ist von Beginn an erheblich *beeinträchtigt*. Apathie oder Unruhe, *Dyspnoe und Tachykardie* sind die ersten Symptome (Tabelle 7.3). Fieber kann fehlen, Die Pulse sind flach und schlecht zu fühlen, der Blutdruck entsprechend niedrig. Die palpatorisch beurteilbare Herztätigkeit ist eher vermindert. Ein *Mitralinsuffizienzge-*

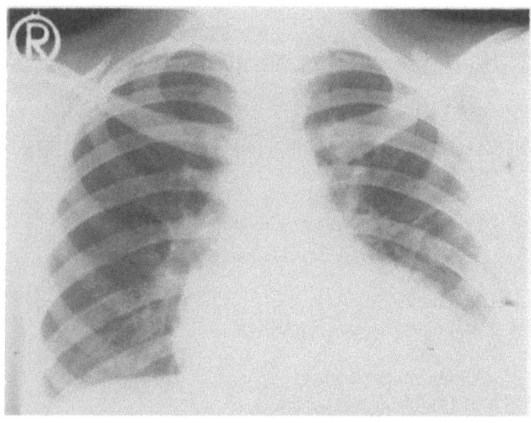

Abb. 7.2. Myokarditis bei einem 13jährigen Mädchen

Tabelle 7.3. Häufigkeit der Symptome bei Kindern mit einer Myokarditis (Universitätskinderklinik Gießen)

Symptome	% der untersuchten Fälle
Röntgenologische Herzvergrößerung	94
Pathologisches EKG	89
Ruhedyspnoe	83
Tachykardie	79
Pathologische Laborwerte	74
Leukozytose und/oder Linksverschiebung	67
Fieber	63
Beschleunigte BSG	56
Lebervergrößerung	54
Ödeme	30

räusch kann vorhanden sein und ist zunächst auf die Dilatation des Herzens zurückzuführen, weshalb es nach Digitalisierung und Beseitigung der Herzinsuffizienz wieder verschwinden kann.

Unter den Laborwerten kann der **Nachweis von Herzantikörpern** hilfreich sein. Alle übrigen Laboruntersuchungen sind uncharakteristisch.

Ätiologie **Ätiologisch** stehen bei der Myokarditis **virale Infektionen** ganz im Vordergrund [5, 7]. Vor allem **Coxsackie-Viren der Gruppe B** scheinen ätiologisch eine besondere Rolle zu spielen. Aber auch andere viral bedingte Krankheiten wie Röteln, Mumps, Masern, Mononukleose, Zytomegalie, Herpes oder Influenza können mit einer Myokarditis einhergehen. Schließlich ist eine Myokarditis auch bei **Diphtherie, Typhus, Scharlach** oder **Toxoplasmose** bekannt [16].

Ein Erregernachweis muß immer angestrebt werden, bleibt aber gerade bei den so häufigen viralen Myokarditiden meist auf die Bestimmung von Antikörpern beschränkt.

Therapie Ist die Myokarditis Teil einer Krankheit, so wird sich die Behandlung nach dieser richten. Da es sich aber meist um virale Infektionen handelt, bleibt die Behandlung vorwiegend symptomatisch. Lange Bettruhe, evtl. zusätzliche Sauerstoffzufuhr, selbstverständlich Digitalisierung und ggf. Diuretika sind immer nötig. Auch ein Behandlungsversuch mit Kortikoiden (2 mg/kg KG) ist immer angezeigt.

Prognose Die **Letalität** wird mit **15–75%** angegeben [4, 10]. Besonders hoch ist die Letalität bei Neugeborenen (Abb. 7.1). Auch wenn die Kinder überleben, bleibt die Prognose ungünstig, da eine diffuse myokardiale Fibrose das Endstadium einer Myokarditis sein kann.

7.3 Rheumatische Karditis

Rheumatisches Fieber

Es soll hier nur die *rheumatische Karditis* besprochen werden. Im Rahmen eines rheumatischen Fiebers tritt sie zwar fakultativ, aber doch *in 40–50 %$^0/_0$ der Erkrankungen* auf [3], wobei die Karditis pathologisch-anatomisch noch häufiger nachgewiesen werden kann [11]. Bei der rheumatischen Karditis handelt es sich zwar um eine Erkrankung, bei der Streptokokken eine wesentliche, auslösende Ursache sind der aber eine *abnorme immunologische Reaktion* zu Grunde liegt [6, 22]. Vor allem im Kindesalter sind sowohl *Endokard als auch Myokard und Perikard* (10–20% der Erkrankten) *betroffen,* so daß es berechtigt ist, von einer *Pankarditis* zu sprechen.

Für den Verlauf ist die Frühdiagnose besonders wichtig, weil eine frühzeitig einsetzende Therapie *in 90$^0/_0$* der Fälle eine *Ausheilung* möglich macht. Das bestätigt eine Nachuntersuchung von ehemaligen Patienten mit rheumatischem Fieber (Menner u. Hagel, unveröffentlicht), bei denen in keinem Fall ein Herzfehler neu aufgetreten war.

Allerdings ist die *Frühdiagnose* der rheumatischen Karditis häufig *schwierig.* Am bedeutsamsten sind meist *flüchtige*

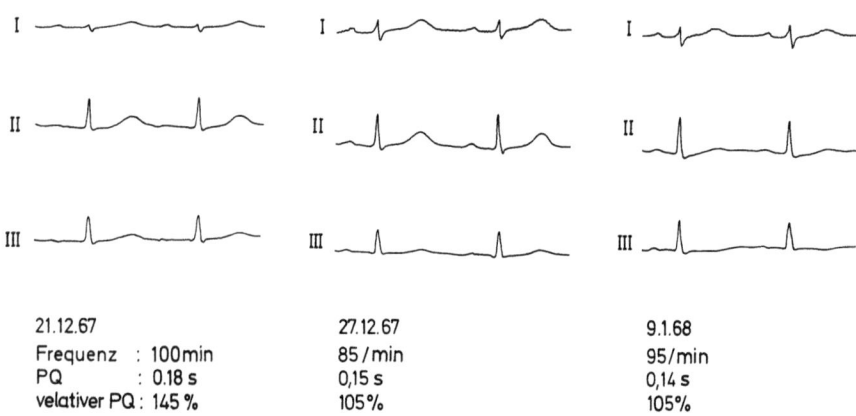

Abb. 7.3. Flüchtige atrioventrikuläre Leitungsstörung bei rheumatischer Karditis (K. R., 10 Jahre)

Verlängerungen der atrioventrikulären Überleitung (Abb. 7.3). Die Flüchtigkeit der EKG-Veränderungen macht in den ersten Tagen der Erkrankung ggf. stündlich wiederholte EKG-Ableitungen nötig.

7.4 Perikarditis

Perikarditis Die Perikarditis ist im Kindesalter häufig eine ***Begleitkrankheit bei rheumatischem Fieber*** oder der allgemeinen Serositis des ***Still-Syndroms.***

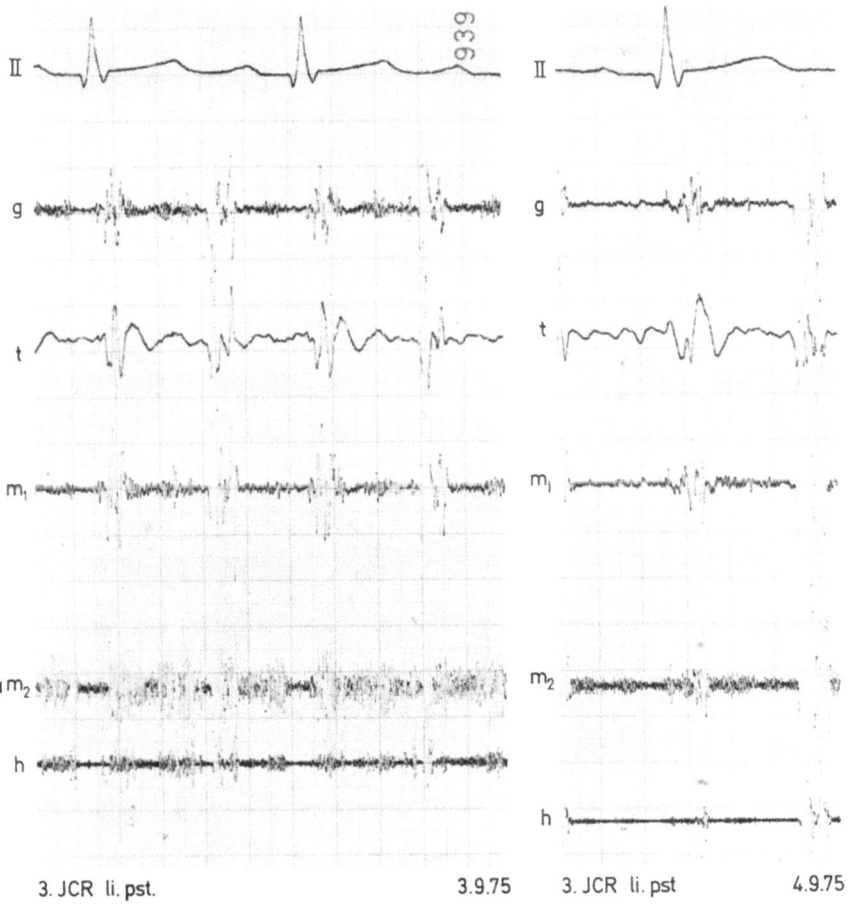

Abb. 7.4. Flüchtiges Reibegeräusch bei rheumatischer Perikarditis

Klinik Bei der akuten Perikarditis findet man neben der entzündlichen Infiltration des Epi- und Perikards fast immer einen *serösen, purulenten oder* auch *hämorrhagischen Erguß.*
So lange kein wesentlicher Erguß vorhanden ist, hört man bei aufmerksamer und häufig wiederholter Auskultation ein ohrnahes Reibegeräusch (Abb. 7.4). Ist der Erguß größer, so werden die Herztöne meist leiser. Von der Größe des Ergusses hängen die weiteren Symptome ab. Ein kleiner Erguß kann völlig stumm bleiben. Je größer der Erguß ist, um so ausgeprägter wird die *Einflußstauung im Bereich der Venen* sein. Die Pulse sind dann flach, der Blutdruck ist erniedrigt. Entwickelt sich ein Erguß langsam, können auch bei großem Volumen die Symptome minimal sein. Ein sich schnell entwickelnder Erguß kann dagegen frühzeitig zu einer *Herzbeuteltamponade* führen.

Diagnose *Im Röntgenbild* sieht man im typischen Fall einen nach beiden Seiten vergrößerten Herzschatten, das sog. *„Bocksbeutelherz"* (Abb. 7.5).

Das *EKG* kann im Frische-Stadium eine Anhebung der ST-Strecken und eine *Niedervoltage* in allen Ableitungen zeigen (Abb. 7.6). Allerdings ist das EKG keineswegs bei jeder Perikarditis typisch verändert.

Die sicherste Methode, einen Perikarderguß nachzuweisen, ist die *Echokardiographie.* Mit ihr gelingt es, auch kleinste Ergüsse zu finden.

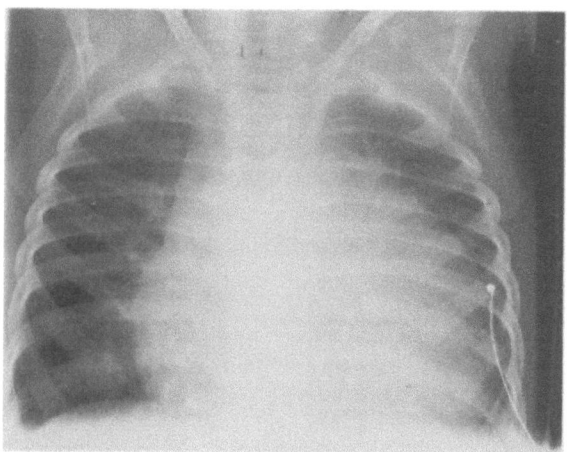

Abb. 7.5. „Bocksbeutelherz" bei Perikarditis

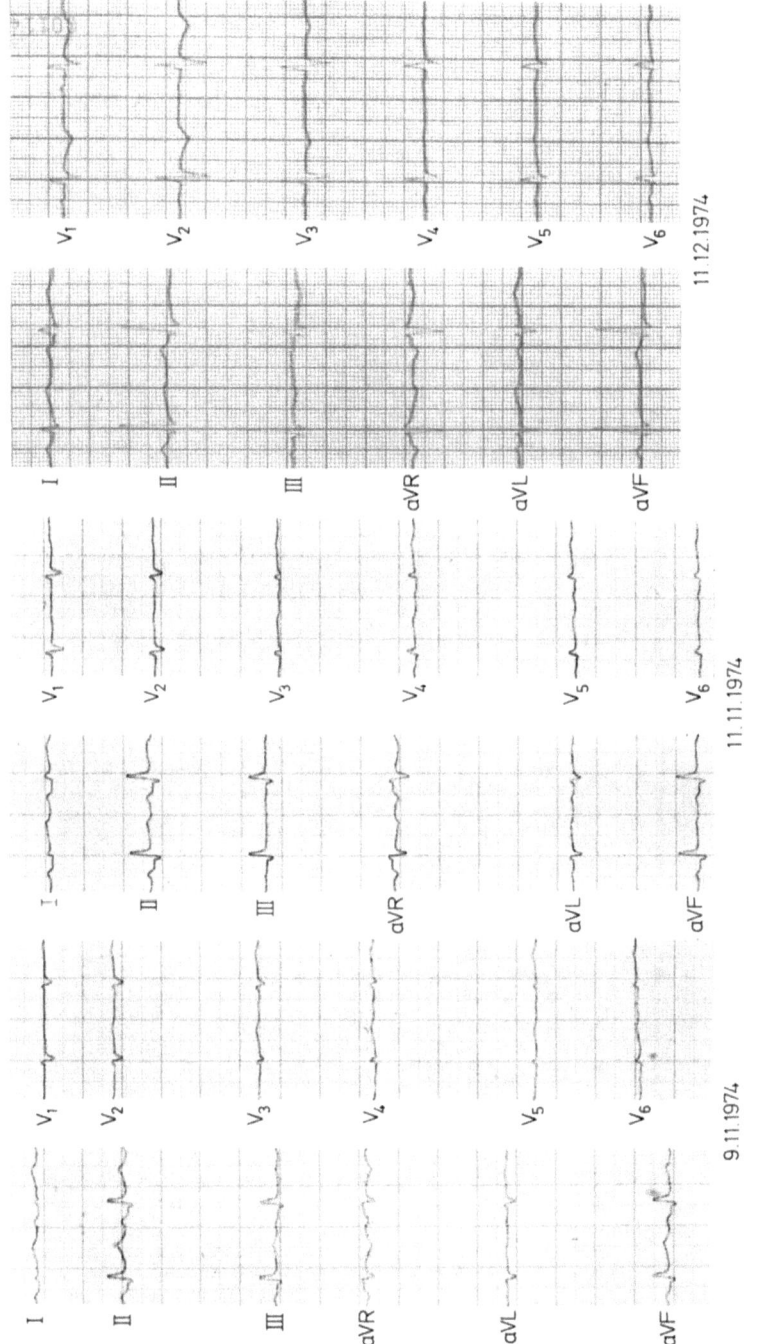

Abb. 7.6. EKG-Verlauf bei eitriger Perikarditis

Ätiologisch spielen bei der Perikarditis, außer bei den *rheumatischen Krankheiten, Viren* heute die größte Rolle. Meist handelt es sich um Coxsackie-Viren, aber auch Echo- und Adenoviren kommen vor. *Bei jungen Säuglingen* ist im Rahmen einer *Sepsis* auch eine eitrige Perikarditis möglich.

Therapie Die Therapie richtet sich selbstverständlich nach dem Erreger, weshalb sowohl Blutkulturen als auch eine Perikardpunktion fast immer notwendig sind. Die bei älteren Kindern häufigere, viral bedingte Perikarditis kann trotz Behandlung mit Kortikoiden außerordentlich hartnäckig sein und sich über Monate hinziehen. Gelegentlich ist eine Perikardiotomie oder sogar eine Perikardektomie nicht zu umgehen, das trifft in sicher sehr seltenen Fällen auch auf das Säugungsalter zu.

Literatur

1. Abbott ME (1925) On the incidence of bacterial inflammatory processes in cardiovascular defects and on malformed semilunar cusps. Ann Clin Med 4: 189
2. Angeborene Herzkrankheiten. Bericht einer Arbeitsgruppe der WHO, 1971. (1974) Kinderarzt 5: 507
3. Ansell BM, Steiger U (1978) Rheumatisches Fieber. In: Bachmann KD, Ewerbeck H, Joppich G, Kleihauer E, Rossi E, Stalder GR (Hrsg) Pädiatrie in Praxis und Klinik. Fischer Thieme, Stuttgart
4. Bernuth Gv (1978) Nichtrheumatische Entzündungen des Endo-, Myo- und Perikards. In: Bachmann KD, Ewerbeck H, Joppich G, Kleihauer E, Rossi E, Stalder GR (Hrsg) Pädiatrie in Praxis und Klinik. Fischer Thieme, Stuttgart, S 7160
5. Berkovich S, Rodriguez-Torres R, Lin J-S (1968) Virologic studies in children with acute myocarditis. Am J Dis Child 115: 207
6. Bolk F, Waldmann G (1967) Pathogenetische Aspekte der Myocarditis rheumatica. Wiss Z Univ Jena. Math-Nat Reihe 16: 9
7. Burch GE, Sun SC, Colcolough HL, Sohal RS, De Pasquale NP (1967) Coxsackie B viral myocarditis and valvulitis identified in routine autopsy specimens by immunofluorescent techniques. Am Heart J 74: 13
8. Burch GE, Sun S-C, Chu K-C, Sohal RS, Colcolough HL (1968) Interstitial and coxsackievirus B myocarditis in infants and children. J Am Med Ass 203: 1
9. Caldwell RL, Hurwitz RA, Girod DA (1971) Subacute bacterial endocarditis in Children. Current status. Am J Dis Child 122: 312
10. Dietzsch H-J, Kitlak W (1967) Klinik und Therapie der Myokarditis im Säuglingsalter. Pädiatr Prax 6: 373
11. Geiler G (1967) Histochemische und immunhistochemische Untersuchungen zur Frage der Aktivität der rheumatischen Endokarditis. Symposion. Wiss Z Univ Jena. Math-Nat Reihe 16: 23
12. Gersony WM, Hordof AJ (1978) Infective endocarditis and diseases of the pericardium. Pediatr Clin North Am 25: 831

13. Gladtke E (1977) Unsinniges in der Therapie. Monatsschr Kinderheilk 125: 255
14. Johnson DH, Rosenthal A, Nadas AS (1975) A forty-year-review of bacterial endocarditis in infancy and childhood. Circulation 51: 581
15. Keith JD, Rowe RD, Vlad P (1958) Heart diseases in infancy and childhood. Macmillan New York
16. Lindenfelser R, Meyer J (1971) Myokarditis – Myokardiopathie, Analyse von 38 Beobachtungen. Med Klin 66: 1787
17. Michalkovà D, Meško Z, Babala J (1967) Bacterial endocarditis in children-age. Cesk Pediatr 22: 780
18. Rodriguez-Torres R, Lin J-S, Berkovich S (1969) A sensitive electrocardiographic sign in myocarditis associated with viral infection. Pediatrics 43: 846
19. Singer H (1979) Prä- und postoperative Betreuung von Kindern mit angeborenen Herzfehlern. Med Welt 30: 820
20. Shah P, Singh WSH, Rose V, Keith JD (1966) Incidence of bacterial endocarditis in ventricular septal defects. Circulation 34: 127
21. Stoermer J (1975) Die bakterielle Endokarditis. In: Joppich C (Hrsg) Lehrbuch der Kinderheilkunde 23. Aufl. Fischer Stuttgart S 453
22. Vorlaender KO (1976) (Hrsg) Rheumatisches Fieber (Carditis rheumatica). In: Praxis der Immunologie. Thieme, Stuttgart S 365
23. Windorfer A, Sitzmann FC (1971) Die akute Virusmyokarditis im Säuglings- und Kindesalter. Dtsch Med Wochenschr 96: 1177

8 Prophylaxe der bakteriellen Endokarditis bei Kindern mit kongenitalen Herzfehlern. Indikation, Durchführung und Wirkung

F. Hentrich

Hohe Letalität

Die bakterielle Endokarditis verläuft auch heute, im Zeitalter der Antibiotika, als eine *schwere Erkrankung mit hoher Letalität (12,5–26 %)* [1, 15]. Die vor Bekanntwerden der Antibiotika eingeführte Einteilung nach dem Verlauf in akute, subakute (lenta) und chronische Endokarditis ist heute weitgehend verlassen worden. Stattdessen wird der Oberbegriff bakterielle, besser infektiöse Endokarditis (um auch nichtbakterielle Erreger zu erfassen), durch Nennung des Erregers der vorliegenden Endokarditis genauer charakterisiert. Endokarditis bedeutet sowohl Infektionen des Endokards (am Klappenapparat und in den Herzhöhlen) als auch an den entsprechenden Strukturen der herznahen großen Gefäße (z. B. beim persistierenden Ductus arteriosus oder der Aortenisthmusstenose), die exakter Endarteriitis genannt werden müßte.

Größere sammelstatistische Untersuchungen geben eine *Überlebensrate* selbst *bei primär geheilten Patienten nach 5 Jahren von 75 %* und nach *10 Jahren von nur 50 %* an [12]. Auch in der Gruppe der am gutartigsten verlaufenden, durch Streptococcus viridans verursachten, bakteriellen Endokarditiden findet sich unabhängig von der Art der antibiotischen Therapie eine Letalität von 10–15%, die durch Klappenzerstörung, konsekutive Herzinsuffizienz, Komplikationen durch mykotische Aneurysmen oder durch Niereninsuffizienz verursacht wird [5, 21]. Über den Schweregrad und die prozentuale Verteilung der Defektheilungen nach bakterieller Endokarditis, die auch im Überlebensfalle zu einer nicht unerheblichen Gesundheitsstörung führen können, liegen genaue Prozentzahlen nicht vor.

8.1 Indikation

Eine weitgehende Verhinderung schon der *potentiellen* Entstehung einer Endokarditis ist im höchsten Maße wünschenswert.

Versuche

Gefahr einer Endokarditis durch:
1. Bakteriämie

Hierzu gehen wir von zwei pathophysiologischen Voraussetzungen aus, die das Risiko des Auftretens einer bakteriellen Endokarditis ganz überwiegend bestimmen.

1. Eine *Gefährdung* zur bakteriellen Besiedlung von Endokard und damit für das Zustandekommen einer bakteriellen Endokarditis ergibt sich prinzipiell *aus jeder* im Organismus vorkommenden *Bakteriämie:* Das Angehen und der Verlauf der Endokarditis sind hierbei abhängig
- von der Häufigkeit der Invasion von Bakterien in den Blutstrom,
- von der Zeitdauer der Bakteriämie,
- von der Anzahl der Bakterien,
- von der Virulenz der Bakterien,
- von der Vernichtungsrate (entspricht der Abwehrlage des Organismus) pro Zeiteinheit.

Zustände, die mit einer solchen Bakteriämie einhergehen und damit potentiell zu einer Endokarditis führen können, sind *(primär lokalisierte) bakterielle Infektionen* an fast jeder Stelle des Körpers: z. B. Abszesse, Erysipel, Empyem, eitrige Haut- oder Schleimhautentzündungen, Pneumonie, Tonsillitis usw. [5, 8, 10]. Ob die „Infekte der oberen Luftwege", die in der überwiegenden Zahl Virusinfekte sind, wenigstens zum Teil in diese Gruppe gehören (Gefahr der Sekundärinfektionen), ist umstritten [7, 8].

Neben der spontanen Invasion von Bakterien in den Blutstrom kann eine Bakteriämie aber auch ausgelöst werden durch *traumatisierende Manipulationen an Körperstellen, die* physiologisch oder pathologisch *mit Bakterien besiedelt sind.* Eine physiologische Bakterienflora findet sich im *Mund-* und *Rachenbereich,* im Bereich des *unteren Darmtraktes* (Terminales Ileum, Dickdarm) und im *Urogenitalbereich* (Vagina, vorderes Drittel der Urethra), so daß Eingriffe, die einen der drei erwähnten Körperbezirke betreffen, eine Bakteriämie auslösen können.

Beispiele von Eingriffen, die zu einer Bakteriämie durch Invasion aus dem Oropharynxbereich führen können, sind Zahnextraktionen [2, 5, 16], nicht jedoch das spontane Ausfallen auch von schadhaften Zähnen. Auch Tonsillektomie, Adenotomie, Bronchoskopie oder andere chirurgische Eingriffe im Bereich der oberen Atemwege können zu Bakteriämien führen [5, 10, 19, 20].

Ein Einstrom von Bakterien aus dem Urogenitalbereich oder dem Darmtrakt kann ausgelöst werden durch eine Zystoskopie, Harnblasenkatheterisierung (auch bei sterilem Urin), Resektion oder Dilatation im Bereich der Urethra und evtl. durch Dilatation und Kürettage des Uterus, Einsetzen und Entfernen einer intrauterinen Spirale, eine Rekto – oder Sigmoidoskopie, Bariumeinlauf oder auch Endoskopie des oberen Magen-Darm-Traktes sowie eine perkutane Leberbiopsie [8, 10, 20; dagegen 5, 18].

2. Hämodynamik eines Vitums

2. Das prinzipielle Risiko der Entstehung einer Endokarditis durch jede Bakteriämie wird erheblich gesteigert durch das *Vorliegen eines angeborenen oder erworbenen Herzfehlers.* Hierbei ist in keiner Weise der klinische oder pathologisch-anatomische Schweregrad des Herzfehlers *entscheidend* für die Wahrscheinlichkeit einer Infektion am Endokard, sondern allein *die Hämodynamik:*

Herzfehler, die dazu führen, daß *Blut von Orten hohen Drucks mit großer Geschwindigkeit durch enge Öffnungen zu Niederdruckgebieten* gepreßt wird, sind *besonders* von der Endokarditis *bedroht.* In Abhängigkeit von der zwischen zwei Herz- oder Gefäßgebieten herrschenden Druckdifferenz, die im wesentlichen durch die normale Hämodynamik der beteiligten Abschnitte und die Größe der Verbindungen zwischen beiden bestimmt wird, *steigt die Gefährdung mit größer werdenden Druckgradienten.* Ursächlich hierfür ist, daß hohe Druckgradienten Blut mit großer Strömungsgeschwindigkeit durch eine Öffnung treiben, wobei *die höchste Geschwindigkeit auf der Seite des Niederdruckgebietes unmittelbar jenseits der* beide Gebieten *verbindenden Öffnung* auftritt. Höchste Strömungsgeschwindigkeit bedeutet aber gleichzeitig durch den Venturi-Effekt größte Abnahme des Lateraldrucks der strömenden Blutsäule, woraus eine Reduktion der Perfusion der angrenzenden Gefäßintima resultiert – mit der Möglichkeit einer Störung des normalen Gefäßwandstoffwechsels. *An diesen,* durch die beschriebene Hämodynamik besonders *gefährdeten Stellen* im Herzen oder Gefäßsystem können durch die erwähnten Mechanismen *Endothelläsionen* auftreten, die dann die Auflagerung von *Mikrothromben* begünstigen. Bei dann zusätzlich auftretender Bakteriämie sind ideale

Voraussetzungen für das Angehen einer bakteriellen *Infektion* des Endokards geschaffen [17].

Risiko der einzelnen Vitien

Die beschriebenen und experimentell nachgewiesenen hämodynamischen Vorgänge [17] lassen für viele Herzfehler die *relative Wahrscheinlichkeit* einer bakterielle Endokarditis angeben.

Kaum gefährdet sind *Shuntvitien zwischen Niederdruckgebieten* (Vorhofseptumdefekt vom Sekundum-Typ) oder *große druckangleichende Shuntdefekte* auch im Hochdruckbereich (Ventrikelseptumdefekt oder persistierender Ductus arteriosus Botalli) [5, 17, 21].

Eine *hochgradige Gefährdung* besteht bei Shuntverbindungen zwischen Hoch- und Niederdruckgebieten: *beim drucktrennenden kleinen Ventrikelseptumdefekt* oder *persistierenden Ductus arteriosus Botalli,* wobei mit der Zunahme der Druckdifferenz, d. h. mit der Strömungsgeschwindigkeit, der Grad der Gefährdung ansteigt. Dementsprechend besteht bei der recht seltenen *linksventrikulär-rechtsatrialen* Verbindung, dem sog. *Gerbode-Ventrikelseptumdefekt, das höchste Risiko.* Gefährdet durch eine Endokarditis bzw. Endarteriitis sind somit auch die *Fallot-Tetralogie* und die *Aortenisthmusstenose* und systemische *arteriovenöse Fisteln* [17, 21].

Valvuläre Endokarditiden finden sich häufig bei *bikuspidalen Aortenklappen* oder bei der *Aorten- und Mitralinsuffizienz,* seltener bei der Aorten- oder Mitralstenose wegen des häufig geringeren Druckgradienten [1, 17], noch seltener an der Pulmonal und Trikuspidalklappe, die zum Niederdruckgebiet des rechten Herzens gehören [17]. Unklar ist die Beurteilung des Endokarditisrisikos für das Krankheitsbild des Mitralklappenprolaps [5, 10, 21].

Postoperatives Endokarditisrisiko

Auch das postoperative relative Endokarditisrisiko muß bei verschiedenen Herzfehlern unterschiedlich angesehen werden: in der Gruppe der *Herzfehler, deren Endokarditisrisiko nach einer erfolgreichen Operation sinkt,* finden sich der Ventrikelseptumdefekt, dessen Risiko zum Erwerb einer Endokarditis bezogen auf eine Lebenserwartung von 70 Jahren von präoperativ 10–15% auf unter 1% sinkt; der persistierende Ductus arteriosus, dessen Endokarditisrisiko von präoperativ 20% auf postoperativ ebenfalls unter 1% sinkt, sowie die Fallot-Tetralogie, die bei einem präoperativen Risiko von 25% postoperativ nur noch zu unter 5% gefährdet ist [14]. *Unverändert bleibt das Endokarditisrisiko* prä- und postoperativ bei der *Aortenstenose* nach Valvulotomie (10–

15%) oder der *Aortenisthmusstenose* (20–25%) sowie bei der *Pulmonalstenose* oder dem Vorhofseptumdefekt vom Sekundum-Typ, deren Risiko von vornherein sehr gering ist [14]. Ein *Anstieg des Endokarditisrisikos* findet sich postoperativ bei jedem Klappenersatz sowie bei Verwendung von *Conduits* [14].

Lokalisation der Endokarditis

Die bisher geschilderten pathophysiologischen Vorgänge, die zur Entstehung einer Endokarditis wesentlich sind, lassen neben dem relativen Endokarditis*risiko* auch die *Lokalisation* der endokarditischen Läsion vorhersagen, die an der Stelle der höchsten Strömungsgeschwindigkeit mit dem geringsten Lateraldruck der strömenden Blutsäule entstehen muß. Beim *Ventrikelseptumdefekt* ist dies die rechtsventrikuläre Seite des Defekts oder auch die dem Defekt gegenüberliegende Seite der rechtsventrikulären Kammerwand, die durch das aufspritzende Shuntblut geschädigt werden kann. Besonders gefährdet sind beim persistierenden Ductus arteriosus die Pulmonalarterie unmittelbar angrenzend an die Mündungsstelle des Ductus, bei der *Aortenisthmusstenose* der Rand der Stenose unmittelbar jenseits der Verengung, bei der *Aorteninsuffizienz* die dem linken Ventrikel zugekehrte Seite der Aortenklappe, bei der *Mitralinsuffizienz* die atriale Oberfläche der Mitralklappen usw. [17].

8.2 Durchführung

Welche Prophylaxe

Während für die prinzipielle *Indikation* zur Endokarditisprophylaxe die bisher geschilderten pathophysiologischen Vorgänge der Bakteriämie mit ihren verschiedenen auslösenden Ursachen und der jeweilige angeborene oder erworbene Herzfehler entscheidend sind, richtet sich die Wahl der Prophylaxe vorwiegend nach der *Art des Erregers,* wobei auch heute noch *Streptokokken mit 50–80%* den größten Prozentsatz innerhalb der Erreger der bakteriellen Endokarditis ausmachen [1, 11, 13, 15, 21]. Der alphahämolytische sog. Streptococcus viridans hat innerhalb dieser Gruppe mit 27–59% den größten Anteil [1, 11, 13, 15, 21]. Nur mit einer Gesamthäufigkeit von etwa *20%* folgen an zweiter Stelle die *Staphylokokken;* innerhalb dieser Gruppe überwiegt bei weitem der Staphylococcus aureus. Alle anderen Bakterienarten spielen in der Ätiologie der infektiösen Endokarditis nur eine sehr untergeordnete Rolle, wobei Pyocyaneus, Flavobakterien, Salmonellen, Serratia, Brucellen, Hämophilus, Moraxellae, Aktinobazillen, Bacteroides, Streptobazillen, Gaffkyen, Meningokokken und andere Neisseriae, Pneumokokken, Listeriae und Erysipelothrix verzeichnet worden sind [1, 11, 13, 21]. Spirochäten und Rickettsien sind im weiteren Sinn auch in das bakterielle Erregerspektrum der Endokarditis einzureihen. Schließlich können Pilze (u. a. vor allem Candida, Aspergillus und Histoplasmaarten) und evtl. sogar Viren zum Krankheitsbild der Endokarditis führen [11, 15, 21].

Im Laufe der letzten Jahre sind verschiedene *Vorschläge zur Endokarditisprophylaxe* veröffentlicht worden, die bezüglich Indikation und Durchführung die drei geschilderten pathophysiologischen und ätiologischen Voraussetzungen für das Entstehen einer Endokarditis berücksichtigen [3, 4, 6, 10, 20]. Weitgehend einheitlich ist die Indikationsstellung, wann eine Prophylaxe durchgeführt werden soll (1), im Hinblick auf die *Hämodynamik* des zugrundeliegenden Herzfehlers und (2) bezüglich der *Ursache einer möglichen Bakteriämie.*

8.2.1 Hämodynamik

Wann Prophylaxe

Als *Herzfehler,* die unter bestimmten Voraussetzungen eine *Endokarditisprophylaxe erfordern,* gelten die meisten angeborenen Herzfehler mit *Ausnahme* des **unkomplizierten Vorhofseptumdefekts vom Sekundum-Typ,** alle angeborenen oder erworbenen Klappenfehler, die hypertrophe obstruktive Kardiomyopathie und das Syndrom des Mitralklappenprolaps (fraglich). Eine besonders dringliche Indikation zur Endokarditisprophylaxe ist bei allen Patienten mit künstlichen Herzklappen gegeben.

8.2.2 Bakteriämie

Bei den Patienten mit den genannten Herzkrankheiten ist eine Bakteriämie mit erhöhtem Risiko der Endokarditis bei 3 Ereignissen zu befürchten:
- Zahnärztliche Manipulationen, bei denen wahrscheinlich Zahnfleischbluten auftritt. Das spontane Ausfallen von schadhaften Zähnen stellt kein erhöhtes Bakteriämierisiko dar.

- Chirurgische oder instrumentelle Eingriffe im Bereich der oberen Atemwege (z. B. Tonsillektomie, Adenotomie, Bronchoskopie oder andere chirurgische Eingriffe, die mit einer Zerstörung der Schleimhaut einhergehen).
- Chirurgische oder instrumentelle Eingriffe im Urogenitaltrakt oder im gastrointestinalen Bereich (vor allem Urethra und Prostata, untere Abschnitte des Magen- und Darm-Traktes und Gallenblase, septische Aborte und peripartuale Infektionen). Von den verschiedenen Vorschlägen, hat sicherlich die weiteste Verbreitung das zuletzt 1977 in einer überarbeiteten Form von Kaplan und Mitarbeitern veröffentlichte *Schema der American Heart Association (AHA)* gefunden, das Indikationen und Dosierungen zur Prophylaxe der bakteriellen Endokarditis für Kinder und Erwachsene enthält. Hier die Empfehlungen im einzelnen in geringgradig vereinfachter Form [10]:

Wie Prophylaxe

1. vor *zahnärztlichen* Eingriffen oder Eingriffen im *oberen Respirationstrakt*
   - Penicillin G 30 000 I.E./kg (bis maximal 1 Mega I.E.)
   + Procain-Penicillin G 0,6 Mega I.E.
   i. m. 30–60 min vor dem Eingriff
   danach: 0,4 Mega I. E. (Kinder >27,5 kg: 0,8 Mega I. E.)
   Penicillin V als ED alle 6 h bis zu 8 Dosen *oder*
   - Penicillin V 1,5 Meg I. E. (Kinder >27,5 kg: 3 Mega I. E.)
   oral 30–60 min vor dem Eingriff
   danach: 0,4 Mega I. E. (Kinder >27,5 kg 0,8 Mega I. E.)
   Penicillin V als ED alle 6 h bis zu 8 Dosen

2. vor *zahnärztlichen* Eingriffen oder Eingriffen im *oberen Respirationstrakt* bei *besonderen Risikopatienten*
   - Penicillin G 30 000 I. E./kg (bis maximal 1 Mega I. E.)
   + Procain-Penicillin G 0,6 Mega I. E.
   + Streptomycin 20 mg/kg (bis maximal 1 g)
   i. m. 30–60 min vor dem Eingriff
   danach: 0,4 Mega I. E. (Kinder >27,5 kg: 0,8 Mega I. E.)
   Penicillin V als ED alle 6 h bis zu 8 Dosen

3. vor *zahnärztlichen* Eingriffen oder Eingriffen im *oberen Respirationstrakt* bei *penicillinallergischen* Patienten
   - Erythromycin 20 mg/kg (maximal 1 g)
   oral 1,5–2 h vor dem Eingriff

danach: 10 mg/kg (maximal 500 mg) Erythromycin oral als ED alle 6 h bis zu insgesamt 8 ED

oder *bei besonderen Risikopatienten*
- Vancomycin 20 mg/kg (maximal 1 g)
  i. v. 0,5–1 h vor dem Eingriff
  danach: Erythromycin 10 mg/kg (maximal 500 mg) oral als ED alle 6 h bis zu insgesamt 8 ED

4. vor Eingriffen im *Gastrointestinaltrakt* und im *Urogenitaltrakt*

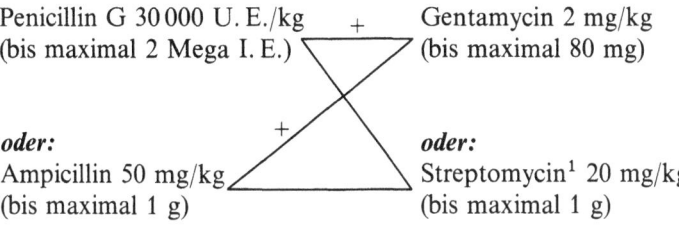

Penicillin G 30 000 U. E./kg (bis maximal 2 Mega I. E.) + Gentamycin 2 mg/kg (bis maximal 80 mg)

oder: Ampicillin 50 mg/kg (bis maximal 1 g) + *oder:* Streptomycin[1] 20 mg/kg (bis maximal 1 g)

i. m. oder i. v. 30–60 min vor dem Eingriff

danach: Penicillin oder Ampicillin + Gentamycin in gleicher Dosierung wie initial im Abstand von 8 h als 2 ED

oder: Penicillin oder Ampicillin + Streptomycin[1] in gleicher Dosierung wie initial im Abstand von 12 h als 2 weitere ED

oder bei *penicillinallergischen* Patienten
- Vancomycin 20 mg/kg (bis maximal 1 g) i. v.
  + Streptomycin 20 mg/kg (bis maximal 1 g) i. m.
  30–60 min vor dem Eingriff meist als Einzeldosis ausreichend

Hiervon in Einzelheiten abweichende Vorschläge hinsichtlich der Wahl, Dosierung, Zeit und Applikationsart wurden von anderen Autoren gemacht [3–6, 20].

Indikationen zur *antibiotischen Endocarditisprophylaxe* bestehen *über die bisher beschriebenen Situationen hinaus:*
- *Bei jedem fieberhaften Infekt* (vor allem Tonsillitis, Sinusitis, Otitis media) – es sei denn, seine virale Genese ist ganz sicher [20].
- Bei *kardiochirurgischen Eingriffen am offenen Herzen,* wo die Wahl des Antibiotikums dem meist bekannten Erregerspektrum und der Resistenzlage der jeweiligen Klinik

---

[1] Streptomycin nur i. m.

angepaßt werden sollte. Da Staphylokokken die häufigsten Endokarditiserreger nach Herzoperationen sind, sollten bevorzugt penicillinasefeste Penicilline oder andere Antibiotika, deren Wirkungsspektrum Staphylokokken miteinschließt, verwendet werden. Die Antibiotikaapplikation sollte insgesamt nur für 3–5 Tage durchgeführt werden und erst kurzfristig präoperativ begonnen werden, da bekanntermaßen verzettelte längerfristige Antibiotikatherapie vor allem mit Breitspektrumantibiotika die Entstehung hochresistenter Keime begünstigen und dann zu kaum beherrschbaren Infektionen führen kann [10, 21].

– Bei allen chirurgischen *Eingriffen in verunreinigte oder infizierte Geweben* [10].

Wahrscheinlich *bei transvenös implantierten Schrittmachern* oder *dem Vorhandensein eines arteriovenösen Shunt's für die Hämodialyse* bei allen beschriebenen Eingriffen [10, 21].

8.3 Wirkung

Allen prophylaktischen Methoden ist gemeinsam, daß ihre Wirksamkeit bisher durch eine prospektive Studie nicht belegt wurde [5, 8, 20]. Versager sind möglich, zumal in einem hohen Prozentsatz der Fälle von bakterieller Endokarditis nicht einmal eine sichere Eintrittspforte nachgewiesen werden kann [8].

Ob die als Beleg angegebenen, tierexperimentell gefundenen Daten ohne Einschränkung zu beweisbaren therapeutischen bzw. prophylaktischen Rückschlüssen auf den Menschen berechtigen, muß angezweifelt werden. Alle bekannten ätiologischen und pathogenetischen Faktoren bei der Entstehung einer bakteriellen Endokarditis lassen aber sowohl aufgrund theoretischer als auch aufgrund experimenteller Daten mit hoher Wahrscheinlichkeit eine Effektivität der Antibiotikaprophylaxe bei bestimmten Indikationen erwarten. Daher erscheint ihre Durchführung bei nur geringem therapeutischem Risiko mit wahrscheinlicher Verhinderung der Endokarditis gegenüber lebensbedrohlichen Gefahren bei Nichtverhinderung der Erkrankung gerechtfertigt.

Penicillin-Prophylaxe bei rheumatischem Fieber keine Endokarditisprophylaxe

Um ein anderes Prinzip der Vorbeugung bezüglich Ziel, Dauer, Dosierung und Medikamentenwahl handelt es sich bei der *Prävention gegen das rheumatische Fieber,* wofür ebenfalls von der AHA feste Richtlinien aufgestellt worden sind [9]. Hier geht es um eine *Dauerprophylaxe in einer subtherapeuti-*

schen Dosis allein *mit Penicillin* zur Vorbeugung gegen Infekte der oberen Luftwege mit betahämolysierenden Streptokokken der Gruppe A. Dieses Regime *reicht auf keinen Fall aus zur Verhinderung einer Bakteriämie* ausgelöst durch eine der oben beschriebenen Ursachen. In solchen Fällen ist vielmehr die Applikation therapeutischer Dosen von solchen Antibiotika notwendig, die voll gegen den zu erwartenden Erreger wirksam sind. Es ist daher verständlich, daß *die Dauerprävention* gegen das rheumatische Fieber *bei* einem bestehenden *rheumatischen Klappenfehler nicht ausreicht, um* eine wirksame *Prophylaxe* auch *gegen* ein drohende *bakterielle Endokarditis in* den genannten, mit einer möglichen Bakteriämie einhergehenden *Risikosituationen* darzustellen. Hierfür sind nach den beschriebenen Richtlinien gemäß der jeweiligen Indikation für den entsprechenden Zeitraum die (therapeutischen) Dosierungen des jeweils wirksamen Antibiotikums zusätzlich zur Prophylaxemedikation gegen das rheumatische Fieber zu applizieren.

Literatur

1. Cutler JG, Ongley PA, Shwachman H, Massel BF, Nadas AS (1958) Bacterial endocarditis in children with heart disease. Pediatrics 22: 706–714
2. Crawford JJ, Sconyers JR, Moriarty JD, King RC, West JF (1974) Bacterema after tooth extractions studied with the aid of prereduced anaerobically sterilized culture media. Appl Microbiol 27: 927–932
3. Durack DT, Petersdorf RG (1973) Chemotherapy of experimental streptococcal endocarditis. J Clin Invest 52: 592–598
4. Durack DT (1975) Current practice in prevention of bacterial endocarditis. Br Heart J 37: 478–481
5. Everett ED, Hirschmann JV (1977) Transient bacteremia and endocarditis prophylaxis. Medicine 56: 61–77
6. Freedman LR (1975) Endocardite expérimentale. Base expérimentale et prophylaxie. Schweiz Med Wochenschr 105: 1417–1420
7. Hook EW, Guerrant RL (1976) Therapy of infective endocarditis. In: Kaye D (ed) Infective endocarditis. University Park Press, Baltimore London Tokyo, pp 167–184
8. Hook EW, Kaye D (1962) Prophylaxis of bacterial endocarditis. J Chron Dis 15: 635–646
9. Kaplan EL, Bisno A, Derrick W, Facklam R, Gordis L, Houser HB, Jackson WH, Millard HD, Shulman StT, Taranta AV, Wannamaker LW (1977) Prevention of rheumatic fever. Circulation 55: 1–4
10. Kaplan EL, Anthony BF, Bisno A, Durack D, Houser H, Millard HD, Sanford J, Shulman StT, Stillerman M, Taranta A, Wenger N (1977) Prevention of bacterial endocarditis. Circulation 56: 139A–143A

11. Kaye D (1976) Infecting microorganisms. In: Kaye D (ed) Infective endocarditis. University Park Press, Baltimore London Tokyo, pp 43–54
12. Kaye D (1976) Cure rates and long-term prognosis. In: Kaye D (ed) Infective endocarditis. University Park Press, Baltimore London Tokyo, pp 201–211
13. Lerner PI, Weinstein L (1966) Infective endocarditis in the antibiotic era. N Engl J Med: 274: 199–206
14. Manning JA (1976) Endocarditis prophylaxis in the child with congenital heart disease after surgery. In: Kidd N, Rowe RD (eds) The child with congenital heart disease after surgery. Futura, Mount Kisco, pp 447–450
15. Nager F, Pfisterer M, Rothlin M, Kappenberger L (1975) Epidemiologie und Klinik der infektiösen Endokarditis. Schweiz Med Wochenschr 105: 1421–1427
16. Peterson L, Peacock R (1976) The incidence of bacteremia in pediatric patients following tooth extraction. Circulation 53: 676–679
17. Rodbard S (1963) Blood velocity and endocarditis. Circulation 27: 18–28
18. Speck WT, Dresdale SS, Krongrad E, Gersony WM (1974) Absence of bacteremia after instrumentation of the genitourinary tract in children. J Pediatr 85: 224–225
19. Storm W (1980) Transient bacteremia in ventilated newborns. Pediatrics 65: 487–490
20. Weber JW (1978) Bemerkungen zur Endokarditisprophylaxe. Paediatr Fortbildkurse Prax 47: 43–52
21. Weinstein L, Rubin RH (1973) Infective endocarditis – 1973. Prog Cardiovasc Dis 16: 239–274

9 Neue Aspekte zur palliativen bzw. initial korrigierenden Therapie der Ventrikelseptumdefekte

(N. Rohm, N. Doetsch und J. C. Reidemeister)

9.1 Isolierte Defekte

9.1.1 Indikation zur chirurgischen Therapie

Bei kleinen Ventrikelseptumdefekten (VSD) nahmen in den letzten Jahren die meisten Kardiologen und Chirurgen *zur Frage der Operation* eine *zurückhaltende Stellung* ein. Nach Williams [62] ist ein *kleiner VSD* dadurch charakterisiert, daß er einen **Durchmesser von weniger als 0,5** cm hat, das Verhältnis von pulmonalem zu systemischem Blutfluß (Q_p/Q_s) weniger als 1,5 : 1 beträgt und daß er keine Anhebung des pulmonalarteriellen Drucks hervorruft.

Indikation zur Operation

Mittelgroße VSD haben einen **Durchmesser von 0,5–1 cm**, Q_p/Q_s beträgt 1,5–2 : 1 und der pulmonalarterielle Druck liegt bei 30–80% des arteriellen Systemdrucks.

Große Defekte messen **über 1 cm im Durchmesser,** Q_p/Q_s liegt >2 : 1 und die rechts- und linksventrikulären Drucke sind nahezu angeglichen.

Blackstone et al. [6] haben die Wertigkeit des chirurgischen Vorgehens bei der Behandlung eines VSD mit dem pulmonalen Gefäßwiderstand korreliert. Dabei wurden Gruppen von 4, 8 und 12 Einheiten pro m² des pulmonalen Gefäßwiderstandes unterschieden:

$$R_p \text{ (units/m}^2\text{)} = \frac{\text{mean PAP–LAP}}{\text{PBF/surface area}}.$$

Die Ergebnisse des chirurgischen Vorgehens sind nach diesen Untersuchungen für alle Altersgruppen bis zu 60 Monaten am besten, wenn der pulmonale Gefäßwiderstand nur 4 Einheiten/m² beträgt. Sie verschlechtern sich deutlich bei 8 bzw. 12 Einheiten/m².

Bei kleinen Defekten darf die Operationsindikation zurückhaltend gestellt werden, da diese Defekte sich spontan verschließen können, – wie es gelegentlich auch bei großen

Defekten der Fall sein kann [31]. Bei einem kleinen Links-rechts-Shunt sind keine eindeutigen Veränderungen in der Struktur der Pulmonalgefäße beschrieben worden [50]. Die Einstellung von Cooley et al. [14, 15], den VSD auch bei Beschwerdefreiheit und kleinem Links-rechts-Shunt zu operieren, um dem Patienten die Angst vor einem „Herzfehler" und einem „Herzgeräusch" zu nehmen und die Gefahr einer bakteriellen Endokarditis zu eliminieren, hat sich nicht durchsetzen können.

Eine *absolute Notfallindikation zum chirurgischen Vorgehen* beim VSD sehen Blackstone et al. [6] bei einem *großen VSD im Säuglingsalter mit* konservativ *therapieresistenter Herzinsuffizienz,* „low cardiac output" (Hypotonie, Oligurie, Acidose) oder erheblichem *Atemnotsyndrom.*

Eine *Kontraindikation* zum operativen Vorgehen besteht

a) bei einer ausgeprägten pulmonalen Hypertonie mit fixiertem pulmonalem Gefäßwiderstand,
b) bei einer systemischen arteriellen O_2-Untersättigung und
c) bei einer Zyanose und relativ *kleinem* Herzen.

Die Diskussion über ein rein konservatives Vorgehen *bei Säuglingen und Kleinkindern mit VSD-bedingter Herzinsuffizienz* oder ein chirurgisches Vorgehen mit kardiochirurgischer Notoperation wurde in den letzten 10 Jahren *zu Gunsten einer Notoperation* entschieden. So berichten Ritter et al. [50] über eine Letalitätsrate von 27% bei rein internistischer Behandlung von Kindern mit VSD-bedingter Herzinsuffizienz (alle unter 8 Monaten), Ash (2) über eine solche von 17%. Für singuläre, unkomplizierte VSD liegt die Letalitätsrate der vergleichbaren Patientengruppe derzeit um die Hälfte niedriger. Nach den Untersuchungen von Rein et al. [49] benötigen etwa 30% aller Neugeborenen mit einem VSD eine Operation im ersten Lebensjahr wegen eines therapieresistenten Herzversagens oder einer ernsthaften Entwicklungsstörung, nach Castaneda et al. [9] sogar 35% aller Säuglinge mit großem VSD in den ersten 3 Lebensmonaten.

9.1.2 Wahl des Operationszeitpunktes

Während der Zeitpunkt der Notoperation durch die Therapieresistenz der Herzinsuffizienz über 48 h hinaus bestimmt wird, bleibt bei der *elektiv* durchzuführenden Operation genügend Zeit, an Hand der klinischen und labortechnischen Daten den günstigsten Operationstermin festzustellen. Ausführliche Untersuchungen zur Frage des optimalen Operationszeitpunktes sind unter anderem 1976 von Blackstone et al. veröffentlicht worden [6].

Ein günstiger Operationszeitpunkt zeichnet sich durch eine niedrige Operationsmorbidität, eine geringe Früh- und Spätletalität und durch ein gutes funktionelles Spätergebnis aus („surgical cure").

Operationsmorbidität

Die **Operationsmorbidität** wird wesentlich bestimmt von dem präoperativen Zustand des Patienten, von der Qualität der chirurgischen Versorgung und von der Qualität der postoperativen Intensivbehandlung. Das Alter bzw. Gewicht des Kindes und die Herz-Lungen-Maschinentechnik scheinen für die Morbidität keine wesentliche Bedeutung zu haben. Barnard et al. [3] berichteten 1973 über 6 Fälle, die mit Oberflächenkühlung, tiefer Hypothermie, limitiertem Einsatz der Herz-Lungen-Maschine (HLM) und Kreislaufstillstand operiert wurden. 1975 teilte er die Ergebnisse von 10 Kindern mit, die unter Anwendung konventioneller HLM-Technik operiert wurden. Alle Kinder waren unter 1 Jahr alt und zeigten einen unkomplizierten postoperativen Verlauf.

Frühletalität

Die **Frühletalität** liegt in den neueren Statistiken für Kinder **über 18 Monate bei** operativer Versorgung **isolierter Ventrikelseptumdefekte um 1%**. Bei Kindern **unter 18 Monaten** beschrieb Blackstone für die Periode von 1972 bis 1976 eine Frühletalität von **9,1%** bei singulärem VSD und von **36,4% für multiple VSD.**

Von den 3 verstorbenen Kindern mit operiertem singulärem VSD verstarb ein Kind an einer Blutgruppenfehltransfusion, eines an einer Selbstextubation bei nicht erfolgter sofortiger Reintubation und das dritte im „low cardiac output". Alle 4 Todesfälle in der Gruppe der Patienten mit multiplen Defekten beruhten auf einem „Low-cardiac-output"-Syndrom. Vergleichbare Ergebnisse publizierten Barrat-Boyes et al. [4] für Kinder unter 2 Jahren. In der oben zitierten kleinen Gruppe von Barnard starb kein Kind. Die Autoren fanden keine Relation zwischen Alter bzw. Gewicht des Kindes zum Operationszeitpunkt und Frühletalität, und nur eine weniger enge Beziehung ($p > 0,25$) zum präoperativen pulmonalen Gefäßwiderstand und zum mittleren pulmonal – arteriellen Druck. Kritisch bleibt an dieser Stelle anzumerken, daß die Zahl der publizierten Fälle für eine statistische Auswertung zu gering ist.

Entscheidend für die Frühletalität ist die Qualität der postoperativen intensivmedizinischen Überwachung. So starben

Spätletalität z. B. in der Serie von Blackstone et al. 2 der 3 Kinder durch intensivmedizinische Fehler.
Die **Spätletalität** dagegen zeigt eine deutliche Abhängigkeit vom mittleren Pulmonalarteriendruck und vom pulmonalarteriellen Gefäßwiderstand zum Zeitpunkt der Operation. Cartmill et al. [10] fanden im Untersuchungszeitraum von 1960 bis 1964 im entsprechenden Krankengut der Mayo-Clinic keinen Todesfall, wenn das präoperative Verhältnis von P_p/P_s zwischen 0,45 und 0,75 lag. Bei Werten von P_p/P_s über 0,75 war der pulmonale Gefäßwiderstand für die Spätletalität entscheidend: Sie betrug 3% der weiter verfolgten Patienten, wenn R_p/R_s kleiner als 0,45 war, 5% bei Werten zwischen 0,45 und 0,75, und 33% bei einem Verhältnis R_p/R_s über 0,75.

Ergebnisse **Funktionelle Spätergebnisse** sind nach Blackstone et al. als gut („surgical cure") zu bezeichnen, wenn die Patienten die Operationsperiode und die nächsten 5 Jahre überleben und einen mittleren Pulmonalarteriendruck unter 25 mmHg aufweisen. Die Ergebnisse sind in der Untersuchungsreihe von Blackstone [6] streng dem Alter ($P < 0,0001$) zum Operationszeitpunkt, dem präoperativen pulmonalen Gefäßwiderstand ($P < 0,0003$) und dem mittleren Pulmonalarteriendruck ($P < 0,002$) korreliert. Je jünger der Patient ist und je niedriger der pulmonalarterielle Gefäßwiderstand bzw. der mittlere präoperative Pulmonalarteriendruck ist, desto größer ist die Wahrscheinlichkeit, daß ein funktionell gutes Spätergebnis erzielt wird. Die Wahrscheinlichkeit beträgt bei günstiger Konstellation 98%, bei ungünstigen Einzelfaktoren nur noch 15%.
Bei einem großen, singulären VSD **ohne** pulmonale Widerstandserhöhung ist die Wahrscheinlichkeit, ein gutes Langzeitergebnis durch einen primären operativen VSD-Verschluß zu erzielen, eindeutig auch in den ersten 3–4 Monaten größer als bei einem Spontanverlauf.

Darüber hinaus fand Du Shane [12], daß 25% der Kinder mit großem VSD und pulmonaler Hypertension 2–11 Jahre später eine Progression der Lungenerkrankung zeigten, wenn sie erst nach Vollendung des 2. Lebensjahres operiert wurden. Bei Kindern unter 2 Jahren wurde dieses Ausmaß der Progression der Lungengefäßerkrankung nicht beobachtet.
Obwohl Blackstone bei singulärem VSD keine Korrelation zwischen dem Alter des Kindes zum Operationszeitpunkt und Operationsrisiko beobachten konnte, weist er jedoch auf die große Streubreite im Verhältnis zwischen

Hospitaltodesfällen und der Zahl der chirurgisch behandelten Kinder, insbesondere im Alter unter 3 Monaten, hin.

Aus diesen Ergebnissen ist abzuleiten, *daß singuläre VSD zwischen dem 4. und 24. Lebensmonat elektiv operiert werden sollten.*
Ungünstiger sind die Verhältnisse *bei multiplen VSD.*
Hier ist *bis zum Alter von 1 Jahr* die Wahrscheinlichkeit, durch *Operation* ein gutes Langzeitergebnis zu erzielen, *nicht eindeutig besser als der natürliche Verlauf.* Die Wahrscheinlichkeit liegt nach Berechnung von Blackstone z. Z. bei 60%. Die kumulative Letalitätsrate für multiple VSB wird bei der Bändelung der Pulmonalarterie mit 38% und bei initialem VSD-Verschluß mit 37% angegeben. Liegen also multiple VSD vor, ist ein Verschieben des Operationstermins bis in das zweite Lebensjahr vertretbar.

9.1.3 Wahl des Operationsverfahrens

9.1.3.1 Bändelung der Pulmonalarterie

Bändelung 1952 publizierten Muller und Damann [18] ein Verfahren, eine Pulmonalstenose zu schaffen, um einen stark erhöhten pulmonalen Blutfluß und eine pulmonale Hypertension zu reduzieren. Ihre Technik ging auf experimentelle Arbeiten von Holman und Beck sowie Hufnagel, Roe und Barker zurück. Während anfänglich ein Keil aus der A. pulmonalis reseziert wurde, wurde das Verfahren später u. a. von Albert et al. [1] dahingehend modifiziert, daß die Arterie mit einem Baumwoll- oder Teflonband zirkulär soweit stenosiert wurde, daß gerade eine Frequenzabnahme oder eine Reduktion des Drucks peripher der Stenose um 30–50% stattfand. Bei erfolgreicher Behandlung ist eine Besserung der Herzinsuffizienz und der pulmonalen Infekte sowie eine allmähliche Zunahme des Wachstums, der geistigen Entwicklung und der Belastungsfähigkeit des Kindes festzustellen. Derzeit wird die *Letalitätsrate* für die isolierte Drosselung der Pulmonalarterie mit *10–15%* angegeben [7, 17, 26, 29, 30, 33, 45, 50].
Im Gegensatz zu Hunt et al. [36] fanden Higashino und Moss und auch Patel et al. [48] keine Relation der Letalität zu Alter und Gewicht des Kindes. Bei Hunt lag die Letalitätsrate bei 50%, wenn die Drosselung vor, bei 15%, wenn sie nach dem 3. Lebensmonat, und bei 5%, wenn sie nach dem 12. Monat

durchgeführt wurde (nach dem 12. Lebensmonat sollte allerdings wegen der besseren Ergebnisse primär korrigierender Eingriffe keine Drosselung der Pulmonalarterie mehr durchgeführt werden). In der Serie von Higashino et al. [33] war die Gruppe mit der höheren Letalität im Durchschnitt 6,1, die mit der niedrigeren Letalität aber nur 4,6 Monate alt. Die signifikant höhere Letalitätsrate fand Higashino bei Kindern mit Zeichen einer rechtsventrikulären Dominanz im EKG (von 12 Kindern starben 8), bei fehlender rechtsventrikulärer Dominanz starb von 17 Kindern nur eines. Verney (zit. bei [33]) weist darauf hin, daß das Verhältnis von pulmonalarteriellem zu systemischem Druck und das Verhältnis von Q_p/Q_s als Selektionskriterium für die Drosselung der A. pulmonalis nur von begrenztem Wert ist, da bei der Bestimmung Fehler möglich seien durch schlechte Mischung des Blutes im Vorhof, durch schlechte venöse Mischung beim hohen VSD und durch Entwicklung intrapulmonaler Rechts-Links-Shunts bei pulmonaler Kongestion und bei Atelektasen. Die rechtsventrikuläre Hypertrophie reflektiere dagegen in den meisten Fällen eine hochgradige periphere pulmonale Gefäßobstruktion. Wegen der weiten Streuung der Voltage bei gesunden Kindern sei die rechtsventrikuläre Hypertrophie im EKG keine absolute Kontraindikation zur Drosselung der A. pulmonalis, sie deute aber auf eine erhöhte Komplikationsgefahr hin. Hunt et al. stellten in ihrer zitierten Untersuchungsreihe keine Relation zwischen der Mortalitätsrate in einer bestimmten Altersgruppe und der rechtsventrikulären Hypertrophie auf, so daß ein Zusammentreffen von niedrigem Lebensalter und rechtsventrikulärer Hypertrophie bei seinen hohen Mortalitätsraten nicht ausgeschlossen ist.

Indikation In der Literatur werden als wesentliche ***Indikationen für die Drosselung der Pulmonalarterie*** angegeben:

1. Das therapieresistente Herzversagen bei Kindern mit großem Links-rechts-Shunt unter 1 Jahr,
2. die Verhinderung der Progression einer pulmonalen Gefäßbahnobstruktion bei großem ventrikulärem Links-rechts-Shunt im 1. Lebensjahr,
3. die Reduktion des pulmonalen Blutflusses bei korrektiv inoperablen Läsionen wie z. B. „single ventricle".

Komplikationen Dem therapeutischen Nutzen stehen zahlreiche ***Komplikationsmöglichkeiten*** gegenüber:

– Fibrosierung in Höhe des Bandes oder intraluminale Thrombenbildung [24],

- Verkalkung der Pulmonalarterienwand [47],
- langsame Erosion des Bandes durch den Arterienstamm [28],
- akute Pulmonalarterienruptur [48, 54],
- Aneurysmabildung im Bandbereich [48],
- Fibrosierung und Verdickung der Pulmonalklappen bei Verrutschen des Bandes nach zentral [23],
- komplette Okklusion eines Pulmonalarterienhauptastes bei Verrutschen des Bandes nach distal [28],
- häufige Ausbildung einer rechtsventrikulären infundibulären Hypertrophie [24],
- in 10% Entstehen einer subaortalen Stenose durch konale Septumhypertrophie oder subvalvuläre Membran [24],
- Hemiparese nach Shuntumkehr [24].

Für die Genese der subaortalen Stenose wird neben der Septumhypertrophie auch eine Verlagerung der Crista supraventricularis nach links diskutiert, wie sie von Van Praagh et al. [59] für den unterbrochenen Aortenbogen mit VSD postuliert wird.

Komplikationsmöglichkeiten bestehen aber nicht nur beim Anlegen des Pulmonalarterienbandes, sondern auch *bei den notwendig werdenden Folgeeingriffen,* wie Debanding, Patcherweiterungsplastik der A. pulmonalis und sekundärem VSD-Verschluß. Die Entfernung des Bandes gestaltet sich oft schwierig, weil das adventitielle Bindegewebe das Baumwollband fest durchwachsen hat.

Girod et al. [27] untersuchte 32 Patienten etwa 8 Jahre nach der Arterienbändelung. Bei allen 32 Patienten mußte die Pulmonalarterie rekonstruiert werden. Patel et al. [48] konnte nur bei 2 von 20 Kindern das Band bei dem Zweiteingriff leicht entfernen. Bei 8 Kindern wurde der Schnürring in der A. pulmonalis inzidiert und quer vernäht, 10mal wurde eine Patchplastik notwendig. Bei 10 Kindern dieser Gruppe wurde eine rechtsventrikuläre Infundibulektomie notwendig, 6 Kinder starben, 4 davon im „low cardiac output", 2 an einem kompletten AV-Block und Vorhoftachykardie. Viermal fand sich auch nach Patchplastik und Infundibulektomie ein Gradient von 30 mmHg. Von den Kindern mit Restgradient verstarben zwei. Stark, Hunt und Henry [32, 36, 54] verfolgten insgesamt 135 Kinder, bei denen als Zweiteingriff nach Drosselung der Pulmonalarterie ein Debanding mit sekundärem VSD-Verschluß durchgeführt wurde. Von diesen 135 Kindern verstarben nach dem Zweiteingriff 27. Das entspricht einer Letalität von 20%.

Letalität Insgesamt ist also nach Auswertung der Literatur für die *primäre Drosselung* der Pulmonalarterie und *das sekundäre Debanding mit VSD-Verschluß* eine *Letalitätsrate von 35%*

anzusetzen. Eine korrigierende Operation mit Debanding sollte wegen dieser Komplikationen stets 6–8 Monate nach dem Banding durchgeführt werden.

Die hohe Gesamtletalität geht auf das Risiko zweier kardialer Eingriffe und auf die Korrektur der möglichen Komplikationen (s. S. 136) zurück. Die Korrektur der Komplikationen erfordert einen längeren Bypass und längere Abklemmzeiten.

In der Serie von Griepp et al. [28] betrug die HLM-Zeit für den initialen VSD-Verschluß 82 ± 14 min, für das Debanding mit sekundärem VSD-Verschluß 111 ± 31 min. Entsprechend dauerte die Aortenabklemmung in der ersten Gruppe 39 ± 9 min, in der zweiten 65 ± 25 min. Die Überlebenden des initialen VSD-Verschlusses hatten einen durchschnittlichen Krankenhausaufenthalt von 12 Tagen. Für die Pulmonalarteriendrosselung allein betrug diese Zeit 16 Tage, für das Banding mit späterem VSD-Verschluß insgesamt 28 Tage.

Ein *Fortschreiten der pulmonalen Hypertension* ist *trotz ausreichender Bändelung* der Pulmonalarterie *nicht sicher zu vermeiden.*

So berichten Girod et al. [27] über 21 nach durchschnittlich 25 Monaten rekatheterisierte Kindern, bei denen in allen Fällen eine klinisch adäquate Palliation erreicht worden war, wobei nur 16 einen Pulmonalarteriendruck unter 45 mmHg und eine Flußrate (Q_p/Q_s) unter 2,5 hatten. Bei einem Kind betrug der PAP 50 mmHg und $Q_p/Q_s=2$, bei 4 weiteren lag der PAP über 60 mmHg. Drei dieser Kinder hatten eine Flußrate von 2–2,5. Du Shane [12] sah unabhängig vom Operationsverfahren bei 25% der Kinder eine Progression der pulmonalen Hypertension, wenn der Eingriff erst nach dem 2. Lebensjahr durchgeführt wurde (2–11 Jahre später). Bei Eingriffen vor dem 2. Lebensjahr wurde ein solches Ausmaß nicht beobachtet.

Die angeführten Ergebnisse zeigen, daß ein *indizierter operativer Eingriff möglichst früh elektiv* durchgeführt werden sollte. Sie sprechen gegen die Banding-Indikation („Vermeidung der Progression einer pulmonalen Hypertension") und beschränken die Drosselung auf komplizierte anatomische Situationen, unklare Diagnose und zumindest zu bestimmten Zeitpunkten noch inoperable Herzfehler.

9.1.3.2 Primärer VSD-Verschluß

Wegen des *Vorteils einer einzeitigen Operation* wurde schon früh ein primärer VSD-Verschluß angestrebt. So berichteten Sigmann et al. [52] bereits 1967 über 45 Kinder, bei denen im Zeitraum von 1957 bis 1967 ein VSD primär verschlossen worden war. Ihr Alter betrug 2–23 Monate. Zwölf Kinder hatten zusätzlich einen offenen Ductus arteriosus Botalli,

Frühletalität zwei einen kleinen Vorhofseptumdefekt und eins eine Aorteninsuffizienz. Die *Frühletalitätsrate* betrug $20^0/_0$. Es bestand keine Relation zum Alter, aber alle Todesfälle traten bei Kindern mit einer pulmonalen Hypertonie auf.

Sigmann et al. führten allerdings an, daß dies ein Zufallsbefund sein könnte, da zu dieser Zeit zumindest bei 3 Todesfällen noch Schwierigkeiten mit der Perfusion in diesem Alter bestanden hätten, ein Kind postoperativ aspiriert hätte, eines an einer Lungenerkrankung und eines an einer Digitalisintoxikation verstorben sei. Damit stehen Sigmann et al. nicht im Widerspruch zu Blackstone und Kirklin, die bei den Frühtodesfällen nur eine schwache Relation ($P > 0,25$) zur präoperativen pulmonalen Hypertension und zum Pulmonalarteriendruck feststellen konnten.

In einem Bericht über die Ergebnisse der Mayo-Clinic aus den Jahren 1965 bis 1970 für den primären VSD-Verschluß teilten Ching et al. eine *Frühletalität von 10%* mit. Eine indikatorische Voraussetzung sieht Ching allerdings darin, daß keine Pneumonien und Atelektasen vorliegen.

Mit zunehmender operationstechnischer und besonders intensivmedizinischer Erfahrung bei Neugeborenen und Säuglingen wurden auch die erzielten Frühletalitätsraten besser.

Sade u. Castaneda [51] wiesen nach, daß zumindest bei Kindern über 3 Monaten der primäre VSD-Verschluß eindeutig günstiger als das primäre Banding der Pulmonalarterie und das sekundäre Debanding mit VSD-Verschluß ist. In seiner eigenen Serie von 18 Kindern der entsprechenden Altersgruppe starb keines beim primären VSD-Verschluß. Ähnliche Erfahrungen machten Venugopal et al. [60]. Von 15 Kindern starb auch in dieser Serie kein Kind, sie alle hatten darüber hinaus einen Pulmonalarteriendruck von über 80% des Systemdrucks. Für alle operablen kongenitalen Herzfehler mit Ausnahme der Fallot-Tetralogie werde die komplette korrigierende Chirurgie angestrebt, palliative Eingriffe seien verlassen. Barnard et al. [3] operierten in dieser Form ebenfalls 6 Kinder mit einem VSD zwischen 4 und 9 Monaten und einem Gewicht von 3,7–6,9 kg, alle Kinder überlebten.

In der von Castaneda et al. [9] publizierten Serie verstarben zwar 3 von 9 Kindern (Alter 20–88 Tage) nach einem primären VSD-Verschluß. Die Untersuchung der Todesursachen deckte jedoch einmal eine nicht erkannte Herzbeuteltamponade auf, einmal bestand praktisch präoperativ schon eine indikatorische Grenzsituation (das Kind mußte vor der Operation schon beatmet werden), das dritte Mal wurde eine ventrikuläre Tachykardie von 280 Schlägen/min inadäquat behandelt: Das Kind wurde wegen einer vermuteten Blutung rethorakotomiert und verstarb im „low cardiac output".

Zusammenfassend läßt sich feststellen:
1. *Beim isolierten VSD* ist die Bedeutung der palliativen *zugunsten der primär korrigierenden Eingriffe* deutlich zurückgetreten.

2. Bei der Frühletalitätsrate besteht keine Beziehung zum Alter und zum Gewicht zum Operationszeitpunkt und keine zum Pulmonalarteriendruck.
3. *Todesfälle* sind *beim primären VSD-Verschluß äußerst selten operationstechnisch bedingt,* sondern sie beruhen auf ungenauer Indikationsstellung und auf Komplikationen während der postoperativen intensivmedizinischen Überwachung und Therapie.

9.1.4 Narkose, Herz-Lungen-Maschinentechnik und Kardioprotektion

Technische Probleme

Wie in den übrigen operativen Fächern wird in den letzten Jahren auch in der Kardiochirurgie als Narkoseverfahren überwiegend die *Neuroleptanalgesie* angewandt. Ihr Prinzip beruht darauf, daß durch die Kombination eines Neuroleptikums mit einem Morphinderivat die Einzeldosen beider Substanzen und damit auch die Nebenwirkungen gering gehalten werden können.

Die Anwendung von Halothan bei schwerkranken Kindern mit kongenitalen Defekten wird nicht einheitlich beurteilt. Während es einerseits gerade bei herzinsuffizienten Kindern wegen seiner kardiodepressiven Wirkung vermieden wird [45], sieht Castaneda [9] für Halothan eine Indikation bei großem Links-rechts-Shunt, um einen Anstieg des systemischen Gefäßwiderstands zu vermeiden. Die Aussage von Bonchek et al. [7], daß Ketamin dem Halothan vorzuziehen sei, weil Ketamin antiarrhythmisch und nicht kardiodepressiv sei, ist nicht unwidersprochen geblieben. Nach Untersuchungen von Fischer [22] vermindert Ketamin sowohl das HZV als auch das Schlagvolumen und die Kontraktilität erheblich.

Neben den Fortschritten auf anästhesiologischem Gebiet haben auch neue HLM-Techniken und Weiterentwicklungen der Kardioprotektion der Chirurgie der kongenitalen Herzfehler entscheidende Impulse gegeben.
Derzeit konkurrieren vier verschiedene HLM-Techniken miteinander:
1. das konventionelle Bypass-Verfahren mit *hohem* Fluß,
2. die tiefe Hypothermie mit Kreislaufstillstand *ohne* Bypass,
3. die tiefe Hypothermie mit Kreislaufstillstand und *limitiertem* Bypass,
4. das konventionelle Bypass-Verfahren in mäßiger Hypothermie unter Verwendung kardioplegischer Lösungen.

Das konventionelle Bypass-Verfahren mit **hohem** Fluß (2,4 l/min/m² OF) wird insbesondere von Bonchek et al. [7] vertreten. Sie haben dieses Verfahren bei 108 Kindern unter 2 Jahren mit kongenitalen Herzfehlern angewandt. Vor 1968 gebrauchten sie Scheiben-, später Bubble-Oxygenatoren. Die letzteren wurden wegen der leichten Montage, einfachen Bedienung, wegen des kleinen Füllvolumens, dem integralen Wärmeaustauscher und der effektiven Blasenauflösung routinemäßig verwandt.

Die Gasaustauschkapazität der Membranoxygenatoren ist beschränkt. In höheren Bereichen ist ein adäquater Gasaustausch an ein hohes Füllvolumen gebunden [35, 40].

Bei einem Fluß von 2,4 l wird der Gewebe-O_2-Verbrauch vom Bedarf und nicht von der Oxygenator-O_2-Lieferkapazität bestimmt. Diese Flußrate entspricht bei Kindern mehr als 100 ml/kg. In der Untersuchung von Bonchek [7] hatten 11 Kinder zwischen 2 und 23 Monaten einen isolierten VSD. Unter Anwendung dieser HLM-Technik überlebten 10 Kinder. Von 10 Kindern mit kompliziertem VSD starben allerdings 5 (2 Herzfehler waren nicht korrigierbar). Eine metabolische Acidose war in keinem Fall Folge des Bypass-Verfahrens, Puffersubstanzen wurden während der Perfusion nicht gegeben.

Operationen in tiefer Hypothermie und Kreislaufstillstand haben den Vorteil, daß der Eingriff am völlig blutleeren, erschlafften Herzen möglich ist, ohne daß intrakardiale Kanülen und Sauger stören. Nach Meinung von Barrat-Boyes [4] kommen die Vorteile dieses Verfahrens erst recht bei hochgradig gefährdeten Kindern zum Tragen. Insbesondere die durch Oberflächenkühlung induzierte tiefe Hypothermie schaffe sichere und überlegene Operationsbedingungen. Während der Präparation des Herzens lägen die Temperaturen etwa bei 20 °C, die Frequenz bei 30 Schlägen/min und der Blutdruck etwa bei 30 mmHg. Unter diesen Bedingungen lasse sich z. B. eine sehr kleine Aorta sicher kanülieren oder ein persistierender Ductus Botalli exakt verschließen. Bei einer nasopharyngeal gemessenen Temperatur von 18 °C bestünde eine sichere Asystoliezeit von ca. 70 min.

Die tiefe Hypothermie mit Kreislaufstillstand ohne Bypass wird von der Washingtoner Arbeitsgruppe um Dillard, Mohri und Merendino [19] bevorzugt. Dieses Verfahren hat sich jedoch insgesamt nicht durchsetzen können. Die 1971 von Dillard et al. publizierten Ergebnisse zeigen Letalitätsraten, die im Vergleich zu den Ergebnissen der übrigen Verfahren sehr hoch liegen. Bei 27 Kindern, die zwischen 42 Tagen und 19 Monate alt waren, lagen insgesamt 31 Herzfehler vor, die korrigierbar waren. Davon verstarben 14% der Kinder mit Transposition der großen Arterien (TGA), 45% mit TAPVC (total anomalous pulmonary venous connection), 44% mit einfachem VSD, 7% mit komplexem VSD und 100% mit einer Pulmonalatresie. Wenn auch die geringe Fallzahl keine gut verwertbare prozentuale Aussage zuläßt, so ist doch auch die Methode bis zum Vorliegen größerer Fallzahlen und exakterer Todesursachenuntersuchung kritisch zu betrachten.

Operationen in tiefer Hypothermie mit Kreislaufstillstand und limitiertem Bypass (100 ml/kg/min) haben weitere Verbreitung gefunden. Mit Operationen nach dieser Methode konnten Barrat-Boyes et al. [4] eine Letalitätsrate von 4% (2 von 49 Kindern, zwischen 21 Tagen und 21 Monaten alt), für Korrekturen von VSD ohne begleitende Coarctatio erreichen. Wenn auch andere Autoren höhere Mortalitätsraten ermittelten, so bleibt doch die Feststellung von Ching (Mayo Clinic) unverständlich, daß durch Operationen in tiefer Hypothermie, totalem Kreislaufstillstand und limitiertem kardiopulmonalen Bypass die Letalitätsrate nicht wesentlich hätte gesenkt werden können. Castaneda et al. [9] operierten nach dieser Methode 76 Kinder mit einem VSD. 4 dieser Kinder starben, das entspricht einer Letalitätsrate von 5%. Barnard et al. [3] operierten entsprechend 6 Kinder mit einem VSD. Alle Kinder überlebten.

Die von Barrat-Boyes, Castaneda und Barnard publizierten Ergebnisse mit diesem Operationsverfahren belegen den Wert dieser HLM-Technik schon allein durch die günstige Frühletalitätsrate. Als Komplikationen der tiefen Hypothermie werden übereinstimmend von allen Autoren etwa in 10% generalisierte Anfälle postoperativ evtl. mit Choreoathetose aller Extremitäten beschrieben. Die Anfälle waren aber immer medikamentös beherrschbar. Alle Kinder wurden mit normalem EEG-Befund entlassen. Castaneda hat zwar subtile neurologische Veränderungen, aber keine bleibenden neurologischen Defekte beobachtet. Ähnliche Ergebnisse publizierten auch Messmer et al. [43]. Stevenson et al. [55] stellten in einer Nachuntersuchung der Patienten über 7 Jahre eine normale intellektuelle Entwicklung der Überlebenden nach hypothermem Kreislaufstillstand fest.

Andere Komplikationen, wie gehäuftes Auftreten von Arrhythmien in der Narkoseeinleitungsphase und häufigere Wundinfektionen, werden sehr unterschiedlich angegeben. Ernsthafte therapeutische Probleme sind aber dadurch in der Regel nicht entstanden.

Eine weitere Bereicherung der operativen Technik scheint die Anwendung des konventionellen Bypass-Verfahrens in mäßiger Hypothermie und unter Perfusion kardioplegischer Lösung zu sein. Wir führen dabei eine normale aortale Kanülierung und eine seitliche Kanülierung der beiden Cavatrichter durch, wie dies auch bei der Mustard-Operation üblich ist. Als Kardioplegikum verwenden wir die von Bretschneider entwickelte HTP-Lösung. Die Anzahl der bisher nach diesem Verfahren operierten Kinder mit VSD ist jedoch noch zu gering, um eine abschließende Stellungnahme zu dieser HLM-Technik abgeben zu können.

9.1.5 Modifikation der Zugangswege

An Zugangswegen stehen zur Verfügung:
a) der transatriale,
b) der transventrikuläre (rechts),
c) der transapikal-transventrikuläre (links) und
d) der transaortale Weg.

Nach Cooley u. Norman [14] hängt die Auswahl des Zugangs ab vom Ausmaß des pulmonalen Gefäßwiderstandes und des rechtsventrikulären Drucks, von der Beziehung der Aorta und der A. pulmonalis zu den Ventrikeln, von der Verteilung der Koronararterien und von der Variation der Herzoperation bei komplizierten Anomalien.

Voraussetzung für die transatriale Versorgung eines VSD ist nach Lincoln et al. [42] ein komplett erschlafftes Herz und die exakte Plazierung von Haltenähten 1 cm vom Schnittrand entfernt im rechten Vorhof und am oberen Rand des Defekts. Eine VSD-Versorgung über einen transatrialen Zugang ist in etwa 80% der Fälle möglich. Der VSD-Verschluß ist transatrial immer möglich beim membranösen (Typ II) und posterioren (Typ III) Defekt, aber schwieriger bei den infundibulären (Typ I) und muskulären (Typ IV) VSD-Typen. Der transatriale Zugang sollte zuerst angestrebt werden, weil einerseits das Vorhofseptum in jedem Fall inspiziert und evtl. verschlossen werden muß, um einen postoperativen Links-rechts-Shunt auf Vorhofebene zu vermeiden, und andererseits eine Ventrikulotomie nicht bedenkenlos durchgeführt werden kann. Sterling et al. [57] konnten in Versuchen an Hunden nachweisen, daß in jedem Fall einer rechtsventrikulären Kardiotomie eine Verschlechterung der Ventrikelfunktion eintritt. Das Arbeitsdiagramm ist nach rechts zu höheren Drucken verschoben und zeigt bei hohen Füllungsdrucken eine Abflachung der Kurve.

In der Versuchsserie von Stirling ist dieser Effekt am stärksten bei der paraseptalen Inzision, weniger stark bei der parallel zu den Ästen der rechten Koronararterie durchgeführten, und am geringsten bei einer kleinen queren Inzision über dem rechtsventrikulären Ausflußtrakt. Während Lincoln et al. [42] mehr Blockbilder beim transatrialen Zugang fand, sahen Bristow und Ziady (zit. bei Lincoln) diese Rhythmusstörungen häufiger nach einer Ventrikulotomie. Schenkelblockbilder werden durch den transatrialen Zugang nicht vermindert. Sie sind nicht auf die Ventrikulotomie sondern auf direkte Verletzung des His-Bündels während der Defektversorgung zu beziehen (Bristow, Lev, Kulbertus zit. bei Lincoln).

Für Standardeingriffe stellt die rechtsventrikuläre Kardiotomie die nächste Ausweichmöglichkeit dar, wenn der transatriale Zugang nicht angewandt werden kann. Die Ventrikulotomie sollte dann nach Lokalisation des VSD durch die Trikuspidalklappe, gezielt unter Schonung der Koronararterienäste angelegt werden. Bei der empfohlenen parakoronaren Inzision ist besonders darauf zu achten, daß die LAD (left artery descending) am unteren Ende des Schnittes nicht verletzt wird.

Die Indikation für den transapikal-transventrikulären Zugang links besteht in der Versorgung der echten multiplen muskulären Defekte vom „Swiss-Cheese"-Typ. Die Versorgung dieses VSD-Typs ist mit einer hohen Letalität belastet (36%) Man sollte deshalb mit dem Verschluß dieser Septumdefekte bis zum Ende des ersten Lebensjahres warten, bis sich von den evtl. 20–30 Defekten die meisten spontan verschlossen haben. Andererseits bleiben häufig Rest-VSD bestehen, da ein Teil der Defekte durch Überlagerung mit Trabekeln verdeckt wird. Werden diese Defekte aber vom linken Ventrikel her versorgt, können sie in der trabekelfreien Zone übersichtlich durch einen Patch abgedeckt werden. Cooley [14] wählte diesen Zugang ferner bei der VSD-Versorgung der TGA und bei erworbenen Defekten nach einem Myokardinfarkt.

Der ebenfalls von Cooley vorgestellte transaortale Zugang stellt nach seinen Angaben eine nützliche Alternative dar bei einem kleinen Defekt, wenn man eine Ventrikulotomie vermeiden will, oder bei einigen komplizierten Anatomieformen. Cooley berichtet z. B. über zwei Patienten mit einer Fallot-Tetralogie, bei denen die links deszendierende Kranzarterie aus der RCA (right coronaryartery) entsprang und die Ausflußbahn des rechten Ventrikels kreuzte. Der transaortale Zugang konnte dabei eine Verletzung der Kranzarterien vermeiden. Ist bei einem Patienten ein VSD-Verschluß und ein Eingriff an der Aortenklappe geplant, erlaubt dieser Zugang ein gleichzeitiges Vorgehen und eine Abkürzung der Operationszeit. Der transaortale Zugang sollte auch bei membranösen Defekten kein Routineweg sein, sondern für ungewöhnliche und schwierige Anatomieformen reserviert bleiben.

9.1.6 Herzrhythmusstörungen nach VSD-Korrektur

Folge-erscheinungen

Herzrhythmusstörungen werden nach Operationen von VSD **häufig** beobachtet. Lincoln et al. [42] berichtet z. B. aus einer Serie von 50 Kindern mit operiertem VSD, daß 6 von ihnen (12%) postoperativ einen Rechtsschenkelblock und linksanterioren Hemiblock entwickelten. Ein Rechtsschenkelblock allein bestand bei 13 Kindern (26%). Bei 7 Kindern entwickelte sich der Block allerdings in 3 Monaten zurück. Insgesamt zeigten nur 31 Kinder (62%) postoperativ keine Überleitungsstörungen.

Neben der häufig beobachteten *spontanen Remission* der Rhythmusstörungen sind *auch Todesfälle* verzeichnet, die auf diese Störungen zurückgeführt werden können [48]. Die Implantation eines permanenten *Herzschrittmachers* wird etwa in 1% der postoperativen Überleitungsstörungen notwendig. Nach Untersuchungen von Blackstone beträgt die kumulative Häufigkeit des kompletten AV-Blocks über 10 Jahre 1,4%.

Die Ursache der häufigen Herzrhythmusstörungen nach VSD-Versorgung liegt *in den anatomischen Beziehungen von VSD und Reizleitungssystem* begründet. Etwa 80% der VSD sind große, isolierte, infundibulo-ventrikuläre Formen. Am posteroinferioren Rand dieser Defekte verläuft das His-Bündel. Diese enge anatomische Nachbarschaft erklärt die Spätergebnisse von Castaneda et al. [9], der bei 14% dieser Defekte nach einem Jahr einen Rechtsschenkel- und linksanterioren Hemiblock fand.

Soweit beschrieben, wird die Operationstechnik von allen Autoren gleich gehandhabt: Am postero-inferioren Rand des VSD werden Einzelknopfnähte etwa 3 mm im Abstand vom Rand des Defekts gestochen. An der Berührungsstelle des septalen Segels mit dem Scheitel des VSD werden Zusatznähte vorzugsweise im fibrösen Anteil dieser Region plaziert. Besteht dort ein muskulärer Rand, wird die Nahtreihe möglichst defektnah gelegt, um das His-Bündel in seiner Aufteilungsstelle nicht zu verletzen (Castaneda). Wegen der häufig beobachteten Rückbildung der Rhythmusstörungen innerhalb von Tagen bis Monaten ist allerdings anzunehmen, daß das Reizleitungssystem seltener direkt verletzt als durch ödematöse Schwellung postoperativ komprimiert wird. Es wäre denkbar, daß mit Rückbildung des Ödems sich dann auch die Überleitungsstörungen zurückbilden.

Neue Techniken mit geringerem Auftreten von Rhythmusstörungen stehen zur Zeit nicht zur Verfügung. Cooley [15] hat nach eigenen Angaben im Untersuchungszeitraum von 1955 bis 1961 nur 2% Blockbilder beobachtet und führt das auf zunehmende operative Erfahrungen zurück. Eine veränderte Operationstechnik wird allerdings nicht angegeben. Ein Zusammenhang zwischen der Ventrikulotomie und den postoperativen Blockbildern besteht nicht und ist auch nicht zu erwarten. Henry et al. [32] stellten bei 12 Patienten mit einem VSD postoperativ in einem Fall einen nicht kompletten AV-Block fest, der durch Implantation eines Schrittmachers behandelt werden mußte. Alle Kinder hatten postoperativ einen Rechtsschenkelblock unabhängig vom transventrikulären Zugang.

9.2 Kombinierte Defekte

Häufig ist gerade bei den lebensbedrohlich erkrankten Neugeborenen ein VSD mit zusätzlichen kongenitalen Herzfehlern verbunden. Diese *Kombinationen erhöhen* sowohl bei konservativer als auch bei operativer Behandlung die *Mortalitätsrate* und *zwingen* andererseits *oft zu einem Noteingriff.*
Als zusätzliche Anomalien von größerer anatomischer oder funktioneller Bedeutung finden sich oft ein persistierender Ductus Botalli, Vorhofseptumdefekte, eine Coarctatio aortae, eine Transposition der großen Arterien und die Fallot-Tetralogie.
Ein *PDA*-(Botalli) wird zu Beginn der Operation verschlossen und erhöht die Letalitätsrate nicht. Ein besonders sicherer Verschluß ist nach Barrat-Boyes et al. [4] in der Einleitungsphase der tiefen Hypothermie möglich, wenn die Herzfrequenz und der Blutdruck auf Werte um 30 abgefallen sind.
Ein *ASD* (artial septal defect) sollte erst nach Lokalisation des VSD verschlossen werden. Die VSD-Lokalisation kann gerade bei muskulären Defekten schwierig sein. Der VSD ist unter Umständen am ehesten mit einem gebogenen Instrument zu ertasten, das durch den ASD bis an die linke, glatte Seite des Ventrikelseptums geführt wird. Weder die Kombination eines VSD mit einem persistierenden Ductus Botalli noch mit einem Vorhofseptumdefekt stellt heute eine Indikation zum Banding der Pulmonalarterie dar. Beide Defekte werden einzeitig mit dem VSD korrigiert.

Besteht neben einem VSD noch eine *Coarctatio aortae*, ist die Letalitätsrate deutlich erhöht (20% bei Barrat-Boyes). Zunächst sollte deshalb der hämodynamisch bedeutendere Fehler korrigiert und nach einem weiteren Jahr die zweite Anomalie beseitigt werden. Sind beide Fehler gleich stark ausgeprägt, so empfiehlt sich im Säuglingsalter zunächst eine Drosselung der Pulmonalarterie, 12 Monate später die Korrektur. Ist eine *Transposition der großen Arterien* mit einem VSD vergesellschaftet, so ist dessen Darstellung wegen der überlagernden Koronargefäße und des ungewöhnlichen Verlaufes der Chordae tendineae oft schwierig. Die Chordae tendineae verdecken oft den VSD (Cooley).

Typischerweise verläuft das His-Bündel bei dieser Anomalie auf der rechten Seite des Ventrikelseptums. Jeder Zugang von rechts her bietet deshalb die besondere Gefahr, sowohl die Koronararterien als auch das Reizleitungssystem zu verletzen. Auch der transatriale Zugang kann zumindest die Verletzungsgefahr für das His-Bündel nicht eliminieren. Nach Cooley et al. [16] bietet sich deshalb zur Korrektur dieser Kombination entweder der transventrikuläre Zugang links oder auch der transaortale Weg an. Am transaortalen Vorgehen läßt sich der Situs besser darstellen, wenn zunächst ein Papillarmuskel der Trikuspidalklappe angezügelt und dann der Patch am *unteren* Rand des VSD angenäht wird.

Bei der *Fallot-Tetralogie* sind symptomatische Kinder nach Castaneda mit Zyanose, hyperaktivem Infundibulum oder hypoplastischem rechtsventrikulären Ausflußtrakt, aber adäquaten Pulmonalarterien und normaler LAD geeignet für eine Frühkorrektur.

9.3 Zusammenfassung

Bei kleinen VSD darf die Operationsindikation wegen des möglichen Spontanverschlusses zurückhaltend gestellt werden. Große VSD (Durchmesser > 1 cm, $Q_p/Q_s > 2:1$) stellen im Säuglingsalter eine absolute Notfallindikation zur Operation dar, wenn durch sie eine konservative therapieresistente Herzinsuffizienz, ein „cardiac low output" oder ein erhebliches Atemnotsyndrom hervorgerufen wird.
Eine *Kontraindikation* zum operativen Vorgehen besteht:
a) bei einer ausgeprägten pulmonalen Hypertonie mit fixiertem pulmonalem Gefäßwiderstand,
b) bei einer systemischen arteriellen O_2 Untersättigung und
c) bei einer Zyanose und relativ *kleinem* Herzen.

Singuläre VSD sollten elektiv zwischen dem 4. und 24. Lebensmonat operiert werden. Die *Operationsmorbidität* wird wesentlich bestimmt durch den präoperativen Allgemeinzustand des Patienten, durch die Qualität der chirurgischen Versorgung und die Güte der postoperativen Intensivbehandlung, weniger vom Alter bzw. Gewicht des Kindes zum Operationszeitpunkt.

Die *Frühletalität* liegt für die Operation *isolierter* VSD bei Kindern über 18 Monaten um 1%, zwischen dem 3. und 18. Lebensmonat etwa bei 10%. (Für multiple VSD beträgt sie bei gleichaltrigen Kindern 36,4%.) Die *Spätletalität* zeigt eine deutliche Abhängigkeit vom mittleren Pulmonalarteriendruck und vom pulmonalarteriellen Gefäßwiderstand zum Operationszeitpunkt.

Die kumulative Mortalitätsrate wird für den Verschluß *multipler* Defekte im 1. Lebensjahr bei Bändelung der Pulmonalarterie mit 38% und bei initialem VSD-Verschluß mit 37% angegeben. Ein Verschieben des Operationstermins bis in das 2. Lebensjahr ist bei multiplen VSD vertretbar. Ein Banding der Pulmonalarterie sollte wegen der besseren Ergebnisse der primär korrigierenden Eingriffe nach dem 12. Lebensmonat nicht mehr durchgeführt werden. Wesentliche Indikationen für das Banding sind:

1. das therapieresistente Herzversagen bei Kindern mit großem Links-rechts-Shunt unter 1 Jahr;
2. die Verhinderung der Progression einer pulmonalen Gefäßbahnobstruktion bei großem ventrikulärem Links-rechts-Shunt im 1. Lebensjahr;
3. die Reduktion des pulmonalen Blutflusses bei korrektiv inoperablen Läsionen, wie z. B. „single ventricle".

Wegen der zahlreichen Komplikationsmöglichkeiten ist ein Debanding stets 6–8 Monate nach dem Anlegen des Bandes durchzuführen. Die primäre Drosselung der Pulmonalarterie und das sekundäre Debanding mit *VSD-Verschluß* ist insgesamt mit einer Mortalitätsrate von 35% anzusetzen.

Vier verschiedene HLM-Techniken konkurrieren derzeit miteinander:

1. das konventionelle Bypass-Verfahren mit *hohem* Fluß,
2. die tiefe Hypothermie mit Kreislaufstillstand *ohne* Bypass,
3. die tiefe Hypothermie mit Kreislaufstillstand und *limitiertem* Bypass,
4. das konventionelle Bypass-Verfahren in mäßiger Hypothermie unter Verwendung kardioplegischer Lösungen.

Eine abschließende vergleichende Wertung dieser Verfahren ist derzeit noch nicht möglich.

An Zugangswegen stehen zur Verfügung:
a) der transatriale,
b) der transventrikuläre (rechts),
c) der transapikal-transventrikuläre (links) und
d) der transaortale Weg.

Ein transatrialer Zugang ist in der Regel beim VSD Typ II und III möglich, schwieriger dagegen beim Typ I und IV. Die rechtsventrikuläre Kardiotomie stellt für Standardeingriffe die nächste Ausweichmöglichkeit dar.

Während die Versorgung der echten multiplen muskulären Defekte vom „Swiss-cheese"-Typ eine Indikation für den transapikal-transventrikulären Zugang links darstellt, bleibt der transaortale Zugang komplizierten Anatomieformen vorbehalten.

Passagere postoperative Überleitungsstörungen entwickeln sich in etwa 30–40% der Operationen. Die kumulative Häufigkeit des postoperativen kompletten AV-Blocks über 10 Jahre beträgt 1,4%.

Als zusätzliche Anomalien von größerer anatomischer oder funktioneller Bedeutung finden sich oft ein persistierender Ductus Botalli, Vorhofseptumdefekte, eine Coarctatio aortae, eine Transposition der großen Arterien und die Fallot-Tetralogie.

Weder die Kombination eines VSD mit einem persistierenden Ductus Botalli noch mit einem Vorhofseptumdefekt stellt heute eine Indikation zum Banding der Pulmonalarterie dar. Beide Defekte werden einzeitig mit dem VSD korrigiert.

Besteht zusätzlich zu einem VSD eine Coarctatio aortae, sollte zunächst der hämodynamisch bedeutendere Fehler korrigiert werden, bzw. bei gleichstarker Fehlerausprägung die Pulmonalarterie gebändelt werden. Tritt der VSD in Kombination mit einer TGA auf, empfiehlt sich der transaortale Zugang. Bei der Fallot-Tetralogie sind symptomatische Kinder nach Castaneda mit Zyanose, hyperaktivem Infundibulum oder hyperplastischem rechtsventrikulärem Ausflußtrakt, aber adäquaten Pulmonalarterien und normaler LAD geeignet für eine Frühkorrektur.

Literatur

1. Albert HM, Fowler RL, Craighead CC, Glass BA, Atik M (1961) Pulmonary artery banding. A treatment for infants with intractabel cardiac failure due to interventricular septal defects. Circulations XXIII: 16
2. Ash R (1964) Natural history of ventricular septal defects in childhood lesions with predominant arteriovenous shunts. J Pediatr 64: 45
3. Barnard MS, Voss TJV, Barnard CN (1973) The treatment of congenital heart disease in infants. SAfr Med J 47: 469
4. Barratt-Boyes BG, Neutze JM, Clarkson P, Hardey G, Brandt PWT (1976) Repair of ventricular septal defect in the first two years of life using profound hypothermia-circulatory arrest techniques. Ann Surg 184: 376
5. Baum D, Dillard DH, Mohri H, Crawford EW (1968) Metabolic aspects of deep surgical hypothermia in infancy. Pediatrics 42: 93
6. Blackstone EH, Kirklin JW, Bradley EL, DuShane JW, Appelbaum A (1976) Optimal age and results in repair of large ventricular septal defects. J Thorac Cardiovasc Surg 72: 661
7. Bonchek LI, Anderson RP, Wood JA, Chapman RD, Starr A (1974) Intracardiac surgery with extracorporeal circulation in infants. Ann Thorac Surg 17: 280
8. Breckenridge IM, Stark J, Waterston DJ, Bonham-Carter RE (1972) Multiple ventricular septal defects. Ann Thorac Surg 12: 128
9. Castaneda AR, Lamberti J, Sade RM, Williams RG, Nadas AS (1974) Open-heart surgery during the first three months of life. J Thorac Cardiovasc Surg 68: 719
10. Cartmill TB, DuShane JW, McGoon DC, Kirklin JW (1966) Results of repair of ventricular septal defect. J Thorac Cardiovasc Surg 52: 486
11. Castaneda AR, Norwood WI (1979) Closure of ventricular septal defects in infancy: deep hypothermic circulatory arrest technic. Cardiac/Thorac Surg 1 : 1
12. Ching E, DuShane JW, McGoon DC, Danielson GK (1971) Total correction of ventricular septal defect in infancy using extracorporeal circulation. J Thorac Surg 12: 1
13. Condon JF, Parker B, Webb WR (1977) Ventricular septal defect due to septal infarction after repair of tetralogy of Fallot. Ann Thorac Surg 23: 158
14. Cooley DA, Norman JC (1975) Technique in cardiac surgery. Texas Medical Press, Houston
15. Cooley DA, Garrett HE, Howard HS (1968) Surgical treatment of ventricular septal defect: an analysis of 300 consecutive surgical cases. Cardiovasc. Dis 4: 312
16. Cooley DA, Hallman GL, Wukasch DC, Sandiford FM (1973) Transaortic repair of ventricular septal defect. Ann Thorac Surg 16: 99
17. Craig TV, Strak HD (1963) Pulmonary artery banding. An analysis of 38 cases. J Thorac Cardiovasc Surg 45: 599
18. Dammann JF, McEachen JA, Thompson WM, Smith R, Muller WH (1961) The regression of pulmonary vascular disease after the creation of pulmonary stenosis. J Thorac Cardiovasc Surg 42: 722
19. Dillard DH, Mohri H, Merendino KA (1971) Correction of heart disease in infancy utilizing deep hypothermia and total circulatory arrest. J Thorac Cardiovasc Surg 61: 64

20. Dobell ARC, Murphy DA, Poirier NL, Gibbons JE (1973) The pulmonary artery after debanding. J Thorac Cardiovasc Surg 65: 32
21. Ferencz C (1966) Transposition of the considerations based upon a study of the lungs. Circulation 33: 232
22. Fischer K (im Druck) Experimentelle Untersuchungen über den Einfluß von Dehydrobensperidol, Fentanyl bzw. Thalamonal auf die myokardiale Kontraktilität
23. Formanek G, Hunt C, Castaneda A, Moller J, Amplatz K (1971) Thickening of pulmonary valve leaflets following pulmonary artery banding. Radiology 98: 75
24. Freed MD, Rosenthal A, Plauth WH, Nadas AS (1973) Development of subaortic stenosis after pulmonary artery banding. Circulation XLVII and XLVIII: 7
25. Friedli B, Kidd BS, Mustard WT, Keith JD (1974) Ventricular septal defect with increased pulmonary vascular resistance. Am J Cardiol 33: 403
26. Gammelgaard A, Therkelsen F, Boesen I, Terslev E (1961) Ventricular septal defects in infancy treated with surgical narrowing of the pulmonary artery. Acta Chir Scand [Suppl] 283: 84
27. Girod DA, Hurwitz RA, King H, Jolly W (1974) Recent results of two-stage surgical treatment of large ventricular septal defect. Circulation 49: 9
28. Griepp E, French JW, Shumway NE, Baum D (1974) Is pulmonary artery banding for ventricular septal defects obsolete? Circulation 49/50: 14
29. Goldblatt A, Bernhard WF, Nadas AS, Gross RE (1965) Pulmonary artery banding. Indications and results in infants and children. Circulation XXXII: 172
30. Hallman GL, Cooley DA, Bloodwell RD (1966) Two-stage surgical treatment of ventricular septal defect: Results of pulmonary artery banding in infants and subsequent open-heart repair. J Thorac Cardiovasc Surg 52: 476
31. Stoermer J, Heck W (1971) Pädiatrischer EKG-Atlas, 2. Aufl. Thieme, Stuttgart
32. Henry J, Kaplan S, Helmsworth JA, Schreiber JT (1973) Management of infants with large ventricular septal defects. Ann Thorac Surg 15: 109
33. Higashino SM, Moss AJ (1967) Pulmonary artery banding: the electrocardiogram as an aid in selection of patients for operation. Br Heart J 29: 252
34. Hoffmeister H-E, Seybold-Epting W, Stunkat R (1976) Ergebnisse der chirurgischen Zweiphasenbehandlung großer Ventrikelseptumdefekte. Thoraxchirurgie 24: 508
35. Housman LB, Braunwald NS (1972) Experimental evaluation of the Travenol and Landé-Edwards membrane oxygenators for use in neonate perufions. Ann Thor Surg 14: 150
36. Hunt CE, Formanek G, Levine MA, Castaneda A, Moller JH (1971) Banding of the pulmonary artery. Results in 111 children. Circulation XLIII: 395
37. Johnson DC, Cartmill TB, Celermajer JM, Hawker RE, Stuckey CS, Bowdler JD, Overton J (1974) Intracardiac repair of large ventricular septal defect in the first year of life. Med J Aust 2: 193
38. Kirklin JW, Appelbaum A, Bargeron LM Jr (1976) Primary repair VS-

banding for ventricular septal defect in infants. In: proceedings of the International Symposium on Congenital Heart Disease in Children. Toronto, Canada
39. Kirklin JW, DuShane JW (1976) Repair of ventricular septal defect in infancy. Pediatrics 27: 961
40. Kirsh MM, Peirce FC, Gago O, Dufek J, Lee R, Jordan F, Reinisch J, Straker J, Roloff D, Rhodes L, Sloan H (1971) Clinical use of peirse-general electric membrane oxygenator. Ann Thorac Surg 14: 140
41. de Leval MR, Bastos P, Stark J, Taylor JFN, Macartney FJ, Anderson RH (1979) Surgical technique to reduce the risk of heart block following closure of ventricular septal defect in atrioventricular discordance. J Thorac Cardiovasc Surg 78: 515
42. Lincoln CS, Jamieson M, Joseph E, Shinebourne, Anderson RH, (1977) Transatrial repair of ventricular septal defects with reference to their anatomic classification. J Thorac Cardiovasc Surg 74: 183
43. Messmer BJ, Schallberger U, Gattiker R, Senning A (1976) Psychomotor and intellectual development after deep hypothermia and circulatory arrest in early infancy. J Thorac Cardiovasc Surg 72: 495
44. Moreno-Cabral RJ, Mamiya RT, Nakamura FF, Brainard SC, McNamara JJ (1977) Ventricular septal defect and aortic insufficiency. Surgical treatment. J Thorac Cardiovasc Surg 73: 358
45. Mustard WT, Bedard P, Trusler GA (1970) Cardiovascular surgery in the first year of life. J Thorac Cardiovasc Surg 59: 761
46. Olinger GN, Maloney JV (1977) Trans-pulmonary artery repair of ventricular septal defect associated with congenitally corrected transposition of the great arteries. J Thorac Cardiovasc Surg 73: 353
47. Parameswaran R, Maranhao V, Ablaza SGG, Goldberg H (1970) Calcification of the pulmonary artery: a complication of the banding procedure. Chest 57: 577
48. Patel RG, Ihenacho HNC, Abrams LD, Astley R, Parsons CG, Roberts KD, Singh SP (1973) Pulmonary artery banding and subsequent repair in ventricular septal defect. Br Heart J 35: 651
49. Rein JG, Freed MD, Norwood WI, Castaneda AR (1977) Early and late results of closure of ventricular septal defect in infancy. Ann Thorac Surg 24: 19
50. Ritter G, Feldt RH, Weidman WH, DuShane JW (1965) Ventricular septal defect. Circulation 21/22: 42
51. Sade RM, Castaneda AR (1976) Recent advances in cardiac surgery in the young infant. Surg Clin North Am 46: 2
52. Sigmann JM, Aaron M, Stern H, Sloan E (1967) Early surgical correction of large ventricular septal defects. Pediatrics 39: 4
53. Stanger P, Lucas RV, Edwards JE (1969) Anatomic factors causing respiratory distress in acyanotic congenital cardiac disease. Pediatrics 43: 760
54. Stark J, Tynan M, Aberdeen E, Waterston DJ, Bonham-Carter RE, Graham GR, Somerville J (1970) Repair of intracardiac defects after previous constriction (banding) of the pulmonary artery. Surgery 67: 536
55. Stevenson JG, Stone EF, Dillard DH, Morgan BC (1973) Intellectual development of children subjected to prolonged circulatory arrest during hypothermic open heart surgery. Suppl Circulation [Suppl 7/8]: 35
56. Stewart S (im Druck) The technique of ventricular septal defect closure in L-transposition of the great vessels. How to do it:

57. Stirling GR, Stanley PH, Lillehei CW (im Druck) The effects of cardiac bypass and ventriculotomy upon right ventricular function.
58. Subramanian S (im Druck) Primary definitive intracardiac operation in infants: Ventricular septal defect. In: Kirklin JW (ed) Advances in cardiovascular surgery. Grune and Stratton, New York, p 2973
59. Praagh R van, Bernhard WF, Rosenthal A, Parisi LF, Fyler DC (1971) Interrupted aortic arch: surgical treatment. Am J Cardiol 27: 200
60. Venugopal P, Olszowka J, Vlad P, Subramanian S (1973) Early correction of congenital heart disease with surface-induced deep hypothermia and circulatory arrest. J Thorac Cardiovasc Surg 66: 375
61. Wada J, Iwa T (1960) Two-stage treatment of ventricular septal defect with pulmonary hypertension. Ann Thorac Surg 8: 415
62. Williams WH (1977) Management of congenital ventricular septal defect. J Med Assoc Georgia 66: 167

10 Neue Entwicklungen bei der chirurgischen Behandlung der Transposition der großen Arterien

J. C. Reidemeister, N. Rohm und N. Doetsch

Korrektur- Zur palliativen sowie zur funktionellen bzw. anatomischen
möglichkeiten chirurgischen Korrektur der hämodynamischen Ausgangssituation bei der TGA bieten sich folgende Maßnahmen an:

Palliativmaßnahmen
a) Vorhofseptumresektion [7],
b) Umleitung der V. cava inferior zum linken Vorhof und der rechten Pulmonalvenen zum rechten Vorhof [3],
c) Ballon-Atrio-Septotomie (BAS) [40],
d) Banding der Pulmonalarterie bei erhöhtem PCP und *vermehrter* Lungendurchblutung [34],
e) Arteriopulmonale Anastomosen bei *verminderter* Lungendurchblutung, z. B. V. cava superior/rechte Pulmonalarterie [17]; Aorta ascendens/rechte Pulmonalarterie [46]; A. subclavia sinistra/linke Pulmonalarterie [8].

Funktionelle Korrektur auf Vorhofebene (Vorhofumkehr, „transposition of venous return"):
a) intraatriale Umleitung mit Vorhofseptum- und Vorhofwandmaterial [1, 43],
b) intraatriale Umleitung durch einen vorgefertigten Ivalonpatch [31],
c) intraatriale Umleitung mit Perikard [53],
d) intraatriale Umleitung mit vorgepreßtem Dacrongewebe [13],
d) intraatriale Umleitung mit Dura [33].

Anatomische Korrektur

a) Auf Kammerebene:
Intrakardialer Anschluß der transponierten Aorta mit einem Dacronpatch über einen VSD an den linken Ventrikel, Verbindung der durchtrennten A. pulmonalis über

einen klappentragenden homologen Aortenconduit mit dem rechten Ventrikel [41].

b) Auf Gefäßebene:
- Gefäßdetransposition nach Rotation des koronartragenden Aortensegments [21];
- Umleitung des aortalen und pulmonalen Blutstroms durch Herstellung eines aortopulmonalen Fensters und Implantation eines „Helix-Patch" in dieses Fenster mit funktioneller Detransposition der Koronarostien [9, 10];
- Gefäßdetransposition nach Anlegen zweier aortopulmonaler Fenster und „funktioneller Detransposition" der Koronarostien durch „Ausschaltung" beider Fenster und der jeweiligen Koronarostien [37];
- Gefäßdetransposition mit Neuimplantation der Koronarostien [23];
- End-zu-Seit-Implantation der A. pulmonalis in die Aorta ascendens unter Belassung der Koronararterien und Implantation eines rechtsventrikulären Conduits zur Pulmonalisgabel mit integrierter Klappe [11];
- Gefäßdetransposition nach Herstellung *eines* aortopulmonalen Fensters und „Ausschaltung" dieses Fensters und der beiden Koronarostien durch einen Patch [2].

Die heute wesentlichen Probleme sind:
1. Anwendung der HLM und Narkoseführung bei Säuglingen und Kleinkindern,
2. postoperative Obstruktion der Pulmonalvenen und der Vv. cavae bei der Vorhofumkehr,
3. Auswahl von Art und Form des Materials zur Vorhofumkehr,
4. Trikuspidalinsuffizienz und Rechtsherzversagen bei nicht anatomisch korrigierenden Eingriffen,
5. postoperative Rhythmusstörungen *bei allen* korrigierenden Eingriffen,
6. Rezidivventrikelseptumdefekte bei Korrekturen auf Kammerebene,
7. Ausbildung von hohen Gradienten am Conduit zwischen rechter Kammer und A. pulmonalis,
8. postoperatives Linksherzversagen, Mitralinsuffizienz und Lungenödem bei anatomisch korrigierenden Eingriffen,

9. operativ technische Schwierigkeiten mit der Neuimplantation von kindlichen Koronararterien,
10. Behandlung einer evtl. vorhandenen linksventrikulären Ausflußbahnobstruktion.

10.1 Palliativmaßnahmen

Unter den Palliativmaßnahmen zur Behandlung der TGA kommt der *BAS zahlenmäßig die größte Bedeutung* zu. Die Mortalitätsrate der TGA betrug vor der Einführung der BAS 84% im ersten Lebensmonat, nach ihrer Anwendung 28% [45]. Diese Methode liefert gute Kurzzeitergebnisse, aber nur in der Hälfte der Fälle auch gute Langzeitergebnisse. Subramanian fordert neben dem Überleben des Kindes für ein gutes Langzeitergebnis, daß keine zerebralen Attacken auftreten und daß die arterielle O_2-Sättigung nach 6 Monaten über 60% liegt. Beim Versagen der BAS warnt Barrat-Boyes vor Durchführung einer Blalock-Hanlon-Operation mit einer anschließenden Korrektur. Dieses Vorgehen zeichne sich durch eine hohe Letalität aus (zit. bei [45]). *Heute wird eine Frühkorrektur angestrebt.* Gründe für eine Frühkorrektur sind folgende Gesichtspunkte:
1. Der durch die BAS geschaffene Defekt verkleinert sich durch Schrumpfung.
2. Die Beobachtung, daß die BAS in der Regel keine zerebralen Synkopen verhindern kann.
3. In der Regel entwickelt sich bei der TGA mit und ohne VSD innerhalb des ersten Lebensjahres ein pulmonaler Hochdruck.
4. Das Banding der Pulmonalarterie stellt nicht immer einen Schutz gegen das Fortschreiten des pulmonalen Hochdrucks dar.

Subramanian sieht bei einem Versagen der BAS bei TGA ohne Vorliegen eines VSD eine Indikation zur Frühkorrektur. Geht es dem Kind relativ gut, empfiehlt er ein Abwarten bis zum Alter von 6 Monaten. Lang et al. [25] dagegen betonen die Notwendigkeit zur Differenzierung dieses Zustandes. Bei einer kleinen Gruppe von Kindern persistiert die Hypoxämie trotz einer scheinbar guten BAS. Wenn diese Kinder einer operativen Korrektur zugeführt werden, ist die Letalität höher, als wenn sie später elektiv operiert werden.

Die zweidimensionale Echokardiographie von subxiphoidaler Position aus erlaubt eine zuverlässige Darstellung des gesamten interatrialen Septums. Bei bestehender Hypoxie nach BAS und kleiner interatrialen Kommunikation läßt eine Septektomie eine Verbesserung des Zustands erwarten. Besteht nach einer BAS und persistierender Hypoxie jedoch eine weite interatriale Kommunikation, so sind weitere Palliativmaßnahmen nicht indiziert.

Ist die TGA mit einem VSD kombiniert, führen Subramanian u. Wagner [45] wegen eines drohenden pulmonalen Hochdrucks die Frühkorrektur durch. Egloff et al. [14] sehen bei jenen seltenen Fällen von TGA mit VSD, bei denen eine Notfall-Blalock-Hanlon-Operation in den ersten Lebenswochen durchgeführt werden mußte, eine Indikation zur gleichzeitigen Drosselung der Pulmonalarterie. Wegen der zu erwartenden Komplikationen muß das Bändchen stets gegen Ende des ersten Lebensjahres entfernt werden. Ist die TGA mit einem VSD und einer Pulmonalstenose kombiniert, so besteht nach Liebmann (zit. bei [45]) eine höhere Überlebenschance. In diesen Fällen empfiehlt Subramanian eine frühe Shuntoperation und eine spätere Korrektur. Insgesamt sind nach Egloff und Castaneda [14] nur jene Kinder einer Notfalloperation nach einer BAS zuzuführen, bei denen eine O_2-Sättigung unter 60% oder eine metabolische Acidose bestehen bleiben.

Die hohen Letalitätsraten bei Neugeborenen und Säuglingen, die einer HLM-Operation unterzogen werden, beruhen zum einen *auf schwer steuerbaren Stoffwechselveränderungen* sowie *pulmonalen Komplikationen* und zum anderen auf *technischen Schwierigkeiten,* die durch das Vitium selbst und die Kleinheit der Anatomie hervorgerufen werden. Im Neugeborenenalter kann die Cavakanülierung erschwert sein; intrakardiales Restblut und komplette myokardiale Relaxation bei verschiedenen Verfahren ohne Kardioplegie verhindern schnelles und exaktes Operieren [5].

Ein Fortschritt stellt die von Hikasa et al. [20] aus der Kyoto-Arbeitsgruppe entwickelte Methode der Oberflächenkühlung dar.

Dabei wird das Kind auf einer Eismatte gelagert und der Körperstamm mit Eissäcken umlagert. Während 120 min wird so die Ösophagustemperatur auf 26–27 °C abgekühlt. Nach Sternotomie wird ein venöser Katheter in das rechte Herzohr und die arterielle Kanüle in die Aorta eingeführt. Anschließend erfolgt ein rasches maschinelles Abkühlen auf 20 °C Ösophagustemperatur. Nach Abklemmen der Aorta wird sämtliches Blut in das Reservoir der HLM drainiert. Der resultierende Kreislaufstillstand erlaubt ein übersichtliches Operieren am völlig blutleeren und stillgestellten Herzen. Durch die gute Übersicht kann die Operationszeit verkürzt werden. Die Oberflächenkühlung verkürzt die totale Perfusionszeit der HLM, und es erfolgt so eine geringere kapilläre Mikrozirkulationsstörung. Die Oberflächenkühlung ist nur zu unterbrechen und maschinell fortzusetzen, falls die Kinder bei der langsamen Oberflächenkühlung ein „Low-output"-Syndrom mit Blutdruckabfall und supraventrikulären Arrhythmien bekommen. Subramanian räumt ein, daß zwei seiner drei nach diesem Verfahren operierten Kinder in ein tödliches Nierenversagen gekommen sind, weil sie sich unter dieser Konstellation zu lange in einer initialen Schockphase befunden hatten. Die Kyoto-Arbeitsgruppe glaubte primär, daß die Kinderherzen die niedrigen Temperaturen so gut vertrugen, weil präoperativ Fettsäuren zugeführt wurden und weil die Kinder eine Äthernarkose erhielten. Barratt-Boyes [5] hat jedoch gleich gute Ergebnisse ohne Zufuhr von Fettsäuren und unter Halothanenarkose gefunden. Halothane hat den Vorteil, daß es die Gefäße erweitert und bei der Oberflächenkühlung eine größere Gefäßkontaktfläche zum Wärmeaustausch bietet.

Supramanian führt beim Ausdrainieren eine Hämodilution mit Humanplasma bis zu einem Hämatokrit von 26% durch. Durch einen normalen Proteinspiegel während der Perfusion glaubt er weniger postoperative pulmonale Komplikationen zu beobachten. Vor dem Aufwärmen wird das Reservoir mit plättchenarmem ACD-Blut aufgefüllt. Seiner Meinung nach verhindert dieses Vorgehen postoperative Trachealblutungen. Das Aufwärmen wird bis zu einer Temperatur von 34 °C rasch mit zentraler Perfusion durchgeführt. Vorteile dieses Aufwärmverfahrens sind:

1. Es ist keine Herzmassage notwendig, dadurch besteht keine Gefahr der Myokardverletzung.
2. Bei im Normbereich gehaltenem zentral venösem Druck (ZVD) und reduziertem Bypass bestehen während der Aufwärmphase normale arterielle Drucke.
3. Die Aufwärmphase wird abgekürzt.
4. Die Leber- und Nierenfunktion erholt sich schneller, die Acidose wird schneller ausgeglichen.

Durch Induktion eines diastolischen Herzstillstandes mit dem Kardioplegieverfahren nach Bretschneider läßt sich heute ebenfalls in kompletter myokardialer Relaxation operieren. Zudem wird die Ischämietoleranz des Herzens wesentlich verlängert.

10.2 Funktionelle Korrektur auf Vorhofebene

Bei der Korrektur auf Vorhofebene konkurrieren in der praktischen Verbreitung die Operationsverfahren nach Senning [43] und Mustard [35].

Während bei der Operation nach Senning zum großen Teil Vorhofseptum und -wandmaterial zur Umleitung des Blutes der Vv. cavae bzw. der Lungenvenen benutzt wird, gebraucht man bei dem Verfahren nach Mustard Perikard bzw. Dacron für die intraatriale Blutumleitung. Parenzan et al. [36] empfehlen, keine Senning-Operation durchzuführen, wenn vorher nach Blalock-Hanlon atrioseptektomiert wurde, da (1) mehr Fremdmaterial benötigt wird, (2) die räumlichen Beziehungen zwischen Pulmonalvenen und Vv. cavae verlagert sein können und (3) intraperikardiale Adhäsionen die Darstellung der dorsalen interatrialen Furche erschweren. Das Operationsverfahren nach Mustard zur Vorhofumkehr ist mit einigen Nachteilen behaftet.

Die Frühletalität liegt derzeit für erfahrene Operationsgruppen bei der „einfachen" Form der TGA zwischen 8 und 10%, für die komplexe Form bei 25% Egloff et al. (14).

Weitere Nachteile sind eine mögliche Obstruktion der Vv. cavae und/oder der Lungenvenen, häufige postoperative Rhythmusstörungen (die nach dem Senning-Verfahren seltener auftreten) und evtl. ein Rechtsherzversagen mit Trikuspidalinsuffizienz, da der rechte Ventrikel den Kreislaufsystemdruck aufrecht erhalten muß. Gutgesell et al. [18] berichten, daß sich von 71 Kindern, die zwischen 1967 und 1977 das Operationsverfahren nach Mustard überlebten, bei 10 Kindern sich postoperativ eine Pulmonalvenenobstruktion entwickelte. Clarkson et al. fanden eine postoperative V.-cava-Obstruktion von 6%. Pacifico (zit. bei [14]) weist in einer Diskussion darauf hin, daß es in allen publizierten Serien eine Fülle von „subklinischen" und „klinischen" Cavaobstruktionen gibt, da das V.-azygos-System meist eine effektive Blutdrainage bewirkt. Für die venöse Obstruktion wird Art, Sitz und Form des prothetischen Materials bzw. des Perikards bei der Mustard-Operation verantwortlich gemacht. Nach der Inauguration von Albert [1] gebrauchte Senning [43] zur Konstruktion der intraatrialen Blutumleitung überwiegend Vorhofseptum- und Vorhofwandmaterial. Merendino et al. [31] verwandten 1961 Ivalon, Mustard [35] 1964 autologes Perikard, Dillard et al. 1969 [13] vorgepreßtes Dacrongewebe und Moraes et al. 1977 [33] homologe Dura. Die verwandten Fremdmaterialien wurden bereits 1969 von Mohri et al. [32] in vergleichenden Untersuchungen an Hunden getestet. Dabei wurde festgestellt, daß sowohl Vorhoftransplantate aus Dacron als auch aus Perikard bereits nach 8 Monaten um etwa 50% schrumpfen. Eine Schrumpfung wurde auch in den Septumnarben festgestellt. Dadurch wurde die jahrelange Diskussion um ein mögliches Wachstum von autologem Perikardgewebe beendet. Gleichzeitig wurde ein kompensatorisches Wachstum des rechten Vorhofs beobachtet. Das Neoendothel auf dem Dacronpatch war sehr dick (insbesondere auf der Konkavseite), auf dem Perikard dünn. Das Material war steif und rissig. In der Untersuchungsreihe von Mohri et al. [32] zeigten 2/3 der Dacronimplantate und die Hälfte der autologen Perikardtransplantate periphere Verkalkungen. Die beobachteten Schrumpfungen führten zu einer Verdrehung des implantierten Materials. Die Schrumpfungen waren unabhängig von der verwandten Nahttechnik. Danielson (zit. bei Mohri) hat über ein Perikardwachstum im rechten Vorhof bei pulmonaler Hypertonie berichtet. Durch obige Experimente wird jedoch grundsätzlich eine Schrumpfung auch des Perikardgewebes bei Drucken zwischen 0 und 10 mmHg nachgewiesen.

Bis Brom et al. [39] die hosenförmig konfigurierten Implantate befürworteten, stand im Vordergrund der Betrachtungen die Art des Materials, weniger der Sitz und die Dimensionierung des Implantates. McGoon [30], Stark (zit. bei [29]) und Egloff et al. [14] berichten über eine wesentlich höhere Verschlußrate mit der Hantelform des Implantats bei der Verwendung von Dacron anstelle von Perikard. Im Hinblick auf die Untersuchungsergebnisse von Mohri et al. dürfte jedoch nicht die Art des Gewebes dafür verantwortlich sein, sondern die spezielle Hantelform. Nach Quaegebeur und Brom [38, 39] ist die Hantelform des Patches unzureichend, da sie den venösen Zustrom genau an der kritischen Stelle oberhalb der linken Pulmonalvene und dem Septumrest zwischen Mitral- und Trikuspidalklappe einengt. Diese Autoren geben genaue Hinweise über Form und Prinzipien der Patchgestaltung und seine Implantation. Wegen der guten hämodynamischen Situation bei der Senning-Operation wurde die Patchform der anatomischen Situation bei der Senning-Operation nachgebildet. Der „Bund" des Patches sollte bei Kindern unter einem Jahr 1,5–2 cm breit sein, bei größeren Kindern 2,5–3 cm. Nach lateral wird der Patch dann jeweils bis zur Basis der Vv. cavae geführt. Da die linkslaterale Wand des neuen, funktionell rechten Vorhofs im wesentlichen von der Mitralklappe gebildet wird, sollte die Höhe des Patches annähernd dem Durchmesser der Mitralklappe entsprechen. Die Seite der „Beine" des implantierten Materials muß etwa 3/4 des Cavaumfangs betragen. An der Cava inferior wird ein „Bein" gekürzt und in der Zirkumferenz mit der Valvula Eustachii vernäht. Dadurch wird die Gefahr einer Stenose in diesem Bereich vermieden.

Mit dieser Operationstechnik haben Quaegebeur und Brom in einer Serie von 90 Kindern, bei denen sowohl Perikard als auch Teflon und Dacron verwandt wurden, lediglich bei 2 Kindern postoperativ einen Gradienten von 6–7 mmHg an der Cava superior gemessen; ein Kind mußte wegen einer progredienten Stenose der Pulmonalvenen reoperiert werden. Bei drohender venöser Obstruktion kann der rechte Vorhof durch eine kleine quere Inzision genau zwischen den rechten Pulmonalvenen erweitert werden. Zudem ist es möglich, einen Perikardpatch in die laterale Wand des funktionell linken Vorhofs einzunähen. Parenzan et al. [36] plädieren für das Senning-Verfahren, weil in seiner Operationsserie kein Kind postoperativ Katecholamine benötigte. Er stellt eine bessere Ventrikelfüllung bei diesem Verfahren durch Vorhofkontraktion zur Diskussion. Die Ursachen der postoperativen Rhythmusstörungen bei der Vorhofumkehr liegen nach Quaegebeur [38, 39] entweder in einer direkten Verletzung des Sinusknotens bzw. seiner Arterie oder des AV-Knotens. Der Sinusknoten kann sowohl bei der Neuschaffung des funktionell linken Vorhofs als auch des rechten verletzt werden. Um dies zu vermeiden, werden kranial die Nähte zur Fixation des intraatrialen Implantates lediglich im epikardialen Gewebe plaziert. Der Sinusknoten liegt nämlich unmittelbar unter dem Epikard. Bei Herstellung des neuen funktionell linken Vorhofs werden die Nähte kranial ebenfalls wieder sehr oberflächlich von innen gestochen, da sonst eine weitere Möglichkeit der Verletzung des Sinusknotens besteht.

Quaegebeur versucht eine Verletzung des AV-Knotens zu vermeiden, indem er den Vorhof zu Beginn der Operation quer einige Millimeter zentral von der Crista terminalis inzidiert und dann den AV-Knoten lokalisiert. Diese Region darf dann während der Operation nicht mit Instrumenten berührt werden. Eine weitere Möglichkeit, den AV-Knoten zu verletzen, liegt in der Präparation des Gewebes um den Koronarsinus herum. Dillard et al. [13]

lassen deshalb um die Mündung des Koronarsinus und an der Trikuspidalklappe 3–4 mm Gewebe stehen, um den AV-Knoten nicht zu verletzen. Subramanian [45] hat in seiner Operationsserie bei den ersten 20 Patienten den Koronarsinus so gekürzt (Mustard-Verfahren), daß er anatomisch links vom implantierten Patch zu liegen kam. Bei den letzten 15 Kindern der Serie wurde die Kürzung nicht mehr durchgeführt, um die Gefahr einer Verletzung des HIS-Bündels zu umgehen.

Parenzan et al. [36] definierten einen Sinusrhythmus bei TGA. Nach Clarcson et al. (zit. bei [36]) liegt ein Sinusrhythmus vor, wenn

1. uniforme P-Wellen jedem QRS-Komplex vorausgehen,
2. die PR-Interwalle konstant sind und
3. die P-Wellenachse in der Frontalebene der präoperativen gleich ist.

In seiner Operationsserie beobachtet er nach dem Senning-Verfahren nur ein Kind unmittelbar postoperativ mit einem Knotenrhythmus, später wiesen alle Kinder einen normalen Sinusrhythmus auf. Dieses gute Ergebnis wird auf die Möglichkeit der Vorhofkontraktion beim Senning-Verfahren zurückgeführt und damit auf eine gute kardiale Leistungsfähigkeit mit Vermeidung einer Dilatation der Vorhöfe.

Edmunds (zit. bei Egloff) weist allerdings darauf hin, daß bei Dauermonitorüberwachung *fast alle Kinder,* die nach dem Mustard-Verfahren operiert wurden, *zeitweise* einen Sinusrhythmus, und *nur wenige* Kinder *dauernd* einen Sinusrhythmus haben. Die gleichen Befunde erhoben auch Wittig und Stark (zit. bei [14]). Sie beschrieben, daß Dysrhythmien nach Mustard-Operation die Regel sind und die Tatsache, daß ein Kind einen Sinusrhythmus zeigt, nicht heißt, daß nicht gefährliche Rhythmusstörungen auftreten können.

Die Problematik der rechtsventrikulären Funktion und der Trikuspidalinsuffizienz nach einer Mustard-Operation wird äußerst unterschiedlich beurteilt. Fleming [15] ist der Ansicht, daß diese Probleme eher als „ungewöhnlich" und „potentiell", denn als „manifest" anzusehen sind. Nach Turley (zit. bei Fleming) beträgt die Rate der Trikuspidalinsuffizienz nach dem Mustard-Verfahren, die klinisch signifikant sind, 2% über fünf Jahre.

In diesem Zusammenhang sind jedoch die Untersuchungen von Hagler [19] nicht zu übersehen, der 33 Kinder nachuntersuchte, die zwischen 1964 und 1975 nach dem Mustard-Verfahren operiert und zum Nachuntersuchungszeitpunkt asymptomatisch waren. Bis auf eines gehörten alle 33 Kinder der Operationsreihe der Mayo-Clinic an, 14 Kinder wurden rekatheterisiert. Die

Ejektionsfraktion betrug je nach der Bestimmungsmethode für den rechten Ventrikel zwischen 37 und 42% (normal 65%), für den linken Ventrikel 62%. Das rechtsventrikuläre enddiastolische Volumen war signifikant größer als normal und betrug durchschnittlich 202% des Normalwertes, das enddiastolische linksventrikuläre Volumen dagegen durchschnittlich 125%.

Diese Beobachtungen zeigen, daß die rechtsventrikuläre Funktion nach dem Mustard-Verfahren deutlich vermindert ist, während die linksventrikuläre Funktion postoperativ relativ unauffällig bleibt. Die von Hagler aus diesen Messungen abgeleitete Forderung, den linken Ventrikel als den systemischen zu benutzen, ist sicher zu einseitig gesehen, da die Muskelmasse des anatomisch linken Ventrikels sich in Fällen von normalem oder gering erhöhtem Pulmonaldruck sehr rasch zurückbildet und nach dessen Anschluß an den Systemkreislauf auch Linksherzinsuffizienzen beobachtet werden [26, 45].

10.3 Anatomische Korrektur

10.3.1 Anatomische Korrektur auf Ventrikelebene

Diese wird nach der Beschreibung von Rastelli et al. [41] durchgeführt. Marcelletti et al. [29] berichten über die Ergebnisse der Mayo-Clinic mit diesem Verfahren. Indikatorisch sehen sie im Rastelli-Verfahren das Mittel der Wahl bei der TGA in Kombination mit einem VSD und einer Pulmonalstenose.

59 Patienten wurden nach diesem Verfahren operiert. Es waren 11 Frühtodesfälle (10%) und 5 Spättodesfälle zu verzeichnen. Elfmal wurde eine Reoperation notwendig, davon 8mal wegen einer Stenose einer rechtsventrikulär implantierten homologen Aortenprothese. Wegen der schlechten Erfahrungen mit der homologen Aorta wurde bei 25 dieser 59 Patienten ein Dacronconduit mit Schweineklappe implantiert. Danach betrug die Letalität nur noch 8% bei guten hämodynamischen Ergebnissen. Im Mittel betrug der systolische Gradient an der proximalen Anastomose bei der homologen Aorta 35 mmHg, bei der Dacronprothese 13 mmHg und an der distalen Anastomose entsprechend 24 und 10 mmHg. Der Autor empfiehlt die Verwendung des Dacronconduits mit Schweineklappe aus folgenden Gründen:
1. Der mittlere Gradient an der Anastomose bei der Dacronprothese ist signifikant niedriger.
2. Dacron ist leichter zu handhaben und anzupassen.

3. Die homologe Aorta weist in einem Drittel der Fälle eine Spätobstruktion mit Verkalkung auf, die eine Reoperation erforderlich macht.

Diese Untersuchungsserie weist eine direkte Korrelation der Letalitätsrate zwischen Alter des Kindes, Größe des VSD und dem postoperativen Verhältnis zwischen dem systolischen rechts- und linksventrikulären Druck auf. Die Letalität betrug 10% bei kleinem VSD, 24% bei großem VSD; war das Kind jünger als 5 Jahre, betrug das postoperative Verhältnis zwischen systolischem rechts- und linksventrikulärem Druck weniger als 0,5, so war die Letalität 13%; bei einem Verhältnis von 0,5–0,7 betrug sie 20% und über 0,7 33%. Postoperative Rhythmusstörungen werden auch nach dem anatomisch korrigierenden Operationsverfahren auf Kammerebene nach Rastelli beobachtet.

Marcelletti et al. [29] beschreiben die Ausbildung eines totalen AV-Blocks nach Vergrößerung eines VSD zur Durchführung einer Rastelli-Operation. Von 59 Patienten mit TGA und Pulmonalstenose hatten 2 Patienten unmittelbar postoperativ eine Arrhythmie. Im Spätverlauf wurde bei 4 Patienten der Serie eine Tachyarrhythmie festgestellt. Ähnliche Erfahrungen machten Marcelletti et al. [27] bei Patienten mit TGA und Pulmonalatresie. Aus dieser Serie wurde ebenfalls ein AV-Block nach Vergrößerung eines VSD beschrieben. Von 8 Patienten zeigten im Spätverlauf zwei Phasen mit intermittierenden supraventrikulären Tachyarrhythmien. Ein Patient benötigte einen Schrittmacher.

Eine spezifische Komplikation des Rastelli-Verfahrens ist der *Rezidiv-VSD.*

In der Serie der Mayo-Clinic mußten 5 von 39 Patienten wegen eines übersehenen bzw. rezidivierenden VSD nachoperiert werden. Dies war lediglich bei 2 von 63 Patienten mit Truncus arteriosus und bei 1 von 92 Patienten mit einer Pulmonalatresie der Fall. Marcelletti führt die hohe Zahl der Rezidivoperationen auf die Anatomie des VSD zurück. Der VSD liege oft in der Nachbarschaft von Papillarmuskeln und Cordae tendineae, bisweilen müsse er erweitert werden. Ferner bestehe bei dem relativ großen Umleitungspatch des Rastelli-Verfahrens mit den entsprechend größeren Nahtreihen eher die Möglichkeit, daß ein Defekt am Transplantatrand auftrete.

Alle anatomisch korrigierenden Operationsverfahren – sowohl auf Kammer- als auch auf Gefäßebene – sind *mit dem Problem behaftet, daß sich das Myokard des linken* (hinteren) *Ventrikels bei* Kindern mit *intaktem Ventrikelseptum ohne Ductus arteriosus und ohne Pulmonalstenose massenmäßig kurz nach der Geburt rasch zurückgebildet.* Die Rückbildung der Masse des linken Ventrikels bei Kindern ohne zusätzliche Defekte, die einen hohen Druck im linken Ventrikel aufrecht erhalten, entsteht durch die unmittelbar nach der Geburt einsetzende Rückbildung der fötalen pulmonalen Gefäßwandhypertrophie. Diese Rückbildung führt zu einem Abfall des pulmonalen Gefäßwiderstandes sowie zu einem Druckabfall im linken, pulmonalen Ventrikel bei der TGA. *Etwa 1–2 Wochen nach der Geburt sind nur noch die Hälfte der linken Ventrikel von TGA-Kindern in der Lage, den System-Druck aufrechtzuerhalten.* Die Aufrechterhaltung des Systemdrucks durch den linken Ventrikel ist jedoch Voraussetzung für alle anatomisch korrigierenden Verfahren. Ist dies nicht der Fall, kommt es zur Überdehnung des linken Ventrikels mit Mitralinsuffizienz und Lungenödem.

Yacoub et al. [48] empfehlen bei präoperativ niedrigen Ausgangsdrucken im linken (hinteren) Ventrikel ein zweizeitiges Vorgehen. In der ersten Phase führt er ein Banding der Pulmonalarterie durch, legt einen aortopulmonalen Shunt an und entfernt das Vorhofseptum. In der 2. Phase nach 6 Monaten führt er die anatomische Korrektur durch.
Klinische Beispiele für ein Linksherzversagen mit Mitralinsuffizienz nach anatomisch korrigierenden Eingriffen berichten Major et al. [26] und Subramanian u. Wagner [45] sowie Marcelletti et al. [27]. Bailey et al. [4] vermuten Anlageanomalien bei zahlreichen postoperativen Mitralinsuffizienzen bei der TGA. Schiebler et al. (zit. bei [4]) dokumentieren bei 11 von 13 Kindern Fehler in der systemischen AV-Klappe. Fox et al. (zit. bei [4]) berichten, daß 43% ihrer Patienten mit operativ korrigierter Transposition und VSD eine postoperative Insuffizienz der systemischen AV-Klappe aufwiesen. Bailey fordert, daß in jedem Fall bei der intrakardialen Korrektur die Mitralklappe inspiziert werden sollte. Als Zugang wählte er eine linksseitige posterolaterale Thorakotomie, von der aus auch der Mitralklappenersatz mühelos durchzuführen ist.

10.3.2 Problematik des Jatene-Verfahrens

Bei den anatomisch korrigierenden Eingriffen auf Gefäßebene ist in den letzten Jahren insbesondere die **Problematik** des Jatene-Verfahrens (Detransposition der großen Arterien mit Neuimplantation der Koronararterien in die A. pulmonalis) diskutiert worden.

Sowohl Aubert et al. [2] als auch Kreutzer et al. [24] weisen auf die enormen Schwierigkeiten hin, die mit der Neuimplantation von kindlichen Koronararterien verbunden sind. Kreutzer berichtet über 2 Kinder, die im Alter von 13 Monaten nach dem Jatene-Verfahren operiert wurden: Ein Kind lebt, eines verstarb auf dem Operationstisch. Bei dem Todesfall fiel bei der Präparation auf, daß die Strecke zwischen Abgang der linken Koronararterie und dem

Abgang des 1. Astes der Koronararterie zu kurz war. Der Tod trat infolge Linksversagens auf. Kreutzer ist der Ansicht, daß die Implantation der Koronararterien in die A. pulmonalis relativ einfach sei, wenn die Koronarostien vom vorderen oder anterolateralen Teil der Aorta entspringen und zu einem vorderen oder anterolateralen Herzteil verlaufen. Wenn sie aber – wie normal – seitlich oder posterolateral aus dem aortalen Sinus entspringen, müssen sie zurückgedreht werden, damit sie in den vorderen Anteil der A. pulmonalis implantiert werden können. Daraus könne eine axiale Verdrehung und Abknickung mit nachfolgendem tödlichen Herzinfarkt resultieren.

Major et al. [26] möchten das Jatene-Verfahren vorerst reserviert sehen für Kinder mit TGA und nichtrestriktivem VSD. Kreutzer sieht für dieses Verfahren darüber hinaus zur Zeit nur eine Indikation bei Kindern mit TGA und VSD ohne linksventrikuläre Ausflußbahnobstruktion.

Gerade wegen der Schwierigkeiten der Neuimplantation von kindlichen Koronararterien wurden 1978 2 neue anatomisch korrigierende Verfahren auf Gefäßebene von Danielson et al. [11] und Aubert [2] mitgeteilt.

Nach Danielson et al. [11] wird die A. pulmonalis vor Aufteilung in die Gabel durchtrennt und End-zu-Seit in die Aorta ascendens implantiert. Die Kontinuität zwischen rechtem Ventrikel und Gabel der A. pulmonalis wird dann durch einen klappentragenden Dacronconduit hergestellt.

Die Notwendigkeit zur Entwicklung von anatomisch korrigierenden Verfahren auf Gefäßebene sieht Danielson in den Komplikationen, die mit den funktionellen Korrekturen auf Vorhofebene verbunden sind (mögliche kavale und pulmonalvenöse Obstruktionen, Arrhythmien, Rechtsherzversagen und Trikuspidalinsuffizienzen).

In der Regel könne das Rastelli-Verfahren angewandt werden, aber gelegentlich verbiete sich dieses Operationsverfahren durch einen besonders tiefen Sitz des VSD oder durch Anordnung der Papillarmuskeln um den VSD [11]. Der wesentliche Vorteil des Verfahrens nach Danielson liegt darin, daß keine Neuimplantation der Koronararterien notwendig ist; der Nachteil ist, daß mit dem Wachstum des Kindes das rechtsventrikuläre Dacronconduit ausgetauscht werden muß. Die Indikation zu dieser Operation ist bei ansteigendem rechtsventrikulärem Druck und einer zunehmenden Insuffizienz der Aortenklappe gegeben.

Eine Reoperation des heranwachsenden Kindes vermeidet das Verfahren von Aubert [2].

Bei diesem Verfahren wird zunächst ein aortopulmonales Fenster geschaffen und durch die eröffnete Aorta ascendens das aortopulmonale Fenster sowie die beiden Koronarostien durch einen großen Dacronpatch abgedeckt. Die Koronarostien werden so durch linksventrikuläres Blut über das aortopulmonale Fenster aus der A. pulmonalis versorgt. Anschließend wird dann die

Detransposition der großen Gefäße durchgeführt, wobei die Kontinuität zwischen proximaler Aorta und Gabel der A. pulmonalis an der Hinterwand durch eine direkte Naht wiederhergestellt und in die Vorderwand gegenüber dem künstlich geschaffenen Divertikel ein Dacronpatch implantiert wird.

Aubert sieht sich noch nicht in der Lage, eine allgemeine indikatorische Empfehlung zu geben. Ein wesentliches Problem ist eine mögliche Insuffizienz des linken Ventrikels, der postoperativ mit Systemdruck arbeiten muß. Aus diesem Grunde möchte er sein Verfahren zunächst nur bei Kindern anwenden, die im linken Ventrikel mindestens die Hälfte des Systemdrucks aufweisen. Eine erste Indikationsstellung sieht Aubert in der Anwendung seines Verfahrens an Stelle der Mustard-Operation bei Kindern mit hohem pulmonalem Gefäßwiderstand, bei Kindern unter 6 Monaten mit großem VSD und bei Versagen der BAS. Wesentlicher Nachteil dieses Verfahrens ist die zur Zeit noch relativ lange Bypass-Zeit sowie die mögliche postoperative Herzinsuffizienz.

Literatur

1. Albert HM (1954) Surgical correction of transposition of the great vessels. Surg Forum 5: 74–77
2. Aubert J, Pannetier A, Couvelly JP, Unal D, Rouault F, Delarue A (1978) Transposition of the great arteries. New technique for anatomical correction. Br Heart J 40: 204–208
3. Baffes TG (1956) A new method for surgical correction of transposition of the aorta and pulmonary artery. Surg Gynecol Obstet 102: 227
4. Bailey LL, Laughlin LL, McDonald ML, Petry EL (1978) Corrected transplantation. Another approach for repair of associated intracardiac malformations. J Thorac Cardiovasc Surg 75: 815–818
5. Barratt-Boyes BG, Simpson M, Neutze JM (1971) Intracardiac surgery in neonates and infants using deep hypothermin with surface cooling and limited cardiopulmonary bypass. Circulation [Suppl I] XLIII/XLIV: 1–25, 1–30
6. Bierman FZ, Williams RG (1978) Subxiphoid two dimensional imaging of the atrial septum. Am J Cardio 41: 354
7. Blalock A, Hanlon CR (1950) The surgical treatment of complete transposition of the aorta and the pulmonary artery. Surg Gynecol Obstet 90: 1–15
8. Blalock A, Taussig HB (1945) The surgical treatment of malformation of the heart in which there is a pulmonary stenosis or pulmonary atresia. J Am Med Assoc 128: 189–202
9. Carpentier A (1974) La transposition complète des gros vaisseaux. Une nouvelle opération pour son traitement. Nouv Presse Méd 3: 2416
10. Carpentier A (im Druck) La transposition complète des gros vaisseaux. Une nouvelle opération pour son traitement

11. Danielson GK, Tabry IF, Mair DD, Fulton RE (1978) Great-vessel switch operation without coronary relocation for transposition of great arteries. Mayo Clin Proc 53: 675–682
12. Di Eusanio G, Ray CS, Donnelly RJ, Hamilton DI (1979) Open heart surgery in first year of life using profound hypothermia (core cooling) and circulatory arrest. Experience with 134 consecutive cases. Br Heart J 41: 294–300
13. Dillard DH, Mohri H, Merendino KA (1977) Prefabricated Dacron baffle for use in correction of transposition of the great arteries. Ann Thorac Surg 23: 204–208
14. Egloff LP, Freed MD, Dick MD, Norwood WI, Castaneda AR (1978) Early and late results with the Mustard operation in infancy. Ann Thorac Surg 26: 474–784
15. Fleming WH (1979) Why switch? J Thorac Cardiovasc Surg 78: 1–2
16. Gillette PC (1979) Atrial effective refractory period after Mustard operation. Am J Cardiol 44: 393
17. Glenn WWL, Patino JF (1954) Circulatory bypass of the right heart. I. Preliminary observations on the direct delivery of vena caval blood in the pulmonary arterial circulation. Yale J Biol Med 27: 147
18. Gutgesell HP, Garson A, McNamara DG (1979) Prognosis for the newborn with transposition of the great arteries. Am J Cardiol 44: 96–100
19. Hagler DJ (1979) Right and left ventricular function after the Mustard procedure in transposition of the great arteries. Am J Cardiol 44: 276–283
20. Hikasa Y, Shirotani H, Satomura K (1967) Open heart surgery in infants with an aid of hypothermic anesthesia. A Jap Chir 36: 495
21. Idriss FS, Goldstein IR, Grana L, French D, Potts JJ (1961) A new technic for complete correction of transposition of the great vessels. Circulation XXIV: 5–11
22. Imamura E, Morikawa T, Tatsuno K, Okamoto K, Konno S (1977) Conduit repairs of transposition complexes. A report of 14 cases. J Thorac Cardiovasc Surg 73: 570–577
23. Jatene AD, Foutes VF, Panlista PP, de Souza LCB, Neger F, Galantier M, Souza JEMR (1975) Successful anatomic correction of transposition of the great vessels: a preliminary report. Arch Bras Cardiol 28: 561–464
24. Kreutzer G, Neirotti R, Galindez E, Coronel AR, Kreutzer E (1977) Anatomic correction of transposition of the great arteries. J Thorac Cardiovasc Surg 73: 538–542
25. Lang P, Freed MD, Bierman FZ, Norwood WI, Nadas AS (1979) Use of prostaglandin E_1 in infants with d-transposition of the great arteries and intact ventricular septum. Am J Cardiol 44: 76–81
26. Major WK, Matsuda H, Subramanian S (1976) Failure of the jatene procedure in a patient with d-transposition and intact ventricular septum. Ann Thorac Surg 22: 386–388
27. Marcelletti C, Mair DD, McGoon DC, Wallace RB, Danielson GK (1976) Complete repair of transposition of the great arteries with pulmonary atresia. J Thorac Cardiovasc Surg 72: 215–220
28. Marcelletti C, Wagenvoort CA, Losekoot TG, Becker AE (1979) Palliative Mustard or Rastelli operation in complete transposition of the great arteries. J Thorac Cardiovasc Surg 77: 677–681
29. Marcelletti C, Mair DD, McGoon DC, Wallace RB, Danielson GK

(1976) The Rastelli operation for transposition of the great arteries. Early and late results. J Thorac Cardiovasc Surg 72: 427–434
30. McGoon DC (1977) The baffle baffle. Ann Thorac Surg 23: 202–203
31. Merendino KA, Jesseph JE, Herron PW, Thomas GI, Vetto RR (1957) Interatrial venous transposition. A one-stage intracardiac operation for the conversion of complete transposition of the aorta and pulmonary artery to corrected transposition: Theory and clinical experience. Surgery 42: 898–909
32. Mohri H, Barnes RW, Rittenhouse EA, Reichenbach DD, Dillard DH, Merendino KA (1970) Fate of autologous pericardium and Dacron fabric used as substitutes for total atrial septal in growing animals. J Thorac Cardiovasc Surg 59: 501–511
33. Moraes CR, Thompson G, Arruda M, Lagreca JR, Cavalcanti I, Victor E, Escobar M, Dantas M de Olivera (1977) Correction of transposition of the great arteries using homologous dura matera. A preliminary report. Vasc Surg 11: 19–25
34. Muller WH, Damman JF (1952) The treatment of aortic congenital malformations of the heart by creation of pulmonic stenosis to reduce pulmonary hypertension and excessive pulmonary blood flow. Surg Gynol Obstet 95: 213
35. Mustard WT (1964) Successful two-stage correction of transposition of the great vessels. Surgery 55: 469–472
36. Parenzan L, Locatell G, Alfieri O, Villani M, Invernizzi G, Pacifico AD (1978) The Senning operation for transposition of the great arteries. J Thorac Cardiovasc Surg 76: 305–311
37. Planché Cl (1976) La transposition des gros vaisseaux. Etude expérimentale d'un nouveau procédé de détransposition à l'étage vasculaire. Nouv Presse Méd 5: 1991–1992
38. Quaegebeur JM, Rohmer J, Brom AG, Tinkelenberg J (1977) Revival of the Senning operation in the treatment of transposition of the great arteries. Thorax 32: 517–524
39. Quaegebeur JM, Brom AG (1978) The trousers-shaped baffle for use in the Mustard operation Ann Thorac Surg 25: 240–242
40. Rashkind WJ, Miller WW (1966) Creation of an atrial septal defect without thoracotomy. Jama 196: 173–174
41. Rastelli GC, Wallace RB, Ongley PA (1969) Complete repair of transposition of the great arteries with pulmonary stenosis. A review and report of a case corrected by using a new surgical technique. Circulation 39: 83–95
42. Sansa M, Tonkin IL, Bargeron LM Jr, Elliot LP (1979) Left ventricular outflow tract obstruction in transposition of the great arteries: an angiographic study of 74 cases. Am J Cardiol 44: 88–95
43. Senning A (1959) Surgical correction of transposition of the great vessels. Surgery 45: 966–980
44. Singh AK, Stark J, Taylor JFN (1976) Left ventricle to pulmonary artery conduit in treatment of transposition of great arteries, restrictive ventricular septal defect, and acquired pulmonary atresia. Br Heart J 38: 1213–1216
45. Subramanian S, Wagner H (1973) Correction of transposition of the great arteries in infants under surface-induced deep hypothermia. Ann Thorac Surg 16: 391–401

46. Waterston DJ (1962) Treatment of Fallot's tetralogy in children under one year of age. Rozhl Chir 41: 181
47. Yacoub MH (1979) The case for anatomic correction of transposition of the great arteries. J Thorac Cardiovasc Surg 78: 3–6
48. Yacoub MH, Radley-Smith R, MacLaurin R (1977) Two-stage for anatomical correction of transposition of the great arteries with intact interventricular septum. Lancet: 1275–1278
49. Yokoyama T, Young D, Kay JH (1979) The use of internal and external vascular conduits for correction of d-transposition of the great arteries and double-outlet right ventricle with pulmonary atresia. Ann Thorac Surg 27: 6

11 Neue Entwicklungen bei der chirurgischen Behandlung der Trikuspidalatresie

N. Doetsch, N. Rohm und J. C. Reidemeister

11.1 Einleitung

Die Trikuspidalatresie ist definiert als ein komplexes, kongenitales Herzvitium bestehend aus Atresie der rechten Atrioventrikularklappe, Hypoplasie des rechten Ventrikels, Vorhofseptumdefekt unterschiedlicher Größe und in der Regel Ventrikelseptumdefekt bei gleichzeitiger Hyperplasie der linken Atrioventrikularklappe und Hypertrophie des linken Ventrikels. Die *Häufigkeit* wird in der Literatur in der Gruppe aller angeborenen Herzfehler von *0,93–5,0%* angegeben [6, 7, 8, 12, 13, 19].

Häufigkeit

11.2 Einteilung

11.2.1 Pathologisch-anatomische Klassifikation

Die pathologisch-anatomische Einteilung erfolgt nach Kühne [27] sowie Edwards u. Burchell [11] in zwei Haupttypen:

Anatomische Möglichkeiten

Typ I: Die großen Gefäße entspringen aus der anatomisch zugehörigen Kammer.

Typ II: Die großen Gefäße stehen in Transpositionsstellung. Die derzeit gebräuchlichste Einteilung nach Keith et al. [24] differenziert diese beiden Haupttypen in jeweils 3 Untergruppen:

Typ Ia: Trikuspidalatresie mit Pulmonalatresie, geschlossenem Ventrikelseptum und rudimentärem, funktionslosem rechtem Ventrikel

Diese Gruppe ist hämodynamisch dem univentrikulären Herzen vom linksventrikulären Typ vergleichbar. Die Füllung der vergrößerten linken Kammer erfolgt über eine hyperplastische Mitralklappe, die hochgradig verminderte Lungendurchblutung wird nur über einen offenen Ductus arteriosus Botalli und das Bronchialarteriensystem aufrecht erhalten. Etwa 8,6% aller Fälle zeigen dieses Erscheinungsbild.

Typ Ib: Trikuspidalatresie mit valvulärer oder subvalvulärer Pulmonalstenose, hypoplastischer Pulmonalarterie und kleinem Ventrikelseptumdefekt

Die hämodynamische Situation dieses in Relation häufigsten Typs der Trikuspidalatresie wird durch das Ausmaß der hintereinandergeschalteten, druckmindernden Stenosen gekennzeichnet. Der meist sehr kleine Ventrikelseptumdefekt bestimmt die Füllmenge der hypoplastischen rechten Kammer, die Pulmonalstenose mindert zusätzlich das Perfusionsvolumen und den Perfusionsdruck in der Lungenstrombahn. Der Ductus arteriosus ist meist obliteriert oder so klein, daß ihm eine funktionelle Bedeutung für die Lungendurchblutung nicht zukommt. Nach Keith [24] ist dieser Typ bei etwa 53% aller autoptisch gesicherten Fälle von Trikuspidalatresie zu beobachten.

Typ Ic: Trikuspidalatresie ohne Pulmonalstenose, mit normaler bis vergrößerter Pulmonalarterie und hochsitzendem, großem Ventrikelseptumdefekt

Bei etwa gleicher Größe von Pulmonalarterie und Aorta ohne Zwischenschaltung einer funktionell wirksamen Stenose ist die Lungendurchblutung primär normal, auf Grund des sich nach der Geburt schnell vermindernden Lungengefäßwiderstandes ist eher eine Überflutung im kleinen Kreislaufsystem zu erwarten. Die Volumenbelastung des kleinen Kreislaufs kann allerdings früh zur pulmonalen Widerstandserhöhung mit sich rasch anschließender Ausbildung eines fixierten pulmonalen Hypertonus führen. Mit 8,7% der Fälle vom Typ Ic ist die Häufigkeit mit dem Typ Ia vergleichbar.

Typ IIa: Trikuspidalatresie mit Pulmonalatresie, Ventrikelseptumdefekt und Transposition der großen Gefäße

Bei allen Typen der Trikuspidalatresie mit transponierten großen Gefäßen ist die Ausbildung eines großen, selten druckmindernden Ventrikelseptumdefekts Bedingung der

Lebensfähigkeit. Die rechte Kammer ist als Druckkammer des Körperkreislaufs oft normal groß und hypertrophiert angelegt. Die Hämodynamik dieses Typs ist dem Typ Ia vergleichbar, nur daß die Aorta aus dem kräftig ausgebildeten rechten Ventrikel entspringt, der seinerseits über den großen Ventrikelseptumdefekt aus der linken Kammer gefüllt wird. Die atretische, dem linken Ventrikel zugeordnete Pulmonalarterie kann zur Lungendurchblutung nicht beitragen. Wie beim Typ Ia wird eine Minimaldurchblutung über den bei allen bekannten Fällen offenen Ductus arteriosus und das Bronchialarteriensystem aufrecht erhalten. Dieser seltene Anomalietyp wird von einigen Autoren [19, 24] mit weniger als 3% aller Fälle angegeben. In vielen Sammelstatistiken fehlt er vollständig.

Typ IIb: Trikuspidalatresie mit valvulärer oder subvalvulärer Pulmonalstenose, hypoplastischer Pulmonalarterie, Ventrikelseptumdefekt und Transposition der großen Gefäße

Dieser Typ der Trikuspidalatresie mit transponierter Stellung der großen Gefäße ist hämodynamisch durch verminderte oder normale Lungendurchblutung gekennzeichnet. Die druckmindernd wirkende, hypoplastische Pulmonalarterie entspringt aus der anatomisch linken Kammer und verläuft retroaortal. Die Aorta reitet über einem meist hochsitzenden großen Ventrikelseptumdefekt, der den linken Ventrikel mit der oft divertikelartig kleinen rechten Kammer verbindet. Die Druckarbeit zur Aufrechterhaltung des Körperkreislaufes kommt hier fast ausschließlich dem linken Ventrikel zu. Die Lungendurchblutung ist je nach Ausmaß der Pulmonalstenose meist gut, ein Schutz vor Druckbelastung ist durch den druckmindernden Effekt der Pulmonalstenose ausreichend gegeben. Dem Ductus arteriosus kommt auch hier meist keine Bedeutung zu. Mit 8,7% ist die Häufigkeit mit den Typen Ia und Ic vergleichbar.

Typ IIc: Trikuspidalatresie ohne Pulmonalstenose, mit Ventrikelseptumdefekt und Transposition der großen Gefäße

Bei großer Pulmonalarterie, die aus der anatomisch linken Kammer entspringt, und meist kleiner Aorta, die über einen weiten Ventrikelseptumdefekt gefüllt wird, steht hier die Überflutung der Lungenstrombahn mit sich rasch entwickelnder pulmonaler Hypertonie im Vordergrund. Ca. 18% aller

Trikuspidalatresien, d. h. mehr als die Hälfte aller Fälle mit transponierter Gefäßstellung, gehören diesem Typ an.

11.2.2 Radiologische Klassifikation

Radiologische Einteilung

Neben der pathologisch-anatomischen Einteilung werden im neueren Schrifttum [7, 8] darüber hinaus an Hand des radiologischen Erscheinungsbildes drei Gruppen unterschieden. Von der radiologischen Gruppeneinteilung wird neben ihrer klinischen und prognostischen Aussage die frühzeitige therapeutische Konzeption, besonders beim Einsatz von palliativen Maßnahmen, abhängig gemacht.

Gruppe A: Trikuspidalatresiekomplex mit verminderter Lungendurchblutung

Die Typen Ia und IIa sowie die meisten Patienten der Typen Ib und IIb nach Keith [24] sind dieser Gruppe zuzuordnen. Dick [7] sah unabhängig von der Gefäßstellung in 62% seiner Fälle eine verminderte Lungendurchblutung.

Gruppe B: Trikuspidalatresiekomplex mit normaler oder gesteigerter Lungendurchblutung

Der höchste Grad der vermehrten Lungendurchblutung ist bei den pathologisch-anatomischen Typen Ic und IIc zu erwarten. Bei milder Pulmonalstenose und großem Ventrikelseptumdefekt sind auch Patienten der Typen Ib und IIb hier einzuordnen. Insgesamt bieten etwa 23% aller Fälle dieses röntgenologische Bild.

Gruppe C: Trikuspidalatresiekomplex mit wechselnder Lungendurchblutung

Bei etwa 14% seiner Patienten beschreiben Dick et al. [7] einen spontanen Übergang von gesteigerter zu verminderter Lungendurchblutung im Rahmen der Verlaufsbeobachtung. Pathologisch-anatomisch sind diese klinischen Situationen den Typen Ib und IIb zuzuordnen, die zunächst bei milder Pulmonalstenose eher eine Überflutung der Lungenstrombahn zeigen. Mit körperlichem Wachstum kommt es zu einer relativen Zunahme der Pulmonalstenose oder gelegentlich auch zu einem Spontanverschluß des Ventrikelseptumdefekts [7], worauf dann die Änderung der Lungendurchblutung im

Spontanverlauf beruhen kann. In einigen Fällen ist eine pulmonale Widerstandserhöhung mit Shuntumkehr auf Kammerebene anzunehmen. Klinisch ist in diesen Fällen, wie allgemein beim Eisenmenger-Syndrom, die Prognose als schlecht anzusehen.

11.3 Operative Palliativmaßnahmen

Operative Möglichkeiten

Das anatomisch derzeit nicht korrigierbare Vitium erfordert je nach hämodynamischer Ausgangssituation und damit dem Grad der klinischen Symptomatik palliative Maßnahmen, ohne daß dabei eine komplette Trennung von großem und kleinem Kreislauf erreicht werden kann. Zielsetzung ist die Aufhebung einer eventuellen venösen Rückstauung durch Vergrößerung eines anatomisch zu kleinen Defekts auf Vorhofebene, die Verbesserung der Sauerstoffsättigung im Systemkreislauf durch Anlegen eines Shunts zwischen System- und Lungenkreislauf zur Verbesserung der Lungendurchblutung, und die Schaffung physiologischer Druckverhältnisse in den Pulmonalarterien. Eine Langzeitpalliation mit Verbesserung der Lebenserwartung ist nur selten durch einen einzelnen Eingriff zu erreichen. In der Regel müssen im Laufe des Wachstums mehrere Verfahren zur Anwendung kommen, um für die anzustrebende hämodynamische Korrekturoperation ein ausreichendes Lebensalter mit entsprechendem Größenwachstum zu erreichen.

11.3.1 Operative Maßnahmen zur Behebung eines Blutübertrittshindernisses auf Vorhofebene

Der ungehinderte Übertritt des venösen Blutes vom rechten zum linken Vorhof ist eine Voraussetzung für die Lebensfähigkeit nach der Geburt bei Kindern mit Trikuspidalatresie. Schon geringe Druckgradienten von 3–5 mmHg zwischen linkem und rechtem Vorhof bedingen Zeichen des Rückstaus in das venöse System des Körperkreislaufes, wie sichtbarer Jugularvenenpuls, Hepatosplenomegalie, gastrointestinale Stauungszeichen und anderes anzeigen. Bei kongenitaler Anlage eines ausreichend großen Vorhofseptumdefekts sind die Druckverhältnisse zwischen den Vorhöfen ausgeglichen.

Unter den von Keith [24] autoptisch gesicherten Fällen zeigen etwa 33% diese Koinzidenz. Nur vereinzelt werden Fälle mit kompletter Aplasie des Vorhofs, d. h. mit einem „single atrium" beschrieben [31]. Der größte Teil der Patienten zeigt allerdings nur ein offenes Foramen ovale mit zeitweilig meßbarem und hämodynamisch wirksamem Druckgradienten.

Die bei der Transposition der großen Gefäße bewährte **Ballonatrioseptektomie (BAS) nach Rashkind** [34] bedingt auch bei dieser Anomalie eine **hämodynamische Verbesserung** der Situation [25]. Williams et al. [46, 47] haben die BAS in allen diagnostizierten Fällen als Routineverfahren direkt der Herzkatheteruntersuchung angeschlossen. Als Effekt kann allerdings bei bestehendem interatrialem Druckgradienten und bei gleichzeitigem Einstromhindernis in die Lungenstrombahn (Typen Ia, Ib, IIa, IIb) nur die Behebung des venösen Rückstaus zu erwarten sein. Die Lungendurchblutung wird nicht verbessert, das zirkulierende Blutvolumen im Systemkreislauf durch vermehrten Zustrom venösen Blutes evtl. gesteigert. Dies deckt sich mit der Beobachtung von Patel et al. [32], der keine Besserung des arteriellen Sauerstoffpartialdrucks nach BAS messen konnte. Die gleiche hämodynamische Überlegung gilt für die **halboffene Atrioseptektomie** nach Blalock-Hanlon [3]. Diese Operation ist deshalb nur dann indiziert, wenn Zeichen des rechtsatrialen Versagens oder Arrhythmien als Folge einer starken Vorhofdilatation auftreten [21]. Auch dann wird das Verfahren nur im Zusammenhang mit der Anlage einer Anastomose zwischen System- und Lungenkreislauf durchgeführt. Vor der alleinigen Anlage einer Shuntanastomose ohne gleichzeitige Behebung eines meßbaren interatrialen Druckgradienten wird auch im Stadium der Symptomfreiheit gewarnt [40]. Bei durch Anastomose verbesserter Lungendurchblutung kann im linken Vorhof die Volumenbelastung und der Druckanstieg so hoch sein, daß ein interatriales Übertrittshindernis postoperativ hämodynamisch wirksam werden kann.

11.3.2 Operative Maßnahmen zur Steigerung der Lungendurchblutung

Die pathologisch-anatomische Einteilung hat gezeigt, daß die verminderte Lungendurchblutung auf einem Passagehindernis auf Ventrikelebene (bei den Typen Ia und Ib, seltener beim Typ IIb) sowie auf unterschiedlich lokalisierten Einstromhindernissen in die Lungenstrombahn (bei den Typen Ia, Ib und IIa, seltener beim Typ IIb) beruhen kann. Die höchste Einschränkung der Lungendurchblutung und somit die schlechteste Sauerstoffsättigung im Systemkreislauf ist bei geschlossenen Ventrikelseptum und Pulmonalatresie (Typen Ia und IIa) zu erwarten, während eine ausreichende Lungendurchblutung besonders bei milder rechtsventrikulärer Ausflußbahnstenosierung beim Typ Ib vorkommen kann. Die hämodynamisch günstigste Situation kann bei transponierter Gefäßstellung (Typ IIb) eintreten: Der Systemkreislauf wird via linker Ventrikel – VSD – rechter Ventrikel – transponierte Aorta versorgt, während der Lungenkreislauf durch die valvuläre und/oder subvalvuläre Pulmonalstenose sowie die Hypoplasie der Pulmonalarterie vor einer Volumenbelastung und damit einer sekundären pulmonalen Hypertonie geschützt ist. Die kombinierte Volumen- und Druckbelastung des linken Ventrikels ist allerdings so groß, daß schon früh ein zunehmendes Linksherzversagen resultieren kann. Auch bei diesem pathologisch-anatomischen Typ kann ein Wandel des radiologischen Erscheinungsbildes von normaler zu verminderter Lungendurchblutung und damit eine andere Gruppenzugehörigkeit des Krankheitsbildes beobachtet werden. Das operativ-therapeutische Vorgehen strebt zunächst an, die Lungendurchblutung zu erhöhen und dadurch den Zustrom voll gesättigten Blutes zum Systemkreislauf zu vermehren. Zielsetzung aller Verfahren ist es, bei hämodynamisch nicht korrigierbaren Fällen eine möglichst große Lebenserwartung zu erreichen oder bei anatomisch günstigeren Fällen ein Größenwachstum bis zur hämodynamischen Korrektur zu ermöglichen. Drei prinzipielle Verfahrensweisen stehen zur Verfügung: Die Schaffung eines Shunts zwischen System- und Lungenkreislauf, die Behebung oder Minderung von Stenosen in der pulmonalen Einstrombahn oder die Erstellung einer Kurzschlußverbindung einer Hohlvene zu einem Ast der Lungenarterie unter Umgehung der rechten Kammer. Alle Verfahren beinhalten ein hohes operatives Risiko. Die Angaben der Frühletalität schwanken zwischen 8% [45] und 41% [32], sie liegen im Mittel bei etwa 22%. Trotz der hohen Letalität gibt es keine Alternative zur Operation, die im gleichen Beobachtungszeitraum nachgewiesene Letalität lag ohne Operation mit etwa 70% weit höher.

11.3.2.1 Shuntverbindungen zwischen System- und Lungenkreislauf

Alle **Shuntverfahren** beinhalten oder *vergrößern die Funktion eines Ductus arteriosus Botalli,* dessen Shuntvolumen allein bei den Typen Ia und IIa nicht ausreicht oder der bei den Typen Ib und IIb meist obliteriert ist. Die gebräuchlichsten Methoden haben sich auch bei anderen zyanotischen Vitien mit verminderter Lungendurchblutung bewährt. Die erste Beschreibung einer Shuntoperation erfolgte 1945 von Blalock u. Taussig [4], die eine End-zu-Seit-Verbindung der A. subclavia zum ipsilateralen Hauptast der Pulmonalarterie anlegten.

1946 beschrieben Potts et al. [33] die Technik der Seit-zu-Seit-Verbindung zwischen deszendierender Aorta und linker Pulmonalarterie. Eine direkte Anastomosierung von aszendierender Aorta und rechter Pulmonalarterie wurde von Waterston [48] 1962 vorgeschlagen. Die Indikation zur Art des Vorgehens ist direkt altersabhängig: im frühen Lebensalter bis zum Abschluß des ersten Lebensjahres sind deutlich bessere Überlebensraten nach Anlage einer Potts- oder Waterston-Anastomose zu erwarten. Die technische Durchführung einer Blalock-Taussig-Anastomose im 1. Lebensjahr ist bei dem sehr kleinen Querschnitt der A. subclavia sehr schwierig. Nachteile der Waterston-Anastomose sind die Schwierigkeiten ihrer Größenabschätzung intraoperativ mit der Möglichkeit der Erzeugung eines zu großen Links-rechts-Shunts. Auch ein überschießendes Wachstum der Anastomose mit dem Körperwachstum kann beobachtet werden [7], so daß ein intraoperativ hergestellter Shunt gemessen am Druckverhältnis zwischen System- und Lungenkreislauf sich mit der Zeit vergrößern kann. Williams et al. [46, 47] schlagen zur Vermeidung solcher Verläufe eine lockere Bändelung der Anastomose mit starkem, nichtresorbierbarem Faden auf einen Umfang von ca. 26 mm vor. Eine weitere Komplikation bei zu weiter Anastomose ist die Volumenbelastung des linken Ventrikels, die zum Linksherzversagen führen kann. Sauer u. Mocellin [36] wiesen nach, daß eine chronische Untersättigung in tolerierbaren Grenzen besser vertragen wird als die diastolische Volumenüberlastung der funktionsfähigen Kammer und fordern deshalb, auch bei Shuntanlage eher eine Unterflutung der Lungen zu belassen. Zu kleine Shuntdiameter oder spätere Konstriktion, bzw. thrombotischer Verschluß der Anastomose, erzwingen die Anlage weiterer Shuntverbindungen im Laufe der Entwicklung. Die Indikation wird von der erneut zunehmenden Zyanose, der Polyglobulie und dem Hämatokritanstieg abhängig gemacht. Die Erstoperation sollte deshalb die Durchführung weiterer Shuntoperationen nicht unmöglich machen. Bei etwa einem Drittel bis zur Hälfte der Kinder sind weitere Palliativmaßnahmen zu erwarten. Viele Autoren [28, 32, 46, 47] schlagen zur notfallmäßigen Shuntoperation deshalb im 1. Lebensjahr wegen der einfachen Verschließbarkeit während der Korrekturoperation die Potts-Anastomose vor, im späteren Lebensalter wird die Anlage einer Blalock-Taussig-Anastomose oder die einer Glenn-Anastomose empfohlen. Der Ausblick auf die korrigierenden Verfahren hat die Diskussion über die Palliativoperationen erneut belebt. Die Forderung zielt jetzt darauf ab, daß der Shunt später problemlos wieder verschlossen werden kann und durch den erhöhten Fluß eine bessere Entwicklung des Pulmonalgefäßsystems erreicht wird. Langzeitbeobachtungen [10] zeigen oft eine isolierte Vergrößerung des angeschlossenen Pulmonalisastes, Gegenseite und Stamm bleiben hypoplastisch. Zusätzlich bildet sich an der Gegenseite häufig ein Wandsporn aus, der spätere transaortale Verschluß von innen kann dann zum kompletten Verschluß des Gefäßes führen. Die Anastomosierung zwischen Aorta und Pulmonalisstamm könnte diese Problematik umgehen und den späteren Verschluß erleichtern. Tatooles [42] entwickelte deshalb ein Shuntverfahren mit Insertion einer langen, U-förmigen Dacronprothese zwischen aszendierender Aorta und Pulmonalisstamm, die auf die Herzvorderseite gelegt wird, ein Verfahren, daß sich allerdings bei Atresie des trunkalen Pulmonalarterienabschnittes ausschließt (Typen Ia, IIa).

11.3.2.2 Behebung oder Minderung innerer Stenosen

Ein vorhandener, aber druckmindernder Ventrikelseptumdefekt und eine valvuläre oder infundibuläre Pulmonalstenose erlauben unabhängig von der Gefäßstellung das von Brock [5] vorgeschlagene Verfahren mit Vergrößerung des Kammerscheidewanddefekts und Sprengung der Pulmonalstenose, bzw. Resektion evtl. mit Patcherweiterung des Infundibulums. Brock warnt vor zu geringer Erweiterung des Septumdefekts und vor direkter Naht der Rechtsventrikulotomie ohne Patcherweiterung. Nach großzügiger Resektion von Septum und Infundibulum kann das Ergebnis an Hand einer Druckmessung in der Pulmonalarterie bestimmt werden, bei zu hohem Pulmonaldruck ist ein Banding des Pulmonalarterienstammes sofort möglich. Das sehr rasch durchführbare und wenig belastende Verfahren kann schon in den ersten Lebenstagen auch ohne Einsatz der HLM in „inflow-occlusion" durchgeführt werden; die Möglichkeit zu weiteren Palliativeingriffen im späteren Lebensalter bleibt erhalten. Durch die Flußsteigerung im Pulmonalsystem kann ein Größenwachstum von Pulmonalklappenring und Pulmonalisstamm erwartet werden. Über Langzeitergebnisse mit diesem Palliativverfahren wird in der Literatur leider noch nicht berichtet.

11.3.2.3 Kavopulmonale Shuntverbindungen

Experimentelle Studien zeigten, daß die Pumpleistung des rechten Ventrikels für die Lungenzirkulation keine absolute Voraussetzung ist. Glenn [18] konnte deshalb davon ausgehen, daß die Vis a tergo und die Schwerkraft ausreichen, das venöse Blut der oberen Körperhälfte durch die Pulmonalstrombahn zu transportieren. Seine Methode des Anschlusses der oberen Hohlvene bzw. der V. azygos ist zwischenzeitlich mehrfach variiert worden. Die derzeit besten Ergebnisse scheint das von Schwarz [40] angegebene Verfahren des kavopulmonalen Seit-zu-End-Anschlusses zu sein. Nach Präparation der V. cava superior und der V. azygos wird die rechte Pulmonalarterie quer durchtrennt und zentral verschlossen. Anschließend wird die Hohlvene unmittelbar herzwärts vom Abgang der V. azygos in entsprechender Größe längseröffnet und mit dem distalen Ende des Pulmonalgefäßes anastomosiert. Unmittelbar an der Mündung in den rechten Vorhof erfolgt dann die Ligatur der V. cava superior. Die V. azygos bleibt zunächst als Überlaufventil offen; erst wenn keine wesentliche Stauung zu beobachten ist, erfolgt die Ligatur dieses Gefäßes, evtl. erst einige Tage nach der Operation mittels eines vorgelegten Fadens. Die Glenn-Operation bietet mehrere Vorteile gegenüber dem aortopulmonalen Shunt. Es wird der Lunge nur rein venöses Blut zugeführt, eine Druckbelastung im Pulmonalkreislauf tritt durch Anschluß der V. cava an das Niederdrucksystem nicht ein. Die Volumenarbeit des linken Ventrikels wird gemindert, die Anastomose kann somit auch maximal groß gewählt werden. Letztlich werden auch die Shuntverhältnisse auf Vorhofebene verbessert, da das rechtsseitige Vorhofvolumen postoperativ um ca. 30–40% vermindert wird. Die dramatischste Komplikation einer Stauung in der oberen Körperhälfte mit mehr oder weniger ausgeprägtem Hirnödem wurde von Glenn [18] selbst mit annähernd 25% angegeben. Der Mitteldruck in der oberen Hohlvene steigt nach Cavaligatur auf durchschnittlich 20 cm H_2O an, eine zusätzliche Druckerhöhung bis zu 30 cm H_2O tritt nach Ligatur der V. azygos ein. Da der primär hohe Cavadruck postoperativ nach 1–2 Tagen durch Dilatation kollateraler Venen fällt, kann die zweizeitige Ligatur der V. azygos durchaus Vorteile bringen. Großen Wert sollte man auch auf die intra- und postoperative Lagerung mit erhöhtem Oberkörper zur Verbesserung der Abflußverhältnisse legen. Eine weitere häufige Komplikation ist die Entstehung eines Chylothorax, seltener durch direkte Verletzung des Ductus thoracicus als durch Effusion im Rahmen der venösen Druckerhöhung. Auf Grund der hohen perioperativen Komplikationsrate und der technisch schwierigen Durchführung im Säuglingsalter raten fast alle Autoren [7, 25, 32, 45, 46, 47] von der Methode im 1. Lebensjahr ab. Nach dem 1. Lebensjahr werden ausgezeichnete Ergebnisse mit im Idealfall ausbalancierter Zirkulation bis ins Erwachsenenalter hinein erzielt. Technisch schwierig bleibt allerdings bei späterer Korrekturoperation der erforderliche Anschluß an die HLM.

11.3.3 Operative Maßnahmen zur Verminderung der Lungendurchblutung

Die Überflutung der Lungenstrombahn mit sekundärer pulmonaler Hypertonie wurde von Dick et al. [7] bei 23% seiner Patienten nach radiologischen Kriterien festgestellt, bei weiteren 14% der betroffenen Kinder ist initial eine gesteigerte Lungendurchblutung mit spontanem Wechsel nachweisbar. Die zunächst nur milde Zyanose darf in diesen Fällen nicht über die Schwere des Krankheitsbildes hinwegtäuschen. Neben der bekannten Gefahr der Entwicklung eines fixierten pulmonalen Hochdrucks ist bei der Trikuspidalatresie besonders die Volumenüberlastung des linken Ventrikels zu beachten. Schon im Fall der Minderdurchblutung der Lunge ist eine Grenzkompensation zu erwarten, da die Füllung des linken Vorhofs sowohl den pulmonalvenösen als auch den systemvenösen Rückstrom beinhaltet. Wird dieses Volumen zusätzlich durch einen hohen Shuntanteil vermehrt, kann das linksventrikuläre enddiastolische Volumen bis zum Dreifachen des Normwertes ansteigen [36]. Vielfach werden diese Kinder deshalb schon lange vor Eintritt des fixierten pulmonalen Hypertonus durch die Linksherzdekompensation symptomatisch. Die Therapie der Wahl ist die Drosselung des Pulmonalarterienstammes durch Bändelung nach Muller u. Damman [29]. Die danach eintretende verstärkte Sauerstoffuntersättigung kann eher toleriert werden als die zusätzliche Volumenbelastung. Für alle korrigierenden Operationsverfahren ist ein normaler oder nur gering erhöhter Lungengefäßwiderstand die absolute Voraussetzung. Anders als bei den übrigen Vitien ist ein Debanding nach 1 Jahr nicht erforderlich, eher kann bei bestehender Drosselung des Pulmonalisstammes später ein kleiner systemisch-pulmonaler Shunt angelegt werden, der die Gefahr einer pulmonalen Hypertonie ausschließen sollte.

11.4 Korrigierende Operationsverfahren

Die Hypoplasie des rechten Ventrikels und die Atresie des Pulmonalarterienstammes schließen eine anatomische Korrektur der Trikuspidalatresie in den meisten Fällen aus. Das Ziel war deshalb nicht die anatomische Rekonstruktion, sondern die hämodynamische Korrektur mit Trennung beider Kreislaufsysteme. Die dafür notwendige Umgehung und Ausschaltung des rechten Ventrikels ist auch die Voraussetzung für das Glenn-Verfahren. Obwohl tierexperimentell [9, 23, 41] nachweisbar war, daß eine komplette Denaturierung der muskulären Wandanteile des rechten Ventrikels durch Eisapplikation oder Elektrokoagulation keine hämodynamischen Konsequenzen zeigte, gelang eine Umleitung durch Erweiterung des Glenn-Verfahrens mit Anschluß der inferioren Hohlvene an die kontralaterale Pulmonalarterie tierexperimentell zunächst nicht. Schwerwiegende Stauungen, besonders in der unteren Körperhälfte, waren nicht tolerabel. Robicsek et al. [35] konnten allerdings zeigen, daß ein großer

Teil der experimentellen Fehlschläge nicht nur auf der Einflußstauung, sondern ebenso auf der Überdehnung des komplett verschlossenen rechten Ventrikels beruhte, und sie bewiesen damit, daß eine Umgehung der rechten Kammer experimentell lösbar war.

11.4.1 Operation nach Fontan

Für die Fehlschläge und kurzen Überlebenszeiten im Tierexperiment führen Fontan u. Baudet [15] noch andere Gründe an: (1) besteht durch die aufrechte Körperhaltung beim Menschen eine völlig veränderte hämodynamische Situation als beim meist genutzten Hundemodell; (2) die Kraft des normal entwickelten rechten Vorhofs reiche beim gesunden Tier im Gegensatz zur hypertrophierten rechtsatrialen Vorhofwand beim Patienten mit Trikuspidalatresie nicht zum Weitertransport des Blutes aus. In seinem Verfahren nutzt Fontan [16] diese kräftige Pulsation aus und bildet hämodynamisch aus dem Vorhof eine Ersatzkammer. Operationstechnisch wird beim Vorgehen nach Fontan in der historisch älteren Durchführung nach Anlage einer Glenn-Anastomose in typischer Weise vom rechten Herzohr über ein klappentragendes Conduit eine Verbindung zur linken Pulmonalarterie angelegt, anschließend mit Hilfe der HLM der Vorhofseptumdefekt verschlossen und eine biologische Klappe in die Einmündungsstelle der unteren Hohlvene gesetzt. Am Ende der Operation wird der Stamm der Pulmonalarterie unmittelbar über der Klappe ligiert. Durch die Funktion beider implantierter Klappen ist jetzt der Blutstrom direkt zur Pulmonalarterie gerichtet, die Pumpleistung des Vorhofs kann genutzt werden. Ein gleichzeitiger Verschluß des Ventrikelseptumdefekts wäre obsolet, da die allseits verschlossene Kammer sehr rasch durch den Bluteinstrom aus den Thebesischen Venen dilatieren würde.

11.4.2 Operation nach Kreutzer

Nach experimenteller Anlage einer Trikuspidalatresie im Hundemodell konnten Just-Viera et al. [22] 1971 nachweisen, daß ein klappentragendes Conduit zwischen Herzohr und Pulmonalarterienstamm ohne Implantation einer weiteren

Klappe in die untere Hohlvene und ohne Vorschaltung des Glenn-Verfahrens gute hämodynamische Resultate zeigte. Die gleichen hämodynamischen Überlegungen führten Kreutzer et al. [26] zur entsprechenden Operationstechnik. Die argentinische Arbeitsgruppe nutzte allerdings nur im ersten Fall ein Conduit; im zweiten Fall, bei dem ein gut ausgebildeter Pulmonalklappenring vorlag, konnte der gesamte Klappenapparat mit der Pulmonalarterie mobilisiert werden. Nach Stabilisierung des körpereigenen Klappenringes durch Teflonumscheidung konnte die direkte Anastomose zwischen Pulmonalisstamm unter Nutzung der eigenen Klappe und dem Herzohr durchgeführt werden.

11.4.3 Operation nach Henry

Die konsequente Weiterentwicklung dieser Überlegung, den Einsatz alloplastischer oder heteroplastischer Klappen zu Gunsten körpereigenen Materials zu vermindern, läßt die Arbeitsgruppe der Mayo-Clinic [20] den Anschluß im rudimentären rechten Ventrikel suchen. Die körpereigene Pulmonalklappe wird dabei in situ belassen, das klappenlose Conduit zwischen rechtem Vorhof und der längsventrikulotomierten Kammer zwischengeschaltet. Zum Ausschluß eines venösen Rückstroms implantierten Henry et al. [20] zusätzlich eine übergroße Klappe in den Boden des rechten Vorhofs über der Einmündungsstelle der unteren Hohlvene. Sowohl Murray et al. [30] als auch Tatooles [43, 44] glauben, auf diese Klappenimplantation verzichten zu können.

11.4.4 Operation nach Björk

Die maximale Einsparung an Fremdmaterial bietet bisher das 1979 von Björk et al. [2] vorgeschlagene Verfahren. Ohne Implantation einer einzigen Klappe, allerdings nach Vorschaltung einer Glenn-Anastomose, wird das rechte Herzohr direkt mit dem längseröffneten rechten Ventrikel nach Verschluß des Vorhofseptumdefekts anastomosiert. Zur Sicherung der spannungsfreien Anastomose wird die Vorderwand des Herzohrs durch Implantation eines Perikardpatches erweitert. Technische Erleichterung kann dabei die Sondierung des kleinen rechten Ventrikels über die Pulmonalarterie geben, die Ventrikulotomie erfolgt dann über der liegenden Sonde.

11.4.5 Operation nach Gago

Alle bisherigen Verfahren setzen eine Pumpleistung des rechten Vorhofs zum Transport des venösen Blutes durch den Lungenkreislauf voraus, der Versuch der Rekonstruktion des hypoplastischen rechten Ventrikels stellt eine Alternative dar. Grundlage einer solchen Konzeption ist die verminderte Funktion der äußeren rechten Ventrikelwand auch beim Gesunden. Die Auswurfleistung des linken Ventrikels wird durch Ausbildung einer annähernden Kugelgestalt der muskelstarken Wand und konzentrischer Kontraktion bei der Systole gewährleistet. Der rechte Ventrikel liegt im Querschnitt dabei halbmondförmig dem Kammerseptum auf. Seine Auswurfleistung wird hauptsächlich durch die tiefe Einbuchtung des muskelstarken Septums in die rechte Herzkammer bedingt, ohne daß die rechte Kammeraußenwand eine entscheidende Pumpleistung erbringt. Der Gedanke eines plastischen Ersatzes dieser Wand liegt somit nahe. Gago et al. [17] führten Wandersatz und Ersatz der Trikuspidalklappe im Tierexperiment mit ausgezeichneten Ergebnissen durch. Beim klinischen Einsatz legten sie nach Verschluß der Septumdefekte die Kunstklappe in die Vorhofwand. Das Conduit wurde allerdings nicht röhrenförmig zur Rechtsventrikulotomie geführt, sondern als Wandersatz ohne eigene Rückwand über die breite Öffnung der rechten Kammer gedeckt. Eine zusätzliche ausgedehnte Patchplastik der Ausflußbahn erhöhte ebenfalls das Volumen der neugebildeten rechten Kammer.

11.5 Diskussion zu den korrigierenden Verfahren

Die längsten Erfahrungen und die größten Operationszahlen liegen bisher für das Fontan-Verfahren vor. Fontan selbst gibt in einer 1978 vorgelegten Zusammenstellung [14] von 40 Patienten noch eine Gesamtletalität von 25% an. Ein übernormal großer Letalitätsanteil dürfte allerdings auf anfängliche technische Schwierigkeiten zurückzuführen sein, von den zuletzt operierten 21 Kindern dieser Serie hat er keines mehr perioperativ verloren. Die größte Unsicherheit bietet dabei das noch nicht abschätzbare Langzeitschicksal der implantierten Klappenprothesen im Niederdrucksystem. Es ist deshalb verständlich, daß die meisten weiterentwickelten Verfahren bei gleicher Grundkonzeption auf die Einsparung dieses Fremdmaterials hinzielen. Sowohl tierexperimentell [39] als auch klinisch [37] zeigte sich dabei, daß weniger der Rückstrom in die untere Hohlvene als vielmehr ein Reflux aus dem Pulmonalgefäßsystem entscheidend ist. Ein Klappenventil in Pulmonalposition, sei es aus körpereigener Pulmonalklappe oder durch Implantation einer Klappenprothese ist von großer Bedeutung. Die geringe hämodynamische Wirksamkeit einer erworbenen Trikuspidalinsuffizienz oder gar die hämodynamisch gut tolerierbare, ersatzlose Resektion der Trikuspidalklappe [1] unterstützen diese Überlegung.

Auf die Pumpfunktion des rechten, bei der Trikuspidalatresie sehr muskelstarken Vorhofs wurde von den Erstautoren [15, 16] großer Wert gelegt. Voraussetzung dafür ist die Erhaltung des Sinusrhythmus für postoperativ koordinierte Kontraktionen. Erst später wurde experimentell [39] und klinisch [37, 38] nachgewiesen, daß auch bei Knotenrhythmus oder Vorhofflimmern eine hämodynamisch ungestörte Funktion erhalten bleibt. Dennoch bleibt die Ausbildung schwerer Stauungen in das Splanchnicusgebiet eine weiterhin gefürchtete Komplikation. Das von Gago et al. [17] inaugurierte Verfahren bietet aus dieser Sicht ermutigende Zukunftsaspekte, wenn dabei auch die Implantation von Fremdmaterial wieder extrem hoch ist. Alle Verfahren erfordern aber grundsätzlich die seltene Koinzidenz von möglichst normaler Entwicklung des Pulmonalgefäßsystems, der Pulmonalklappe und des rechten Ventrikels als auch die Beibehaltung des normalen Lungengefäßwiderstandes. Alle korrigierenden Verfahren haben darüberhinaus bessere Erfolgsaussichten, je älter die Kinder und je ausgereifter der Organismus ist. Hier liegt die Indikation für die palliative Chirurgie in der Neonatalperiode und im frühen Kindesalter: Die ausreichende Sauerstoffsättigung zu gewährleisten, durch entsprechenden Durchfluß das rechte Herz und das Pulmonalgefäßsystem zum Wachstum anzuregen, dabei gleichzeitig auch jede Erhöhung des Pulmonalgefäßwiderstandes zu vermeiden, um die spätere korrigierende Operation nicht zu behindern, ist die Aufgabe. Hier scheint das Verfahren nach Brock [5] bei technisch korrekter Ausführung besonders in der Neonatalperiode gute Dienste zu leisten und es sollte deshalb mehr genutzt werden.

11.6 Gesamtkonzeption in Kurzfassung

1. Kinder in der Neonatalperiode mit zunehmender Zyanose:
   Brock-Verfahren,
   Potts-Anastomose,
   Waterston-Anastomose.
2. Kinder in der Neonatalperiode mit gesteigerter Lungendurchblutung:
   Banding nach Muller-Dammann.
3. Kinder nach dem ersten Lebensjahr bis zum Schulalter mit zunehmender Zyanose:
   Glenn-Verfahren,
   Shuntanlage nach Tatooles,
   Potts-Anastomose,
   Waterston-Anastomose,
   Blalock-Taussig-Anastomose.
4. Kinder im Schulalter mit zunehmender Zyanose:
   – bei allen Typen mit transponierter Gefäßstellung, d. h. Typ IIa, b und c, sowie beim Typ Ia und b nach Keith:
   Fontan-Verfahren,
   Kreutzer-Verfahren,
   Glenn-Anastomose;
   – beim Typ Ib und c nach Keith mit gut ausgebildetem Pulmonalisstamm, evtl. nach Palliation:
   Henry-Verfahren,
   Björk-Verfahren,
   Gago-Verfahren.

Literatur

1. Arbulu A, Thoms NW, Wilson RF (1972) Valvulectomy without prosthetic replacement, a life-safing operation for tricuspid pseudomonas endocarditis. J Thorac Cardiovasc Surg 64: 103
2. Björk VO, Olin ChL, Bjarke BB, Thoren CA (1979) Right atrial – right ventricular anastomosis for correction of tricuspid atresia. J Thorac Cardiovasc Surg 77: 452
3. Blalock A, Hanlon Cr (1950) The surgical treatment of complete transposition of the aorta and the pulmonary artery. Surg Gynecol Obstet 90: 1

4. Blalock A, Taussig HB (1945) Surgical treatment of malformations of the heart in which there is pulmonary stenosis or atresia. Jama 128: 189
5. Brock R (1964) Tricuspid atresia: a step towards corrective treatment. J Thorac Cardiovasc Surg 47: 17
6. Cleland W, Goodwin J, McDonald L, Ross D (eds) (1969) Tricuspid valvular disease. In: Medical and surgical cardiology, 1. edn. Blackwell Oxford Edinburgh, pp 910–921
7. Dick M, Fyler DC, Nadas AS (1975) Tricuspid atresia: clinical course in 101 patients. Am J Cardiol 36: 327
8. Djalil T, Sunarno P, Rachman OJ, Madiyono B (1978) Some aspects of tricuspid atresia. Paediatr Indones 18: 128
9. Donald DE, Essex HE (1954) Pressure studies after inactivation of the major portion of the canine right ventricle. Am J Physiol 176: 155
10. Ebert PA (1979) Ascending aorta – right pulmonary artery anastomosis. J Thorac Cardiovasc Surg 77: 478
11. Edwards JE, Burchell HB (1949) Congenital tricuspid atresia: a classification. Med Clin North Am 33: 1177
12. Friedberg CK (Hrsg) (1972) Tricuspidalatresie. In: Erkrankungen des Herzens, 2. Aufl, Bd II. Thieme, Stuttgart, S 1320–1321
13. Friedberg CK (Hrsg) (1966) Tricuspid atresia. In: Diseases of the heart, 3. Aufl. Saunders, Philadelphia London, S 1291–1293
14. Fontan F (1978) Atrio-pulmonary conduit operations for tricuspid atresia and single ventricle. J JPN Assoc Thorac Surg 26: 276
15. Fontan F, Baudet E (1971) Surgical repair of tricuspid atresia. Thorax 26: 240
16. Fontan F, Mounicot FB, Baudet E, Simonneau J, Gordo J, Gouffrant JM (1971) Correction de l'atrésie tricuspidienne: rapport de deux cas «corrigés» par l'utilisation d'une technique chirurgicale nouvelle. Ann Chir Thorac Cardiovasc 10: 39
17. Gago O, Salles CA, Stern AM, Spooner E, Brandt RL, Morris JD (1976) A different approach for the total correction of tricuspid atresia. J Thorac Cardiovasc Surg 72: 209
18. Glenn WWL, Ordway NK, Talmer NS, Call EP jr (1965) Circulatory bypass of the right side of the heart VI. Shunt between superior vena cava and distal right pulmonary artery; report of clinical application in thirty-eight cases. Circulation 31: 172
19. Grosse-Brockhoff H, Loogen A, Schaede M (1960) Tricuspidalatresie. In: Bergmann G von, Frey W, Schwiegk H (Hrsg) Handbuch der Inneren Medizin, 4. Aufl, B 9, Teil 3. Springer Berlin Göttingen Heidelberg, S 395–408
20. Henry JN, Devloo RAE, Ritter DG, Mair DD, Davis GD, Danielson GK (1974) Tricuspid atresia: successful surgical "correction" in two patients using porcine xenograft valves. Mayo Clin Proc 49: 803
21. Iriyama T (1977) Surgical treatment of tricuspid atresia. J JPN Assoc Thorac Surg 25: 1288
22. Just-Viera JO, Rive-Mora E, Altieri PJ, Girod CE (1971) Tricuspid atresia and the hypoplastic ventricular complex: complete correction for longterm survival. Surg Forum 22: 165
23. Kagan A (1952) Dynamic response of the right ventricle following extensive damage by cauterization. Circulation 5: 816
24. Keith JD, Richard DR, Vlad P (1958) Heart diseases in infancy and childhood, 1. Aufl. Macmillan New York

25. Keutel J, Kirchhoff PG, Stein D (1975) Langzeitbeobachtungen nach Palliativoperationen bei Tricuspidalatresien Monatschr Kinderheilk 123: 365
26. Kreutzer G, Galindez E, Bono H, De Palma C, Lausa JP (1973) An operation for the correction of tricuspid atresia. J Thorac Cardiovasc Surg 66: 613
27. Kühne M (1906) Über zwei Fälle kongenitaler Atresie des Ostium venosum dextrum. Jahrb Kinderheilkd Phys Erzieh 63: 235
28. Kyger ER III, Reul GJ, Sandiford FM, Wukasch DC, Hallmann GL, Cooley DA (1975) Surgical palliation of tricuspid atresia. Circulation 52: 685
29. Muller WH, Dammann JF The treatment of aortic congenital malformations of the heart by creation of pulmonic stenosis to reduce pulmonary hypertension and excessive pulmonary blood flow. Surg Gynecol Obstet 95: 213
30. Murray GF, Herrington RT, Delany DJ (1977) Tricuspid atresia: corrective operation without a bioprosthetic valve. Ann Thorac Surg 23: 209
31. Metianu C, Durand M, Collado-Madera S, Guillemont R (1953) Atresie tricuspidienne, presentation de 6 cas verifiés anatomiquement. Bull Sci Roumain 2: 67
32. Patel R, Fox K, Taylor JFN, Graham GR (1978) Tricuspid atresia: clinical course in 62 cases (1967–1974) Br Heart J 40: 1408
33. Potts WJ, Smith S, Gibson SJ (1946) Anastomosis of aorta to pulmonary artery. Certain types in congenital heart disease. Jama 132: 627
34. Rashkind WJ, Miller WW (1966) Creation of an atrial septal defect without thoracotomy: palliative approach to complete transposition of the great arteries. J Am Med Assoc 196: 991
35. Robicsek F, Sanger PW, Taylor FH, Najib A, Tavana M (1963) Complete bypass of the right heart. Am Heart J 66: 792
36. Sauer U, Mocellin R (1979) Angiocardiographic left ventricular volume determination in tricuspid atresia – Comparison of patients with and without palliative surgery –. Herz 4: 248
37. Serrato M, Miller RA, Tatooles C, Ardekani R (1976) Hemodynamic evaluation of Fontan-operation in tricuspid atresia. Circulation 54 [Suppl 3]: 99
38. Sharrat GP, Johnson AM, Monro JL (1979) Resistence and effects of sinus rhythm after Fontan procedure for tricuspid atresia. Br Heart J 42: 74
39. Shemin RJ, Merril WH, Pfeifer JS, Coukle DM, Morrow AG (1979) Evaluation of right atrial – pulmonary artery conduits for tricuspid atresia – Experimental study –. J Thorac Cardiovasc Surg 77: 685
40. Schwarz H (Hrsg) (1968) Tricuspidalatresie. In: Herzchirurgie beim Säugling und Kleinkind, 1. Aufl. Springer, Berlin Heidelberg New York S 93–104
41. Starr J, Jeffers WA, Meade RH jr (1943) The absence of conspicuous increments in venous pressure after severe damage of the right ventricle of the dog, with discussion of the relation between clinical congestive failure and heart disease. Am Heart J 26: 291
42. Tatooles CJ (1978) Physiological reconstruction of the underdeveloped right ventricle. Surg Annu 10: 321

43. Tatooles CJ, Ardekani RG, Miller RA, Serrato M (1976) Operative repair for tricuspid atresia. Ann Thorac Surg 21: 499
44. Tatooles CJ, Ardekani RG, Miller RA, Serrato M (1976) Results following physiological repair for tricuspid atresia. Ann Thorac Surg 22: 578
45. Villani M, Crupi G, Locatelli G, Tiraboschi R, Vanini V, Pareuzan L (1979) Experience in palliative treatment of univentricular heart including tricuspid atresia. Herz 4: 265
46. Williams WG, Rubis L, Fowler RS, Rao MK, Trusler GA, Mustard WT (1976) Tricuspid atresia: results of treatment in 160 children. Am J Cardiol 38: 235
47. Williams WG, Rubis L, Trusler GA, Mustard WT (1975) Palliation of tricuspid atresia. Arch Surg 110: 1383
48. Waterston DJ (1962) The treatment of Fallot's teralogy in infants under the age of one year. Rozhl Chir 41: 181

Pädiatrie: Weiter- und Fortbildung

Herausgeber: H. Ewerbeck

In der Reihe bisher erschienen:

Neuropädiatrie

Redaktion: F. Hanefeld
Unter Mitarbeit von A. Kohlschütter, H. Siemes, U. Stephani

1981. XII, 102 Seiten
DM 19,80
ISBN 3-540-10939-0

Der erste Beitrag enthält die erste deutschsprachige Zusammenfassung über die Erweiterung der Aussagemöglichkeiten der Liquordiagnostik mittels Enzym- und Proteinanalyse. Für alle Kliniker, die sich mit diesem Thema befassen, ist der Beitrag eine wesentliche Informationsquelle. Eine vergleichbare Darstellung der Liquordiagnostik existierte bisher nicht. Ein weiteres Kapitel befaßt sich mit der Klinik, den diagnostischen Möglichkeiten einschließlich der pränatalen Diagnostik der Neurolipidosen. Genetische, biochemische, klinische und diagnostische Aspekte werden umfassend dargestellt. Diese Krankheitsgruppe ist deshalb von großer klinischer Relevanz, da sie zu den biochemisch bekannten und größtenteils pränatal diagnostizierbaren Ursachen motorischer und mentaler Behinderungen im Kindesalter zählt.
Schließlich wird das häufige Symptom Muskuläre Hypotonie pathogenetisch erklärt, klinische Krankheiten synopsis-artig dargestellt und Richtlinien zur Diagnostik gegeben. Damit wird die wichtige Differentialdiagnose zwischen den hypotonen Formen der Cerebralparese und neurogenen und myogenen Krankheitsbildern mit Muskelhypotonie ermöglicht.

Gastroenterologie

Redaktion: R. Grüttner
Unter Mitarbeit zahlreicher Fachwissenschaftler

1980. 6 Abbildungen, 11 Tabellen.
X, 146 Seiten
DM 24,80
ISBN 3-540-10087-3

Infektionskrankheiten

Redaktion: O. Vivell
Unter Mitarbeit von F. Bläker, D. Feist, W. Klietmann, T. Luthardt, W. Weihmann, E. Zillessen

1980. IX, 94 Seiten
DM 19,80
ISBN 3-540-10108-X

In Vorbereitung:

R. Grüttner

Säuglingsernährung heute

Etwa 50 Abbildungen, etwa 52 Tabellen. Etwa 175 Seiten
ISBN 3-540-11016-X

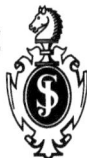

Springer-Verlag
Berlin
Heidelberg
New York

H. Ewerbeck
Differentialdiagnose von Krankheiten im Kindesalter
Ein Leitfaden für Klinik und Praxis
1976. 28 Tabellen. XIII, 263 Seiten
Gebunden DM 48,–
ISBN 3-540-07527-5

R. Gaedeke
Diagnostische und therapeutische Techniken in der Pädiatrie
3., neubearbeitete Auflage. 1980.
278 Abbildungen. XIII, 201 Seiten
DM 48,–
ISBN 3-540-09930-1
Bei einer Mindestabnahme von 20 Exemplaren beträgt der Preis pro Exemplar DM 38.40

Kinderheilkunde
Herausgeber: G.-A. von Harnack
Unter Mitarbeit zahlreicher Fachwissenschaftler
5., neubearbeitete Auflage. 1980.
188 Abbildungen, 58 Tabellen.
XIV, 402 Seiten
DM 48,–
ISBN 3-540-09603-5

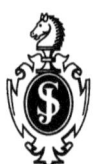

Springer-Verlag
Berlin
Heidelberg
New York

Klinische Sozialpädiatrie
Ein Lehrbuch der Entwicklungs-Rehabilitation im Kindesalter
Herausgeber: T. Hellbrügge
Unter Mitarbeit zahlreicher Fachwissenschaftler
1981. 105 Abbildungen, 46 Tabellen. XVIII, 626 Seiten
Gebunden DM 118,–
ISBN 3-540-10355-4

Lehrbuch der speziellen Kinder- und Jugendpsychiatrie
Von H. Harbauer, R. Lempp, G. Nissen, P. Strunk
4., neubearbeitete und erweiterte Auflage. 1980. 54 Abbildungen, 12 Tabellen. XVI, 535 Seiten
Gebunden DM 124,–
ISBN 3-540-10187-X

Morphologische Abdominaldiagnostik im Kindesalter
Sonographie, Röntgen, Nuklearmedizin, Computertomographie
Herausgeber: D. Weitzel, J. Tröger
1982. 138 Abbildungen, 22 Tabellen. Etwa 225 Seiten
DM 88,–
ISBN 3-540-11100-X

Therapie der Krankheiten des Kindesalters
Herausgeber: G.-A. von Harnack
Mit Beiträgen zahlreicher Fachwissenschaftler
2., völlig neubearbeitete Auflage.
1980. 15 Abbildungen, 203 Tabellen. XIII, 991 Seiten
Gebunden DM 128,–
ISBN 3-540-09912-3

MIX
Papier aus verantwortungsvollen Quellen
Paper from responsible sources
FSC® C105338

If you have any concerns about our products,
you can contact us on
ProductSafety@springernature.com

In case Publisher is established outside the EU,
the EU authorized representative is:
**Springer Nature Customer Service Center GmbH
Europaplatz 3, 69115 Heidelberg, Germany**

Printed by Libri Plureos GmbH
in Hamburg, Germany